HABILIDADES PARA UMA CARREIRA MÉDICA DE SUCESSO

Soft Skills

HABILIDADES PARA UMA CARREIRA MÉDICA DE SUCESSO

Soft Skills

EDITORES
Ítalo Eugênio Souza Gadelha de Abreu
Matheus Eugênio de Sousa Lima
Sergio Quilici Belczak

manole
editora

Produção editorial: Rosana Arruda da Silva
Projeto gráfico: Departamento de arte da Editora Manole
Editoração eletrônica e ilustrações: Estúdio Castellani
Capa: Ricardo Yoshiaki Nitta Rodrigues

CIP-BRASIL. CATALOGAÇÃO NA PUBLICAÇÃO
SINDICATO NACIONAL DOS EDITORES DE LIVROS, RJ

H124

Habilidades para uma carreira médica de sucesso : soft skills / editores Ítalo Eugênio Souza Gadelha de Abreu, Matheus Eugênio de Sousa Lima, Sergio Quilici Belczak. - 1. ed. - Santana de Parnaíba [SP] : Manole, 2024.
256 p. ; 23 cm.

ISBN 9788520463925

1. Habilidades pessoais. 2. Médicos - Orientação profissional. 3. Qualificações profissionais. 4. Sucesso nos negócios. I. Abreu, Ítalo Eugênio Souza Gadelha de. II Lima, Matheus Eugênio de Sousa. II. Belczak, Sergio Quilici.

24-88796 CDD: 650.1
CDU: 005.966 :159.947

Gabriela Faray Ferreira Lopes - Bibliotecária - CRB-7/6643

Editora Manole Ltda.
Alameda América, 876
06543-315 – Santana de Parnaíba – SP – Brasil
Tel.: (11) 4196-6000
www.manole.com.br
https://atendimento.manole.com.br

Impresso no Brasil
Printed in Brazil

Dedicatória

Dedicamos este livro aos nossos nobres colegas médicos. Que todo o aprendizado contido nestas páginas sirva para assisti-los a alcançarem uma carreira ainda mais próspera.

Os editores

Agradecimentos

Olá, querido leitor!

Se você chegou a este livro, estou certo de que irá explorá-lo, pois ele despertou sua curiosidade sobre temas não discutidos em salas de aula nas faculdades de Medicina e, provavelmente, fez você despertar um interesse por esses diversos assuntos.

Ressaltamos que, no início, a ideia de escrever um livro sobre essa temática parecia uma loucura de dois jovens cearenses. E ele era muito ligado às dificuldades pelas quais passávemos e passamos na nossa carreira: mudança de cidade, estabelecimento de consultório, novo mercado, redes sociais... A conversa evoluiu para um esboço, o esboço evoluiu para um projeto e enfrentamos obstáculos diversos, mas conseguimos que nossos pensamentos e objetivos saíssem do papel e chegassem às suas mãos.

Não estivemos sozinhos nesse processo – a todos, estamos extremamente gratos! O início foi particularmente desafiador, pois estávamos no meio de uma pandemia, quando nos deparamos com perdas (entre elas, a do irmão do autor Ítalo, Marcos, e da mãe do autor Sergio, a Cleusa) e muitas incertezas, porém seguimos confiantes de que estávamos dando um grande passo rumo a facilitar a compreensão da tão fascinante e desafiadora carreira médica.

Agradecemos àqueles que contribuíram ativamente com o processo de escrita do livro: sejam autores, organizadores,ou equipe editorial, que conseguiram fazer com que esse sonho se tornasse realidade. Destacamos a honra de contar com Dr. Sidney Klajner, que acreditou e vibrou com a obra, e com a Editora Manole, que desde os períodos embrionários enxergou o potencial do nosso trabalho.

Por fim, agradecemos também aos nossos amigos, familiares, colegas de profissão, leitores e pacientes – são eles, afinal, que alicerçam a jornada que é ser médico.

Ítalo Eugênio Souza Gadelha de Abreu
Matheus Eugênio de Sousa Lima
Sergio Quilici Belczak

Editores

Ítalo Eugênio Souza Gadelha de Abreu
Médico cirurgião vascular e angiorradiologista no Hospital Geral de Fortaleza.
Títulos em Cirurgia Vascular/Endovascular e Angiorradiologia pela Sociedade Brasileira de Angiologia e Cirurgia Vascular (SBACV) e pelo Colégio Brasileiro de Radiologia e Diagnóstico por imagem (CBR).
Observership and researcher na Stony Brook University e no TMC Hospital.
CMIO da Pulsati.
Cofundador do MedicineMe.

Matheus Eugênio de Sousa Lima
Graduado em Medicina na Universidade Estadual do Ceará (UECE).
Médico Psiquiatra pelo Hospital de Saúde Mental Professor Frota Pinto.
Cofundador do MedicineMe.
Autor de três livros da área médica.

Sergio Quilici Belczak
Doutor e pós-doutorado pela Faculdade de Medicina da Universidade de São Paulo (FMUSP).
Diretor Executivo do Grupo Belczak de Saúde e Ensino.
Coordenador e professor do Instituto de Aprimoramento e Pesquisa em Angiorradiologia e Cirurgia Endovascular (IAPACE).
Autor de dez livros da área médica.

Autores

Aleixo Abreu Tanure

Graduado pela Faculdade de Medicina da Universidade Federal da Bahia (UFBA).
Especialista em Cirurgia de Mão e Microcirurgia pela Faculdade de Medicina de Ribeirão Preto da Universidade de São Paulo (FMRP-USP).
Preceptor da Residência de Ortopedia e Traumatologia da Santa Casa de Misericórdia da Bahia.

Arthur Curtarelli

Especialista em Cirurgia Vascular/Endovascular e Ultrassonografia Vascular com Doppler pela Sociedade Brasileira de Angiologia e Cirurgia Vascular (SBACV).
Mestrado profissional com ênfase em cirurgia pela Universidade Estadual Paulista (Unesp).
Fellow internacional em Cirurgia Endovascular nos EUA.
MBA em Gestão Empresarial pela Fundação Getulio Vargas (FGV).

Cauê Gasparotto Bueno

Fundador e CEO do Hackmed.
Graduado pela Faculdade de Medicina da Universidade de São Paulo (FMUSP).
Especialista em Educação Médica pelo Centro de Desenvolvimento em Educação Médica (CEDEM) da FMUSP.
Student intern na Harvard Medical School.
Membro do MIT Hacking Medicine.
Membro da Rede de Líderes da Fundação Lemann.
Jovem Liderança Médica na Academia Nacional de Medicina.

Daniel Coutinho de Souza
Especialista em Cirurgia Vascular pela Sociedade Brasileira de Angiologia e Cirurgia Vascular (SBACV).
Certificação do Digital Marketing Strategies: Data, Automation, AI & Analytics pela Northwestern University, EUA.
Sócio-fundador da Angiovittali Cuidados Vasculares.
Sócio e CEO da Axis Health Inc. – Consultoria Estratégica de Consultório.

Gabriela Fidelis
Graduada em Comunicação e Marketing pela Universidade Anhembi-Morumbi.
Pós-graduada em Gestão de Negócios pelo Centro Universitário Jorge Amado.
Gestora da Jornada do Paciente na Clínica CRF Vascular, unidades Salvador e Jaguaquara (Bahia).
Graduanda de Nutrição na Faculdade UniFatecie.

Igor Rafael Sincos
Especialista em Cirurgia Vascular/Endovascular e Ultrassonografia Vascular com Doppler pela Sociedade Brasileira de Angiologia e Cirurgia Vascular (SBACV).
Doutorado em Cirurgia pela Faculdade de Medicina da Universidade de São Paulo (FMUSP).
Fellow internacional em Cirurgia Endovascular nos EUA.
MBA nos EUA.

Ítalo Eugênio Souza Gadelha de Abreu
Médico cirurgião vascular e angiorradiologista no Hospital Geral de Fortaleza.
Títulos em Cirurgia Vascular/Endovascular e Angiorradiologia pela Sociedade Brasileira de Angiologia e Cirurgia Vascular (SBACV) e pelo Colégio Brasileiro de Radiologia e Diagnóstico por imagem (CBR).
Observership and researcher na Stony Brook University e no TMC Hospital.
CMIO da Pulsati.
Cofundador do MedicineMe.

João Brainer Clares de Andrade
Professor adjunto de Informática em Saúde e Professor afiliado de Neurologia da Universidade Federal de São Paulo (Unifesp).

Pesquisador médico do Hospital Israelita Albert Einstein.
Pesquisador e Professor associado do Instituto Tecnológico de Aeronáutica (ITA).
Postdoctoral fellowship na Columbia University, EUA.

José Nunes de Alencar Neto
Médico cardiologista do Instituto Dante Pazzanese de Cardiologia.
Especialista em Eletrofisiologia.
Autor do *Manual de Medicina Baseada em Evidências*.

Laís Fonseca Alves
Graduada em Políticas Públicas e Gestão Governamental pela Fundação João Pinheiro.
Especialista em Gestão de Projetos pela Fundação Getulio Vargas (FGV).
MBA no MIT Sloan School of Management.
Professora de Transformação Digital no MBA de Inovação em Serviços de Saúde da Pontifícia Universidade Católica do Rio Grande do Sul (PUC-RS).
Fellow em Empreendedorismo de Impacto no Massachusetts Institute of Technology (MIT), EUA.
Especialista em Desenvolvimento de Líderes e *Coaching* pela Harvard University, EUA.
Empreendedora nas áreas de Tecnologia em Serviços de Saúde, Inteligência de Dados e Inteligência Artificial.

Lívia Lyra
Especialista em Cirurgia Vascular pela Sociedade Brasileira de Angiologia e Cirurgia Vascular (SBACV).
Fundadora do Phlebo Academy.

Lucas Cottini da Fonseca Passos
Médico empreendedor.
Cofundador e CEO da Jano Saúde.
Cofundador da Jaleko.
Especialista em Anestesiologia pela Universidade Federal do Rio de Janeiro (UFRJ).
Sócio da +A Educação.

Marina Sangiorgi Pricoli

Graduada em Administração com ênfase em Marketing.

MBA em Gestão de Negócios pelo IBMEC.

Diretora Comercial da Procter & Gamble.

Líder do pilar de Sustentabilidade da Procter & Gamble no Brasil.

Professora de inglês voluntária na Associação Cidadão Pró-Mundo.

Matheus Eugênio de Sousa Lima

Graduado em Medicina na Universidade Estadual do Ceará (UECE).

Médico Psiquiatra pelo no Hospital de Saúde Mental Professor Frota Pinto.

Cofundador do MedicineMe.

Autor de três livros da área médica.

Patricia Santos

Graduada em Marketing pela Escola Superior de Propaganda e Marketing (ESPM).

Mestrado em Engenharia de Produção e Qualidade pela Universidade Federal de Santa Catarina (UFSC).

MBA em Marketing Digital com Ênfase em Neuromarketing pela Universidade Positivo.

MBA em Gestão Estratégica de Vendas com ênfase em Administração de Empresas pela Fundação Getulio Vargas (FGV).

Renan Zanella

Graduado em Administração pela Universidade de São Paulo (USP).

MBA em Private Banking e especialista em Gestão pela Pearson London School.

Certificado como analista pelo CFA Institute.

Consultor CFP® pela Planejar.

Estrategista e Diretor de Consultoria na Zanella Wealth.

Roberta Ekuni

Professora adjunta e orientadora do Programa de Pós-Graduação em Psicologia da Universidade Estadual de Londrina (UEL).

Graduada em Psicologia pela Universidade Estadual de Maringá (UEM).

Mestrado e doutorado em Ciências pela Universidade Federal de São Paulo (Unifesp), com período sanduíche no Memory Lab na Washington University, EUA.
Pós-doutora em Psicologia: Cognição e Comportamento pela Universidade Federal de Minas Gerais (UFMG).

Ronald Fidelis
Graduado pela Faculdade de Medicina da Universidade Federal da Bahia (UFBA).
Residência em Cirurgia Geral e Cirurgia Vascular pelo Hospital das Clínicas da Faculdade de Medicina da Universidade de São Paulo (HCFMUSP).
Especialista em Cirurgia Vascular/Endovascular pela Sociedade Brasileira de Angiologia e Cirurgia Vascular (SBACV).
Doutorado em Ciências pela FMUSP.
Médico angiologista e angiorradiologista do Hospital das Clínicas da Faculdade de Medicina da Bahia da UFBA.
Diretor Científico do Instituto de Ensino e Treinamento em Saúde Vascular (IVasc).
Pós-graduado em Psicologia pela Pontifícia Universidade Católica do Rio Grande do Sul (PUC-RS).

Sabrina Correa da Costa Ribeiro
Médica intensivista e emergencista.
Doutorado em Ciências pela Faculdade de Medicina da Universidade de São Paulo (FMUSP).
Coordenadora médica do Núcleo de Cuidados Paliativos do Hospital Monte Klinikum.
Idealizadora e apresentadora do *podcast* Papo Paliativo.

Sergio Quilici Belczak
Doutor e pós-doutorado pela Faculdade de Medicina da Universidade de São Paulo (FMUSP).
Diretor Executivo do Grupo Belczak de Saúde e Ensino.
Coordenador e professor do Instituto de Aprimoramento e Pesquisa em Angiorradiologia e Cirurgia Endovascular (IAPACE).
Autor de dez livros da área médica.

Sidney Klajner
Cirurgião do aparelho digestivo.
Fellow do American College of Surgeons (ACS).
Presidente da Sociedade Beneficente Israelita Brasileira Albert Einstein.
Mestrado em Cirurgia pela Faculdade de Medicina da Universidade de São Paulo (FMUSP).
Coautor do livro *A revolução digital na saúde: como a inteligência artificial e a internet das coisas tornam o cuidado mais humano, eficiente e sustentável.*
Membro do Board of Directors do Institute for Healthcare Improvement (IHI).

Sumário

Apresentação

O mercado de trabalho da saúde tem se modificado muito e cresce exageradamente o número de médicos que se formam todo ano. Assim, é necessário que o médico moderno se destaque para prosperar da forma que deseja; para isso, é preciso se desenvolver além da capacitação técnica.

As capacitações técnicas que um médico pode comprovar com seus diplomas, certificados de residência e pós-graduação, cursos de especialização, entre outros são chamadas atualmente de *hard skills*. São todo o aprendizado adquirido e que pode ser demonstrado em aspectos físicos ou tangíveis. Desenvolver essas competências técnicas é importante, mas, frente à grande concorrência, está deixando de ser um diferencial e tem se tornado uma obrigação. Os pacientes e o mercado de trabalho da saúde, como um todo, procuram médicos não apenas por suas qualificações e competências técnicas, mas também pelas suas aptidões pessoais e comportamentais – as chamadas *soft skills*.

Soft skills são habilidades pessoais que não podem ser identificadas nem comprovadas por meio de certificações, mas sim pela convivência, como uma boa conversa durante uma consulta ou entre colegas médicos em um congresso. Alguns exemplos incluem a empatia, a ética, a liderança, a facilidade de comunicação, o espírito de equipe, a gestão da imagem, a capacidade de improvisar, entre muitos outros.

Este livro é sobre isso! Ele foi idealizado para ajudar você, colega médico, a identificar as *soft skills* e desenvolvê-las para acelerar o seu crescimento profissional e alcançar uma carreira de sucesso. Desejo a todos uma boa leitura!

Sergio Quilici Belczak

Prefácio

Quando comecei a escrever o prefácio deste livro, a primeira expressão que me veio à mente foi "*Eureka*!" ["Descobri!"]. Essa exclamação teria sido usada pelo filósofo grego Arquimedes (287-212 a.C.) quando, ao prestar atenção ao fato de que a água da banheira transbordava à medida que seu corpo entrava na banheira, teve o *insight* de que poderia usar o mesmo conceito para responder ao desafio do rei Hierão. O rei queria saber se a sua coroa era mesmo totalmente de ouro ou se o ourives o havia enganado, misturando prata na composição. Arquimedes não podia derreter a coroa. Assim, pegou uma massa de ouro e uma de prata com o mesmo peso da coroa e as mergulhou separadamente em um recipiente com água. A massa de ouro, por ter densidade maior e volume menor, fazia transbordar menos água que a de prata. Depois disso, mergulhou a coroa e comprovou a fraude, pois o volume de água que transbordou era maior do que deveria transbordar se o material fosse 100% ouro.

No caso deste livro, a exclamação "*Eureka*!" se aplica aos coordenadores e editores que tiveram o brilhante *insight* de reunir um conjunto de temas não relacionados aos conteúdos técnicos da Medicina, mas que fazem parte do amplo mosaico de elementos que desafiam e impactam as atividades e a carreira do médico. Para os já formados e para aqueles que ainda estão na faculdade, as *Eurekas* se sucederão ao longo dos capítulos, que proporcionam, de maneira simples e objetiva, descobertas essenciais para remover as pedras do caminho, que muitas vezes atravancam a evolução profissional.

O médico de hoje não é mais o profissional de algumas décadas atrás – um ser autônomo, que trabalhava de maneira solitária e decidia soberanamente os rumos dos cuidados de seus pacientes, cabendo a estes obedecer. Os pacientes, por sua vez, também não são mais os seres submissos de antigamente. Ao contrário, chegam aos nossos consultórios bem-informados, empoderados e questionadores.

Trabalho em equipe, humanismo, decisões compartilhadas com o paciente e preocupação com a sua experiência no atendimento – e não apenas com a sua doença – são aspectos essenciais na vida do médico dos nossos tempos. Tempos, aliás, em que o próprio setor de saúde passa por intensas e rápidas mudanças, com novas tecnologias, transformação digital, custos crescentes, novos modelos de remuneração baseados no conceito de valor em saúde, envelhecimento da população e doenças associadas, mudanças climáticas impactando a saúde e geração de novos conhecimentos a um ritmo alucinante, para citar apenas alguns aspectos.

Assim, foi-se a época em que o diploma de médico era quase uma garantia de portas abertas para desenvolver uma boa carreira com tranquilidade. O mundo VUCA – acrônimo das palavras em inglês que significam volatilidade, incerteza, complexidade e ambiguidade – está presente em tudo, inclusive na Medicina e na atividade médica.

Por isso, além de ter as indispensáveis competências técnicas, é fundamental para o médico desenvolver habilidades interpessoais e incorporar outros conhecimentos que ajudem a pavimentar uma carreira de sucesso. Isso envolve uma gama variadíssima de habilidades, entre elas empatia, liderança, resolução de conflitos, comunicação não violenta, gestão financeira e do tempo, *networking*, empreendedorismo, inovação e transformação digital. Esses temas abarcam dimensões distintas, mas que combinadas fazem toda a diferença para o profissional e para seus pacientes.

Os editores deste livro conseguiram este feito genial: reunir em uma única obra esses e outros temas, abordados por autores de referência em cada assunto, de maneira clara, prática, sucinta e com exemplos e casos reais.

Por isso, *Habilidades para uma carreira médica de sucesso – Soft skills* é uma leitura indispensável para médicos e estudantes de Medicina que desejam se destacar em suas carreiras, trilhando caminhos profissionais estimulantes e agregadores de valor para eles próprios e para seus pacientes. É uma obra valiosa como ouro. Tenho certeza de que, ao final de cada capítulo, o(a) leitor(a) também terá vontade de exclamar: *Eureka*!

Dr. Sidney Klajner
CEO e presidente do Hospital Israelita Albert Einstein

1

Carreira médica

Arthur Curtarelli
Igor Rafael Sincos

INTRODUÇÃO

Há poucos anos, ser aprovado em um vestibular de Medicina era garantia de futuro próspero, melhor ainda se fosse em uma universidade federal. Trabalho e remuneração certos, prestígio social e sucesso profissional eram o ápice da conquista familiar. Talvez esse senso comum ainda esteja presente em você, na sociedade ou em seus pais, mas sinto dizer que o mercado médico mudou e, possivelmente, quando você ler este capítulo, ele já terá mudado de novo.

Isso não quer dizer que a *Golden Age* passou e que quem viveu a Medicina dos anos 1970, 1980 ou 1990 foi privilegiado. Significa apenas que as regras do jogo são outras e quem lidera o mercado médico não é quem sabe mais Medicina, mas quem se adapta melhor às novas regras e sabe usar as ferramentas a seu favor.

Os pilares da carreira médica sempre serão os mesmos: ética, compaixão, ciência e cuidado – eles não mudaram e nunca mudarão. Então por que parece estar mais difícil agora? Por que ser pós-graduado em uma grande escola médica não basta para obter sucesso profissional? Por que ser o cirurgião mais habilidoso do mundo não é suficiente para encher a agenda?

DESENVOLVIMENTO

O que trouxe sucesso profissional ao seu professor não trará a você

Até pouco tempo, ser um grande médico era sinônimo de sala de espera lotada, atrasos incalculáveis para a consulta, parede abarrotada de diplomas, vínculo institucional com alguma faculdade e um enorme distanciamento dos pacientes, com um vínculo paternalista – dependendo da especialidade, até sacerdotal. Possivelmente, ao ler isso, você pensou em alguns dos seus professores, que para atingir o sucesso certamente passaram por grandes dificuldades, foram altamente dedicados e sem dúvida colheram os seus méritos.

Por muitos anos, a carreira clássica do médico de sucesso foi completamente voltada ao academicismo: seis anos de graduação que contemplassem publicações em periódicos, estágio voluntário de férias, estágio internacional e trabalho de conclusão de curso (TCC) com bolsa da Capes; de quatro a seis anos de residência médica em hospital-escola, com apresentações em congressos e intenso treinamento técnico; outros quatro a cinco anos de mestrado e doutorado, com estudo experimental, idealmente em formato sanduíche com uma universidade internacional. A grande cereja do bolo era o ano de pesquisa clínica em hospital fora do Brasil, no formato *research fellow*. Habitualmente, ao retornar ao país, o médico passava trabalhar por remuneração baixa, até mesmo sem remuneração, para um profissional mais sênior, que oferecia uma oportunidade em troca de experiência de mercado.

É claro que não existem certo e errado quando se fala de escolhas profissionais. Essas etapas podem ter sido as melhores escolhas para um professor seu nos anos 1980, o que permitiu a ele chegar ao topo da carreira nos dias de hoje, mas cabe a nós refletir se as melhores escolhas do passado continuam sendo tão boas para o futuro.

Na jornada descrita, foram ao menos 15 anos de treinamento e profissionalização na área de interesse. São 15 anos de estudo, dedicação e pesquisa para uma qualificação estritamente técnica e que com certeza conduz o profissional a executar com maestria uma função específica, seja clínica ou cirúrgica. Obviamente, você e seus pares esperam ansiosamente pela recompensa ao fim dessa jornada, financeira ou não; mas, a sociedade pode não reconhecer o valor do seu serviço como você gostaria, e nesse momento pode surgir uma grande quebra de expectativa. É possível que seja ainda pior: a tecnologia evoluir de forma a substituir a sua função; e tudo aquilo que você levou anos para desenvolver, a inteligência artificial (IA) terá se tornado capaz de resolver em segundos. Pode ser, também, que mesmo dominando uma grande solução terapêutica, você simplesmente não tenha em quem aplicar, pois não possui carteira e captação de pacientes. Quebras de expectativa são os principais motivos para a frustração e o descontentamento médico atual.

A qualificação técnica e o estudo aprofundado de doenças, métodos diagnósticos e terapêuticas obviamente são fundamentais – foram assim no passado e sempre serão a base do médico de sucesso. Ser bom tecnicamente é básico e fundamental para se colocar no jogo. Antes, essas habilidades eram suficientes para garantir mercado; hoje, no entanto, são apenas obrigação para quem quer competir por espaço.

Mudanças de mercado e a capacidade adaptativa

Desde a década de 1990, a sociedade passou por transformações nunca vistas. Se tivéssemos o poder de teletransportar um cidadão dos anos 1500 para os anos 1800, teriam se passado 300 anos, e mesmo assim pouca coisa teria mudado – o morador dos anos 1500 facilmente se habituaria aos anos 1800. Em comparação, se trouxéssemos um cidadão dos anos 1990 para 2020, o choque cultural desses 30 anos seria infinitamente maior. A evolução tecnológica e social foi tamanha nesse curto período que o morador dos anos 1990 atualmente não saberia sequer o que são internet, celular, muito menos *smartphone* – o simples fato de chamar um táxi seria complexo para ele.

Algo semelhante ocorreu com o mercado médico. Em curto período, houve uma explosão do número de escolas, facilitação da entrada de médicos estrangeiros no país, criação de novas especialidades e invasão de profissionais não médicos em nossas áreas de atuação. Infelizmente, o número de vagas em residência médica e pós-graduação não acompanhou esse crescimento, criando-se um grande funil para a qualificação dos médicos generalistas.

Ao mesmo tempo, a sociedade passou por profunda transformação cultural. Novas crenças do que é certo ou errado, novas formas de enxergar a relação entre o prestador de serviço e o contratante, o empoderamento do consumidor com ferramentas de busca *online* e a opinião em redes sociais tornaram o paciente infinitamente mais exigente.

Outra grande mudança foi o fortalecimento, com crescimento e verticalização, das operadoras de saúde. Com a inversão da lei de oferta e demanda, agora o número de médicos, em alguns locais, é maior do que a demanda. Valendo-se do poder da carteira de pacientes e sabendo dessa inversão, as operadoras de saúde têm força para submeter os médicos a seus interesses próprios, reduzindo a remuneração e piorando as condições de trabalho.[1]

Como resultado, há três novos cenários que seu professor não viveu no mercado médico do passado: de um lado, cada vez mais médicos invertendo a lei de oferta e demanda; de outro, pacientes influenciados por redes sociais e com poder de escolha; e por fim, operadoras de saúde ditando as regras trabalhistas. É claro que, se você quiser se destacar nesse novo mercado médico, vai precisar de muito mais que habilidades técnicas específicas.[1]

A carreira além da escola de Medicina

Sabe aquela sensação de que ter estudado a fórmula de Bhaskara por anos no colégio não ajuda em nada na declaração de imposto de renda na vida adulta? Não que Bhaskara não seja importante – ela tem sua função –, mas teria sido ótimo se alguém tivesse nos ensinado educação financeira básica, para que não fosse tão difícil entender coisas do cotidiano como juros, impostos e controle financeiro domiciliar.

Essa sensação também se aplica à carreira do médico. São anos estudando conceitos celulares e bioquímicos complexos sem ao menos escutar falar em habilidades não técnicas – ou *soft skills*, se preferir. Obviamente essas matérias têm sua função na graduação de Medicina, mas aprender sobre oratória, vendas, gestão de pessoas, trabalho sob pressão, negociação, capacidade de solução de problemas, gestão financeira e empreendedorismo sem dúvida fará diferença no novo mercado em que vivemos.

Já está claro que ser bem formado e forjar sua base técnica com excelência são fundamentais; não existe dúvida sobre isso. Também não se pode negar que esse é um pré-requisito básico para os dias atuais, que não irá diferenciar um profissional, apenas o coloca no enorme grupo de médicos bem formados. Onde está, então, a diferenciação que acrescenta, ou não, valor para um médico nos dias atuais?

Para seguir essa reflexão, é preciso antes descontruir o senso comum de que aquele profissional que busca aprendizados fora da Medicina ou se utiliza de ferramentas para agregar valor ao seu serviço e aumentar sua captação de pacientes é charlatão. Não se pode desprezar nenhuma forma de conhecimento. Esses dois perfis profissionais não cabem na mesma cesta. O médico que usa as *soft skills* para aplicar sua Medicina com ética e qualidade é bem-sucedido e isso é indiscutível. Aqueles que usam *soft skills* para práticas antiéticas jamais serão bem-sucedidos.

"Faça o que ama, e nunca trabalhará sequer um dia em sua vida"

Essa é uma frase romantizada e facilmente encontrada nos *blogs* e perfis das redes sociais de *coaching* e autoajuda, mas que infelizmente é uma grande mentira. Fazer o que ama é, sem dúvida, uma bela sacada e vai ser um grande auxílio em sua jornada profissional, no entanto, ainda assim você precisará se esforçar e aguentar muitos pontos negativos todos os dias em seu trabalho para chegar ao sucesso.

Quando você escolheu fazer Medicina, e não Engenharia, pode ter sido por amor à profissão e fatalmente ficou mais fácil estudar. Isso não quer dizer que você não tenha preferência por uma disciplina, nem que não seja sacrificante passar por um estágio em detrimento de outro mesmo amando a Medicina. No mercado profissional e no dia a dia do trabalho, a lógica é a mesma.

DESENVOLVIMENTO PESSOAL PARA SE DESTACAR NO MERCADO

O sucesso profissional, no entanto, está atrelado a poucos e simples atributos: qualificação técnica, ética e compaixão, antifragilidade e alta *performance*.

Qualificação técnica

A carreira do médico é como uma maratona. Uma "corridinha" de final de semana com foto nas redes sociais é corriqueira, mas ninguém corre 42.200 metros sem estar devidamente preparado.

Você deve encarar seu treinamento e sua qualificação como se estivesse se preparando para uma prova de longa distância. O médico trabalha uma média de 30 a 40 anos durante toda a sua vida; acelerar o processo de formação com atalhos ruins não faz sentido quando se considera a vida profissional como um todo.

O especialista que tem um déficit de formação carrega e arrasta essa dificuldade por toda a carreira, pois escolhas fáceis em cursos de baixa qualidade certamente trarão caminhos difíceis. Pior ainda é aquele que tenta colocar o *marketing* à frente da qualificação técnica – este em pouco tempo é revelado como charlatão pelos seus pares e pacientes.

É sua obrigação ser bem formado, estudar em uma instituição séria, fazer residência e pós-graduação em serviços que realmente habilitam a praticar uma boa medicina, ler os tratados da sua especialidade e obter o título de especialista da sua área de atuação. Essas são etapas obrigatórias da formação.

Ética e compaixão

Medicina não é comércio e pacientes não são produtos. De forma categórica, os médicos são, sim, prestadores de serviço; mas, como o serviço envolve a vida de outro ser humano, não podemos apenas seguir processos e fluxos consagrados dos livros de gestão de serviços empresariais. Todos nós, no dia de formatura, esticamos o braço e juntos, em voz alta, juramos perante toda a sociedade que seremos éticos, justos e não faremos o mal. Esse é o juramento de Hipócrates. Todo médico deve se manter fiel a ele e a nosso Código de Ética.[2]

Invariavelmente, em algum momento da sua trajetória profissional, você irá se deparar com uma oportunidade de ganho secundário – como acontece com as drogas no Ensino Médio, alguém vai oferecer. Habitualmente, essas situações surgem de forma muito inocente, como "oportunidades de parceria", em que você receberá um bônus ou gratificação por ajudar uma ou outra empresa. Esse é o primeiro passo para a sua mente inverter a lógica terapêutica e em pouco tempo o bônus se tornar mais importante que o paciente.

Você vai assistir também a atitudes incorretas de colegas – "todo mundo faz", "o mercado é assim", alguns vão dizer. Esses são os momentos que diferenciam médicos éticos de profissionais que fizeram Medicina, mas não são verdadeiramente médicos. Nunca um ganho secundário pode estar acima do cuidado e do zelo com o paciente.

Antifragilidade

Resiliente é o indivíduo que aguenta dificuldades e adversidades sem reclamar e sobrevive ao meio em que vive. Antifrágil é o indivíduo que aguenta, mas aprende com as dificuldades, e, sem reclamar, se beneficia com o caos e se torna melhor no meio em que vive. O médico moderno de sucesso profissional precisa ser assim: antifrágil.

Como abordado anteriormente, o mercado mudou, então você deve mudar também. As ferramentas perfeitas para a sua adaptação são as habilidades não técnicas (*soft skills*) e é importante aprendê-las fora do currículo universitário.[3]

Independentemente da fase profissional em que esteja agora, esse é o melhor momento para você aprender a se comunicar melhor, estudando oratória. Isso pode transformar seu processo de comunicação em congressos, dentro do consultório e em redes sociais. Estudar marketing e vendas também se torna uma prioridade: se você é bom em solucionar problemas clínicos ou cirúrgicos, de forma ética, mostre isso à sociedade. Educação financeira e empreendedorismo básico também devem estar no seu radar, pois médicos são profissionais autônomos e você precisa dominar seus recebimentos, impostos e pagamentos, independentemente de você trabalhar para um hospital ou ter sua própria clínica.

A antifragilidade e as *soft skills* são as ferramentas que tiram você da mediocridade. Aprender a usá-las de forma contínua o fará sair da média dos profissionais e pouco a pouco o auxiliará no sucesso profissional.[4]

Alta *performance*

O que faz de um nadador olímpico um ser humano diferenciado? Em uma final olímpica, são apenas oito raias onde os melhores do mundo disputarão quem é o nadador mais rápido do universo. O que aqueles oito atletas fizeram para chegar até ali? Como atingir a alta *performance* em sua profissão? Uma coisa é certa: esse desempenho profissional não foi construído de um dia para outro.

Ao analisar o dia a dia de um grande campeão de natação olímpica, a frustração é imediata e o senso comum nos leva a pensar que esse profissional tem uma rotina incrível, glamourosa e cheia de aventuras, distante da vida mundana que vivemos. Porém, ao assistir em câmara lenta à vida do atleta olímpico, o que se encontra é completamente entediante: acordar cedo, alimentar-se de forma adequada, treinar, comer novamente, descansar, treinar comer novamente, dormir cedo e então repetir esse ciclo todos os dias, de forma disciplinada e sem errar, por muitos e muitos meses consecutivamente. Não tem nada de incrível, não é mesmo? Uma ação positiva e simples repetida regularmente leva ao que chamamos de alta *performance*.

Transporte esses aprendizados para a sua carreira: acordar cedo; exercitar-se e se alimentar bem; cuidar da família; trabalhar com qualidade técnica, ética e compaixão; e se adaptar diariamente às adversidades. Repita esse ciclo todos os dias, de novo, de novo e de novo. Sem dúvida alguma, em alguns anos você terá sucesso profissional, independentemente do mercado em que esteja inserido.

CONSIDERAÇÕES FINAIS

O mercado de trabalho do médico mudou e vai mudar de novo e de novo. Sinceramente, ele não está nem aí se você gostou ou não das mudanças. Alguns aspectos não estão sob o seu controle e essa é a vida real. Nesse contexto, existem duas opções: entristecer-se, reclamar para o universo e continuar a brigar contra o inevitável; ou observar, aprender sobre o novo, entender como pode utilizar isso a seu favor e, de forma ética, praticar a boa Medicina empregando novas ferramentas e habilidades.

Nada é mais forte que a persistência e ninguém pode vencer quem não desiste. Em nossa longa carreira, devemos ter clareza sobre os bons ensinamentos do passado e carregá-los conosco, somando as novas habilidades para as mudanças do presente e do futuro. Controle sua ansiedade, atente-se à qualificação técnica, nunca negocie ética e compaixão, seja antifrágil, busque a alta *performance* e divirta-se nessa linda jornada profissional.

REFERÊNCIAS

1. Albuquerque GM, Fleury MTL, Fleury AL. Integração vertical nas operadoras de assistência médica privada: um estudo exploratório na região de São Paulo. Produção. 2011;21(1):39-52.
2. Soares Júnior C, Gomes CA, Peixoto RD, Soares FP. Tolerância, coragem e compaixão: virtudes cardinais do cirurgião. Rev Col Bras Cir. 2012;39:155-8.
3. Iorio S, Cilione M, Martini M, Tofani M, Gazzaniga V. Soft Skills Are Hard Skills: a Historical Perspective. Medicina. 2022;58(8):1044.
4. Taleb NN. Antifragile: things that gain from disorder. Random House Trade Paperbacks; 2014.

2

A jornada do paciente

Ítalo Eugênio Souza Gadelha de Abreu
Matheus Eugênio de Sousa Lima

ENCANTANDO PACIENTES

Sabemos que uma das principais forças-motrizes do médico e do estudante de Medicina é ajudar as pessoas. Mas a função do médico não se limita a ajudar. Pode-se definir como ação ainda mais próxima da essência da Medicina o ato de identificar problemas e criar soluções. O exercício da profissão torna-se, então, intrinsecamente ligado a melhorar a vida das pessoas. Trata-se de tentar deixá-las um pouco mais felizes e satisfeitas – por intermédio da ciência e sem romper os limites éticos.

Podemos tomar o exemplo da Disney. No livro *O jeito Disney de encantar os clientes*, discute-se como a empresa faz da felicidade das pessoas uma arte. A empresa faz isso sem se limitar a ambientes ou momentos, prezando pelo bem-estar durante toda a jornada das pessoas com ela. O que impede o médico de fazer algo semelhante com os seus pacientes?[1]

Quando estamos na faculdade ou na residência, temos a ilusão de que o futuro está muito longe, mas a carreira já começou. Ali, mesmo sendo um ambiente sobrecarregado, cheio de pressões diversas (inclusive demandas sociais), temos a obrigação ética de desempenhar o nosso papel com maestria, ainda que seja um treino. Estamos sendo observados pelos preceptores e pacientes, então o nosso nome e reputação já começam a ser construídos nesse momento – não deixe para tentar conquistar sua clientela apenas quando for se dedicar a um serviço de medicina privada.

A seguir, descrevemos um evento real que envolveu um dos autores, para que você possa entender o poder que temos em mãos.

Em uma manhã de terça-feira, teve início o atendimento ambulatorial de cirurgia vascular em um hospital público de São Paulo. Era a primeira consulta do dia e tratava-se de um paciente já com diagnóstico de trombose venosa profunda na perna esquerda, sendo considerada como retorno. Após cumprimentar o paciente, colher sua anamnese e explicar os próximos passos da consulta, o profissional fez um direcionamento de sua atenção para os estudantes de Medicina do quinto período que o acompanhavam na situação, para explicar o tema a eles. Em poucos segundos, foi surpreendido pelo alto grau de irritação do paciente, por conta do excesso de atenção que estava dando aos estudantes de Medicina.

Após perceber essa insatisfação do paciente e sua postura agressiva, o autor decidiu reiniciar todo o processo da consulta, dessa vez com desenhos, explicações pausadas, perspectivas do tratamento e possibilidades de melhora e piora, apesar das incertezas. Percebeu que a postura do paciente mudou, tendo um bom resultado e recebendo um pedido de desculpas pela indelicadeza de alguns instantes antes. O que ele pôde perceber foi que a atenção e a empatia podem ser bem mais importantes do que seus títulos para o paciente.

JORNADA DO PACIENTE

Hoje, diversos livros consideram que a jornada do paciente tem início na presença digital, passando depois por pré-consulta, consulta e pós-consulta. Os desafios dessa jornada são grandes e diversos. Neste capítulo, apresentamos um passo a passo que pode ajudar a sua carreira.

Presença digital

A melhor forma de começar sua presença digital é usando as ferramentas que os seus pacientes estão usando. Onde os pacientes buscam informações sobre saúde? Cerca de 70% buscam informações na internet. A maior parte das buscas ocorre em portais de saúde e *blogs*, como demonstrou um estudo descritivo realizado por Azevedo *et al.* De acordo com esse trabalho, cerca de 90% dos usuários de saúde fazem buscas a respeito dos diagnósticos e tratamentos, seja para si mesmos ou para familiares.[2] Destes, 76% alegaram que a fonte de informação mais confiável são as obtidas por meio de profissionais médicos ou especialistas.[13]

Com esse poder em mente, os médicos têm a responsabilidade de agir com ética, sabedoria e evidências científicas, pois, ao chegar às consultas, o paciente já vem com um "pré-diagnóstico" realizado por eles mesmos, partindo de informações recebidas de outros profissionais na internet. E é importante citar que, na maioria das vezes, esse diagnóstico está equivocado.

O papel de educador em saúde vem antes da consulta e posiciona o holofote em sua direção. O bom profissional mostra como a ciência e a Medicina funcionam, esclarecendo a importância de evidências e de um tratamento eficaz e individualizado. E, para exercer esse papel, é preciso ser visível: seja em um *site*, uma rede social ou uma plataforma de profissionais de saúde.

Então, como começar a jornada no digital?

Para iniciar essa jornada, é preciso primeiro ter em mente que nada acontece do dia para a noite. A jornada exige esforço, perseverança, erros e acertos. O jeito mais simples de iniciar é por meio de um *site* com um conteúdo "fora da curva" (que o faça se destacar) e que ele seja responsivo principalmente a *smartphones*, já que hoje em dia essa é a principal forma de acesso à informação (só no Brasil, temos mais de 200 milhões de usuários!).[3] Não esqueça que o *site* é apenas uma ferramenta, ou seja, seu demonstrativo técnico e prático se dá no momento de consulta, a qual segue sendo primordial para o seu sucesso. Caso contrário, encantar esse paciente estaria mais próximo de enfeitiçar/enganar do que de torná-lo "feliz".

Vamos a um exemplo prático: Clebinho tem como principal queixa, atualmente, um inchaço em sua perna. Ao entrar no Instagram ou YouTube, ele visualiza um vídeo sobre explicações gerais de causas de pernas inchadas. Em seguida, ele inicia o consumo de conteúdo proativo e mais específico sobre seu sintoma. Em duas semanas, Clebinho decide acompanhar três profissionais da área por meio dessas mesmas plataformas. Usando alguns filtros de seleção de sua preferência, ele decide escolher um desses profissionais para agendar uma consulta. Nela, ele vai expor todas as suas incertezas e dúvidas, assim como terá em mente os pontos fortes e fracos da experiência da consulta.

Chamamos esse percurso de jornada do paciente. Observe que o paciente iniciou sua jornada com a presença digital dos três profissionais. E, pela qualidade exposta por cada um, decidiu quem consultaria.

Sua presença digital, portanto, deve ser atrelada a *sites* de busca como Google, Yahoo ou Microsoft Bing, pois oferecem inúmeras vantagens. Segundo pesquisa do *site* Statista, o Google concentra 83% das buscas na internet; Bing, 9%; e

Yahoo, 2,55%. As duas vantagens principais de se estar no Google são o fato de ele ser o maior *site* de busca do mundo e de ele estar atrelado ao Google Maps, que pode ajudar a melhorar a relevância da sua pesquisa e indicar sua localização.

Depois da consulta, Clebinho pode se tornar um paciente promotor, detrator ou neutro, a depender do tipo de experiência que vivencia na consulta. Este assunto será mais discutido no item "NPS em saúde".

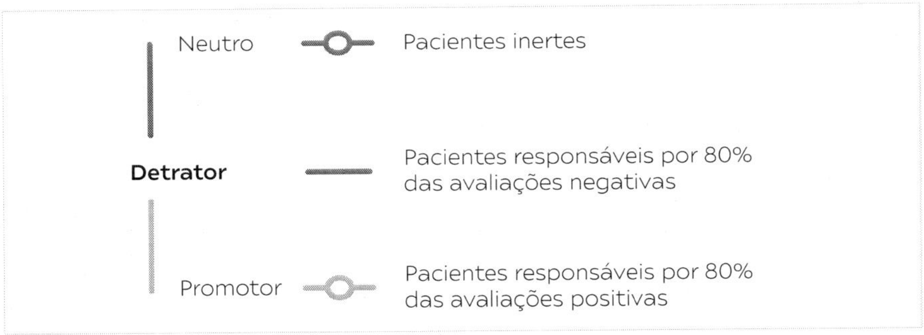

FIGURA 1 Distribuição dos tipos de pacientes.

A seguir, são listados seis aspectos que o *site* médico deve ter:

1. Objetividade.
2. Responsividade a *smartphones*.
3. Otimização com palavras-chave.
4. Chamadas para ação (botão que estimula o paciente a agendar consulta).
5. Domínio próprio.
6. Identidade visual.

Da mesma forma, algumas práticas são consideradas ruins. A seguir, apresentamos seis dicas do que não se deve fazer em um *site* médico.

1. Conteúdo sensacionalista.
2. Comunicação de especialidades sem títulos ou comprovações.
3. Titulações acadêmicas não reconhecidas.
4. Divulgação de valores.
5. Uso da imagem de pacientes.

É importante ressaltar que o Conselho Federal de Medicina apresenta, na Resolução nº 1.974/2011, o *Manual de Publicidade Médica*, norteando a atuação nessa jornada digital.[4]

Nem sempre garantir a presença digital é fácil. Nós, médicos, temos uma escassez de tempo significativa e, por se tratar de um tema que não é abordado na faculdade, muitas vezes precisamos de ainda mais tempo para aprender a fazer. Uma opção para facilitar o processo seria contratar alguém para fazer isso. Nesse caso, a principal dica é sempre manter o controle dos acessos, pois, assim, caso você faça alguma mudança de empresa ou profissional contratado, continuará com todos os dados.

Outra dica preciosa para médicos é solicitar que o profissional de *design* responsável pelo seu *site* use ferramentas de *heatmaps*, (o Microsoft Clarity e o Hotjar são duas opções gratuitas), que permitem avaliar como as pessoas o estão acessando, o comportamento delas, onde estão clicando e do que provavelmente estão gostando ou não.[5,6]

Pré-consulta

A pré-consulta é dividida em dois momentos: pacientes que já agendaram e pacientes que ainda não agendaram.

Para os que já agendaram, não é incomum médicos que possuem consultórios próprios se queixarem das desmarcações de consultas ou faltas sem aviso prévio. O paciente precisa entender que aquela consulta é algo importante, e você precisa convencê-lo disso para que ele só cogite faltar em último caso.

Não existe ferramenta ideal para isso. Apenas testando você consegue descobrir as demandas específicas do seu público. A conversa inicial, por mensagem ou por telefone, ou até mesmo utilizando ferramentas automatizadas, deve conter os passos da consulta e como ela acontece, para que o paciente entenda o processo. Após a marcação da consulta, uma boa estratégia para diminuir os cancelamentos são os lembretes de consulta, que devem se tornar uma rotina no seu atendimento, independente de ser *online* ou presencial. Se a data estiver distante, o *e-mail* poderá ser uma excelente ferramenta, porém, para datas próximas, mensagens de texto e ligações têm maior eficácia.[7]

Para o segundo grupo, quando você detecta, em seu *site*, pacientes que iniciaram o processo de agendamento, porém desistiram por algum motivo, precisa investigar o que aconteceu. Nesse caso, entrar em contato pode ser um diferencial. Sugerimos as seguintes perguntas:

1. Compreendo que precisa pensar e analisar melhor, mas compartilhe comigo: qual ponto exatamente você precisa avaliar?
2. O que está procurando? Como podemos suprir suas expectativas?

Por fim, a marcação de consulta pode ser um processo automatizado feito até mesmo pelo paciente, usando o Google Agenda ou outras ferramentas. Porém, lembre-se de que o paciente costuma apreciar certo grau de humanidade nas relações, mesmo que automatizadas.

Durante a consulta

A consulta ideal não é uma receita de bolo. O desenho de consulta pode existir, porém precisa ser adaptável ao médico, que precisa de resiliência para testar diversos modelos até encontrar o que melhor se encaixa ao seu perfil de atuação. Superestime seu tempo de atendimento: se a sua média de consulta é de 50 minutos, trabalhe com 60 minutos. É necessário ter um padrão de experiência do paciente e sempre ter em mente uma melhora constante – solicitar *feedbacks* no fim da consulta pode ajudar bastante.

Durante o atendimento, é dever do médico evitar que sua conduta se baseie em crenças ou fé, procurando trazer argumentos lógicos para decisões da prática médica. Não é incomum identificar o uso de argumentos pseudocientíficos em prol de condutas fantasiosas (Figura 2).[9,12]

Em caso de cancelamentos, é melhor deixar a agenda aberta e sem paciente do que colocar outro no horário e gerar um conflito.

Pós-consulta

Lembre-se de que toda dúvida do paciente é importante e merece atenção. Após o atendimento, você pode entregar ao paciente orientações da consulta com as principais dúvidas. A entrega desse simples documento no dia ou na semana seguinte pode mudar a experiência dele. O texto a seguir é um exemplo de como deve ser esse contato:

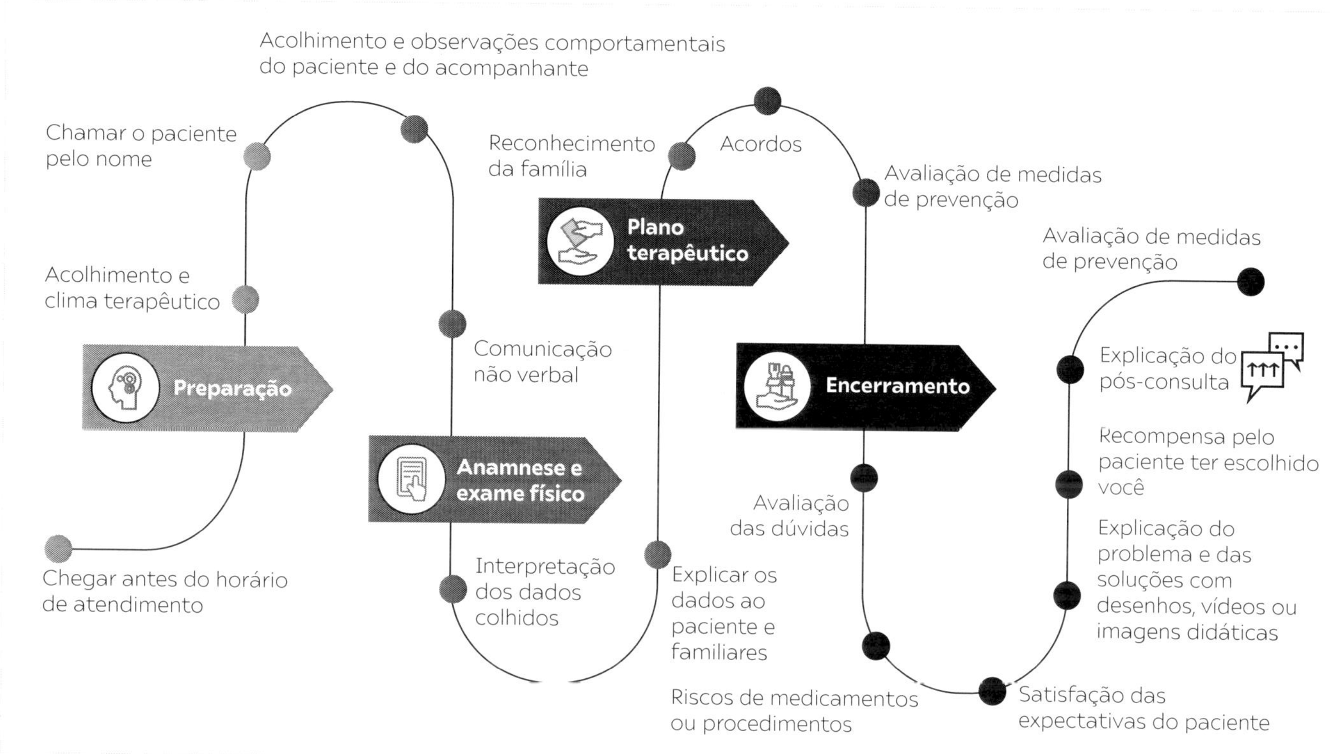
Acolhimento e observações comportamentais do paciente e do acompanhante
Chamar o paciente pelo nome
Acolhimento e clima terapêutico
Preparação
Chegar antes do horário de atendimento
Comunicação não verbal
Anamnese e exame físico
Interpretação dos dados colhidos
Reconhecimento da família
Acordos
Plano terapêutico
Explicar os dados ao paciente e familiares
Riscos de medicamentos ou procedimentos
Avaliação de medidas de prevenção
Encerramento
Avaliação das dúvidas
Avaliação de medidas de prevenção
Explicação do pós-consulta
Recompensa pelo paciente ter escolhido você
Explicação do problema e das soluções com desenhos, vídeos ou imagens didáticas
Satisfação das expectativas do paciente

FIGURA 2 Vinte e um passos que podem fazer a diferença durante a consulta.
Fonte: Ramos V, 2009.[8]

> "Olá, Rebeca, tudo bem? Estou enviando este documento com suas principais dúvidas e os pontos importantes que conversamos na consulta. É de extrema importância que todas suas dúvidas sejam esclarecidas. Estou à disposição!"

O paciente não retornará à sua clínica de forma espontânea; você precisa lembrá-lo. Fidelizar pacientes e mantê-los no ciclo são atitudes necessárias para a sobrevivência da sua clínica. Seu atendimento precisa estar presente na vida de seus pacientes. Imagine que você e sua secretária realizam um disparo de *e-mails* com "mitos e verdades", dicas de alimentação e novos tratamentos a cada 6 meses. Há, aí, uma grande probabilidade de esse paciente não se esquecer de você.

NPS em saúde

Em saúde, a satisfação do paciente pode ser medida usando o NPS. Esse sistema se baseia em um cálculo simples feito a partir das respostas dos pacientes a perguntas objetivas e autoexplicativas. É importante formular perguntas diretas e de fácil compreensão, uma vez que é comum que os pacientes respondam à pesquisa sozinhos.

Por exemplo, disponibilize questões como "Em uma escala de 0 a 10, quais as chances de recomendar a clínica para amigos e familiares que precisem realizar consultas e avaliações em pediatria?".[10]

Os principais benefícios de aplicar o NPS na saúde são:

1. Otimizar resultados.
2. Metrificar a satisfação dos pacientes.
3. Visualizar pontos a melhorar.

A depender do tipo de experiência dos pacientes com uma consulta, eles podem se tornar promotores, detratores ou neutros.

Vamos ao exemplo e à prática: imagine que você recebeu 100 respostas de NPS dos seus pacientes, com:

- 70 notas 9 e 10, ou seja, promotores.
- 15 notas 7 e 8, ou seja, neutros.
- 15 notas 0 a 6, ou seja, detratores.

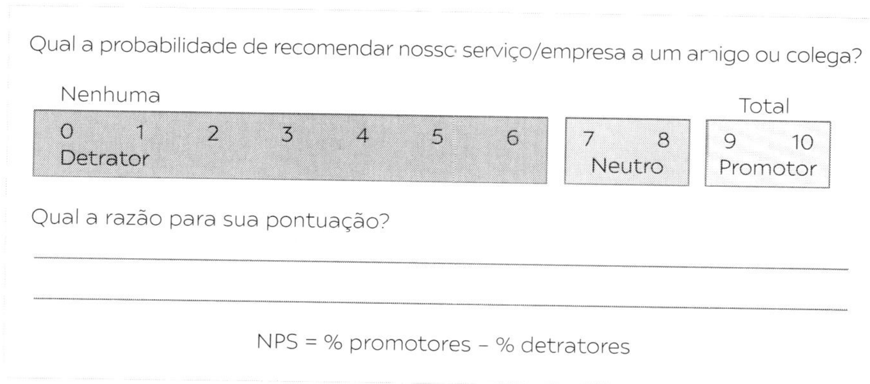

FIGURA 3 NPS.
Fonte: Adams C *et al.*, 2022.[11]

Transformando em porcentagem, você terá 70%, 15% e 15%, respectivamente. Finalmente, basta subtrair a porcentagem de detratores da porcentagem de promotores para encontrar sua nota.

Uma segunda opção é fazer uma avaliação com menor escala e de forma mais objetiva, como de 1-5 ou 1-3. Em alguns casos, pode ser necessário oferecer uma recompensa para fazer a pesquisa.[13,14]

Não se esqueça de que você não vai conseguir encantar 100% dos pacientes. Insatisfeitos sempre vão existir, e algumas vezes isso não tem relação com a qualidade do serviço apresentado. Não se deve basear a avaliação de um paciente exclusivamente no NPS; é apropriado utilizar também o Customer Satisfaction Score (CSAT) e o Customer Effort Score (CES), juntamente com outras avaliações subjetivas, visto que o método pode apresentar falhas e vieses. Mas é um excelente começo.

CONSIDERAÇÕES FINAIS

Como demonstramos, a jornada de um paciente é um processo longo, por isso devemos conhecer todas as etapas.

REFERÊNCIAS

1. Penna E. A arte de encantar clientes: 5 passos para atender com excelência e impulsionar os negócios. São Paulo: Gente; 2021.
2. Moretti FA, Oliveira VE, Silva EM. Access to health information on the internet: a public health issue? Rev Assoc Med Bras. 2012;58(6):650-8.
3. de Oliveira Vieira W, di Paschoale Ostolin TL, Simões MD, Proença NL, Dourado VZ. Profile of adults users of smartphone applications for monitoring the level of physical activity and associated factors: a cross-sectional study. Front Public Health. 2022;10:966470.
4. Purim KSM, Andrade FA, Lehmkuhl F, Bernardes AB. Publicidade médica em redes sociais: conhecimento e ensino na graduação de Medicina. Rev Col Bras Cir. 2022;49:e20223386.
5. Montti R. Microsoft Clarity analytics: everything you need to know. Search Engine Journal. [Internet]. 18 de janeiro de 2022. [acesso em 17 de dezembro de 2023]. Disponível em: https://www.searchenginejournal.com/microsoft-clarity-analytics-overview/419311.
6. Hotjar. Your introduction to Hotjar: what it is, what it can do for you, and how it works. 2022.
7. Trotta R. Clínicas Digitais: como aumentar o crescimento da sua clínica de forma previsível, com mais segurança e tecnologia, no mundo digital. AMAZON; 2019. https://www.amazon.com.br/Cl%C3%ADnicas-Digitais-Crescimento-Previs%C3%ADvel-Tecnologia/dp/1792195737.
8. Ramos V. A consulta em 7 passos: execução e análise crítica de consultas em Medicina Geral e Familiar. Rev Port Med Geral Fam. 2009;25(2):208.
9. Correia LC. Reflexões sobre medicina pseudo-científica. Revista Dor. 2016;17:75.
10. Mehta NB, Hull AL, Young JB, Stoller JK. Just imagine: new paradigms for medical education. Acad Med. 2013;88(10):1418-23.
11. Adams C, Walpola R, Schembri AM, Harrison R. The ultimate question? Evaluating the use of Net Promoter Score in healthcare: a systematic review. Health Expect. 2022;25(5):2328-39.
12. Masters K. For what purpose and reasons do doctors use the Internet: a systematic review. Int J Med Inform. 2008;77(1):4-16.
13. Topol E. Deep medicine: how artificial intelligence can make healthcare human again. Basic Books; 2019.
14. Lucero KS. Net Promoter Score (NPS): what does Net Promoter Score offer in the evaluation of continuing medical education? J Eur CME. 2022;11(1):2152941.

3

Liderança

Lucas Cottini da Fonseca Passos
Marina Sangiorgi Pricoli

O QUE É UM LÍDER?

Em 21 de setembro de 1792, a Assembleia Nacional da França proclamou a República e aboliu a Monarquia, despojando o poderoso Luís XVI, até então Rei da França. A partir dessa data, o maior líder da história da França ficou conhecido como "Cidadão Luís Capeto". Na segunda-feira, 21 de janeiro de 1793, Luís XVI foi decapitado na *Place de la Révolution*.

Você pode estar se perguntando se pegou o livro errado. Sua intenção era ler sobre liderança, e não relembrar uma aula de história do Ensino Médio, certo? Não se preocupe, continue lendo para entender a conexão.

Quem era esse rei? Ele não era o líder supremo da França? Uma pessoa tão importante que era chamado de "escolhido por Deus"? Como acabou na guilhotina? Nesse contexto, precisamos analisar cuidadosamente a palavra "líder". A posição de liderança depende, basicamente, de duas coisas: como você alcança essa posição e o que faz depois de alcançá-la. O Rei Luís XVI chegou à sua posição por direito hierárquico, familiar e "divino". Esses foram os critérios para a sua ascensão. E o que ele fez? Governou com decisões unilaterais, nem sempre alinhadas com as necessidades do povo. Afinal, essa é a definição de um líder ou de um chefe? Que fique claro: não estou fazendo julgamentos de valor, críticas ou elogios à forma de governar, pois não tenho conhecimento suficiente para opinar nesse sentido. Minha intenção é trazer alguns fatos históricos conhecidos e traçar um paralelo com o mundo da Medicina.[1]

O que realmente é ser um líder? De acordo com o dicionário *Michaeles*, a palavra "líder" possui as seguintes definições: pessoa com poder de decidir e de se fazer obedecer, com capacidade de influenciar as ideias e ações de outras pessoas. Dito isso, é possível dizer que, de forma geral, o papel de um líder é desenvolver, guiar e inspirar outros.

Líderes possuem algumas características básicas, como comunicação, empatia, tomada de decisões e gerenciamento de conflitos. Por sua vez, bons líderes vão além disso: têm comprometimento, disciplina, adaptabilidade e paixão. Um bom líder sabe ouvir, mas também sabe falar. Um bom líder maneja as pessoas para manter todos alinhados e trabalhando com o mesmo objetivo. Um bom líder lidera pelo exemplo e cria um ambiente colaborativo e de confiança.

Ser líder, em essência, é sobre inspirar e motivar os outros, independentemente do contexto em que se encontra. Isso implica ter uma visão clara, habilidades de comunicação eficazes e a capacidade de influenciar positivamente as pessoas a seu redor. Em uma era em que as relações interpessoais desempenham papel crucial em todas as esferas da vida, a liderança assume uma importância ainda maior.

No âmbito pessoal, ser líder envolve assumir a responsabilidade por nossas ações e decisões, influenciando positivamente amigos, familiares e colegas. Isso não requer um cargo de chefia, mas sim a disposição de agir com integridade, empatia e resiliência. Um líder pessoal é alguém que guia pelo exemplo, mantendo padrões éticos elevados e sendo fonte de inspiração para os outros ao redor.

A capacidade de liderança se reflete também na resolução de conflitos e na habilidade de tomar decisões assertivas. Um líder eficaz, mesmo fora do ambiente de trabalho convencional, é aquele que promove a colaboração, encoraja o crescimento pessoal e encontra soluções construtivas para os desafios que surgem.

Além disso, a liderança no dia a dia está intrinsecamente ligada à comunicação. Transmitir ideias de maneira clara, ouvir atentamente e expressar empatia são aspectos fundamentais da liderança eficaz. A comunicação eficiente cria pontes entre as pessoas, estabelece conexões significativas e fortalece os laços interpessoais.

LIDERANÇA ALÉM DA GESTÃO TRADICIONAL

A liderança, muitas vezes associada a cargos de gestão em organizações tradicionais, transcende as fronteiras do mundo corporativo. Ser um líder vai além de títulos formais e hierarquias estabelecidas. A verdadeira liderança pode se manifestar de maneiras diversas e impactar significativamente não apenas o ambiente de trabalho, mas também a vida cotidiana, pessoal e, claro, a Medicina.

Ao falar sobre liderança, muitas pessoas acabam se referindo apenas a alguns tipos de atividades profissionais, porém a liderança é muito mais ampla e pode estar presente no dia a dia de todos. Como exemplo, imagine que: certo conflito ocorre na família ao organizar o Natal, época do ano que é a sua preferida. Os familiares acabam desistindo de celebrar o Natal juntos. Neste momento, você tem duas opções: aceitar que o Natal não vai acontecer, ou entender o porquê dos conflitos, buscar uma solução e realizar o tão esperado Natal. Isso é liderança. Mais do que isso, liderança também é aceitar que nem tudo vai sair como planejado, mas ter a consciência de que você fez sua parte.

LIDERANÇA NA MEDICINA

Pouco se fala sobre liderança no ambiente da saúde; entretanto, este tópico é primordial no dia a dia de trabalho de um médico. A liderança é crucial na Medicina, pois os médicos e profissionais de saúde têm um papel importante para guiar e orientar as equipes de saúde, bem como na tomada de decisões importantes que afetam a vida dos pacientes e de seus familiares.

Na prática médica, muitas vezes, é preciso liderar equipes de médicos, enfermeiros e técnicos, e frequentemente até departamentos inteiros. Do ponto de vista da comunicação, é preciso ser capaz de explicar procedimentos médicos complexos de forma simples e fácil de entender, bem como de ouvir e responder às preocupações dos pacientes e suas famílias. Explicar diagnósticos, planos de tratamento e prognósticos de forma clara e compassiva aos pacientes e suas famílias requer habilidades de comunicação que transcendem a pura técnica médica. Um líder médico deve inspirar confiança, promovendo uma relação de respeito e empatia com os pacientes.[2]

Em um ambiente de saúde complexo e dinâmico, a liderança é essencial para proporcionar cuidados de qualidade, otimizar a eficiência operacional e promover uma cultura de trabalho colaborativa. A capacidade de liderar e integrar diferentes competências é vital para garantir uma abordagem holística e centrada no paciente.

Além disso, em situações de emergência, um médico líder deve tomar decisões rápidas e assertivas, coordenando eficientemente a equipe para lidar com desafios críticos. A liderança se torna um elemento central na gestão de recursos limitados, distribuindo tarefas de maneira eficaz e mantendo um ambiente de trabalho calmo e organizado.[3]

Portanto, ser um bom líder é uma competência essencial a um médico, não apenas para o sucesso individual na carreira, mas, mais crucialmente, para garantir a entrega de cuidados de saúde de alta qualidade, seguros e centrados no paciente.

Pontos importantes e essenciais na Medicina

- **Visão clara:** um líder eficaz possui visão clara e inspiradora, e é capaz de articular metas e objetivos de maneira envolvente, proporcionando direção e propósito à equipe.
- **Integridade:** um líder deve agir com ética, transparência e honestidade. Essa característica estabelece confiança e credibilidade.
- **Empatia:** um líder empático compreende as necessidades e preocupações dos membros da equipe, cultivando relacionamentos sólidos e promovendo um ambiente de apoio.
- **Comunicação eficiente:** a habilidade de se comunicar de forma clara e eficaz é crucial. Um líder eficaz sabe ouvir atentamente, expressar suas ideias de maneira compreensível e garantir que as mensagens sejam entendidas.
- **Tomada de decisão assertiva:** diante de desafios, um líder deve tomar decisões assertivas, considerando todas as informações disponíveis, avaliando riscos e agindo de maneira decisiva para o benefício da equipe.
- **Capacidade de delegação:** ao delegar responsabilidades de maneira eficiente, um líder demonstra confiança na equipe, promove o desenvolvimento individual e otimiza a eficácia do grupo.
- **Resiliência:** líderes enfrentam adversidades; portanto, a resiliência é crucial. Ter a capacidade de lidar com pressões, aprender com falhas e manter uma atitude positiva impulsionam a superação de desafios.
- **Inovação e criatividade:** um líder visionário encoraja a inovação, valorizando a criatividade e impulsionam a busca por soluções originais para problemas complexos.

- **Foco no desenvolvimento da equipe:** líderes eficazes investem no desenvolvimento profissional e pessoal de seus liderados, reconhecendo o potencial de cada membro e incentivando seu crescimento contínuo.

O LÍDER NÍVEL 5 DE JIM COLLINS

Como um líder alcança sua posição? A melhor definição até hoje é: "Um líder é alguém que as pessoas escolhem seguir". Repare no poder dessa frase e das palavras utilizadas. Para ser um líder, você precisa ser "escolhido pelas pessoas". Mas o que devemos fazer para que as pessoas nos escolham? Para responder a essa pergunta, usaremos a definição de "líder de nível 5", ou "*level 5 leader* (L5L)", do renomado autor Jim Collins, do livro *Empresas feitas para vencer*.

O L5L é alguém que reúne características importantes de liderança, com destaque para a humildade, a vontade e a capacidade de execução. A humildade é fundamental para direcionar a energia do líder para o crescimento e a evolução do ambiente de trabalho, em vez de alimentar seu ego pessoal. Isso não significa que os L5L não sejam ambiciosos, pelo contrário, mas seu foco está no crescimento da empresa.[4]

Humildade é, sem dúvida, uma das principais características de um líder diferenciado. Liderar é um exercício contínuo de humildade, que envolve ouvir todos os membros da organização, independentemente de seu cargo. Mesmo um estagiário recém-chegado pode trazer ideias transformadoras, portanto deve ser ouvido com atenção. A liderança deve promover uma cultura de diálogo, facilitando a comunicação em todos os níveis e criando um ambiente de segurança psicológica onde todos possam criticar, opinar e sugerir sem ter medo de qualquer tipo de punição decorrente disso. Em um mundo complexo e dinâmico como o atual, contar com as melhores mentes em um ambiente que incentiva esse tipo de discussão é o maior ativo de uma empresa.

Além da humildade, um líder precisa definir estratégias e ser diligente na execução desse plano, garantindo a observância dos rituais e controles operacionais. Ter uma mentalidade voltada para o crescimento é a segunda característica fundamental em um líder. Ele deve: estudar profundamente, manter o foco nos objetivos, ser diligente na execução e tomar decisões difíceis.[4,5]

Estudar muito!

A máxima “quanto mais estudamos, mais sabemos” pode parecer óbvia, mas muitas vezes nos esquecemos disso em meio à agitação da nossa gestão de tempo. A prática diária consome tempo e energia, relegando a segundo plano a leitura de artigos e livros. Para se tornar um grande líder, é essencial bloquear momentos na agenda para o estudo: recomendamos reservar pelo menos três períodos de duas horas por semana para leituras. Além desse aprendizado, é importante conversar com pessoas que enfrentam desafios semelhantes. Trocar experiências com outros profissionais e líderes pode proporcionar *insights* valiosos para a solução de problemas. Essa prática pode encurtar a distância entre você e a solução de seus maiores desafios.

Algumas pessoas preferem fazer cursos, ouvir *podcasts*, participar de congressos, assistir a *lives* e consumir outros tipos de conteúdo. Não há regras rígidas sobre o que é melhor ou pior, pois tudo depende da preferência pessoal. O importante é continuar aprendendo e estudando, para sempre. A única coisa que ninguém no mundo vai ser capaz de tirar de você é o seu conhecimento.

Manter o foco nos objetivos

Você já ouviu a expressão “saber dizer, não, é uma das habilidades mais importantes para um ser humano”? Quando empreendemos, especialmente no início, nossos recursos, principalmente humanos, são limitados. Manter o foco dentro dos limites éticos e dentro da sua própria capacidade é um dever da liderança. Quem inicia muitos projetos geralmente não conclui nenhum.

A utilização de metodologias como o modelo de objetivos e resultados-chave (OKR) pode ser valiosa, mas é apenas uma ferramenta. O maior diferencial é ter esses conceitos enraizados na cultura do líder e do seu planejamento. Com o OKR, você define um ou dois objetivos para o trimestre, e todas as atividades da empresa precisam estar relacionadas a esses objetivos. Qualquer iniciativa que não contribua diretamente para a concretização de um dos objetivos deve ser descartada. Essa metodologia ajuda muito na priorização e no foco, elementos essenciais para uma gestão de tempo enxuta.

Diligência na execução

Embora a liderança tenha um papel estratégico na definição dos rumos da sua carreira, também deve estar atenta à execução, especialmente no início. Não adianta definir bons objetivos e tarefas sem ter visibilidade da execução e dos resultados. O uso de *dashboards*, relatórios de resultados e rituais semanais de análise pode ajudar nesse ponto. Quanto maior for suas ambições, mais análises vão ser necessárias, o que implica a necessidade de mais rituais. Cuidado para não inverter a lógica e gerar ineficiência com rituais desnecessários. Nesse sentido, o controle do tempo também é fundamental. Gerenciar bem o tempo oferece uma vantagem competitiva significativa.

TOMADA DE DECISÕES DIFÍCEIS

Apesar da importância de ouvir a todos e criar um ambiente seguro para o questionamento e a opinião, o líder também deve dar segurança aos liderados, responsabilizando-se pela tomada de decisões difíceis. Essa é a parte mais desafiadora da liderança. Decisões difíceis são chamadas assim por um motivo: são difíceis! Muitas vezes, as pessoas fogem delas. Você não pode esperar que um estagiário decida sobre a demissão de um funcionário querido e antigo na empresa. Essa é a responsabilidade do líder. Não fuja de suas responsabilidades, pois isso será percebido como fraqueza e deixará seus liderados inseguros.

LÍDERES IMPORTANTES DO EMPREENDEDORISMO

Para ilustrar todos os conceitos apresentados, vamos abordar brevemente algumas lideranças relevantes no empreendedorismo: Walt Disney, Sam Walton e Andrew Grove. Você perceberá que os três têm características diferentes, mas todos foram brilhantes, cada um à sua maneira.

Andrew Grove

Andrew é amplamente reconhecido como uma das figuras mais influentes na indústria de tecnologia. Sua jornada de vida é uma história de liderança empreendedora marcada pela capacidade de adaptação às mudanças tecnológicas, seu foco incansável na inovação e sua abordagem rigorosa à gestão. A paixão pela inovação tecnológica se refletiu na transição bem-sucedida da Intel dos chips de memória para os microprocessadores, uma decisão arriscada na época, mas essencial para o sucesso e continuidade da empresa.

Além disso, Grove valorizava a gestão eficaz de processos e pessoas, implementando práticas rigorosas que se tornaram parte fundamental da cultura da Intel.

Seus livros e artigos, incluindo "Only the Paranoid Survive" (Apenas os Paranóicos Sobrevivem), destacam a importância de reconhecer momentos de inflexão na indústria e abraçar a mudança disruptiva.

A liderança de Andrew Grove na Intel teve um impacto profundo na empresa e na indústria de tecnologia como um todo. Sua capacidade de liderar em tempos de mudança e incerteza continua a inspirar empreendedores e executivos a serem ágeis, inovadores e disciplinados em seus negócios.[7]

A história de Andrew Grove é um lembrete inspirador de que a liderança empreendedora exige adaptabilidade, inovação constante e uma abordagem disciplinada para enfrentar os desafios em um mundo em constante evolução. Seu legado continua a orientar aqueles que buscam o sucesso em um cenário competitivo e dinâmico.

Walt Disney

Walt Disney é um ícone da liderança empreendedora que deixou um legado eterno no campo do entretenimento. Quando fundou a Disney, ele tinha uma visão ambiciosa de criar um lugar onde os sonhos se tornassem realidade. Hoje, isso parece óbvio, mas na época era uma ideia inovadora. A criatividade sem limites de Disney o levou a criar personagens icônicos como o Mickey Mouse e produzir clássicos da animação, como *A Branca de Neve e os Sete Anões* e *O Rei Leão*. Sua liderança não se limitava à criatividade; ele era um mestre na comunicação, inspirando sua equipe a acreditar na magia que estavam criando. O líder deve ser um grande comunicador e evangelizador da cultura. Os times precisam de fato acreditar na cultura da empresa.[6]

Além de sua paixão pela inovação e de seu talento para a comunicação, Disney valorizava a eficiência operacional e o controle de custos, resultando em parques temáticos incríveis, como a Disneyland. Sua história é uma prova de que a liderança empreendedora pode ser impulsionada por uma visão inspiradora e uma determinação incansável, capazes de moldar não apenas uma empresa, mas toda uma cultura global de entretenimento, aliada a práticas de gestão eficientes que possibilitam a criação de produtos rentáveis.[6]

Sam Walton

Sam Walton, um gigante do varejo, é um exemplo notável de liderança que merece uma exploração mais aprofundada. Ele não apenas construiu o Walmart, mas também revolucionou a indústria de varejo de maneira inigualável, deixando um legado duradouro de empreendedorismo e liderança inspiradora. Sua visão era simples, mas profundamente impactante: oferecer preços baixos e garantir que as comunidades locais fossem atendidas com eficiência e qualidade. Esse compromisso com o cliente e com a comunidade se tornou o alicerce de seu sucesso.[7]

A busca incansável de Sam Walton pela eficiência operacional e seu rigoroso controle de custos estabeleceram um padrão que transcendeu as fronteiras do Walmart, influenciando todo o cenário global de varejo. Sua abordagem pragmática e uma meticulosa atenção aos detalhes não apenas otimizaram as operações do Walmart, mas também serviram como exemplo para outras empresas, demonstrando que o sucesso pode ser alcançado por meio da gestão eficaz.

No cerne de sua liderança, estava a habilidade de inspirar e motivar seus associados a compartilhar e abraçar sua visão. Walton valorizava a colaboração e promovia um ambiente de trabalho em equipe, em que cada membro sentia que fazia parte de algo maior. Essa cultura de união e compromisso foi um dos principais motores do sucesso do Walmart.

Além disso, Walton estava disposto a ouvir e aprender com sua equipe e clientes. Ele acreditava que as melhores ideias muitas vezes surgem daqueles mais próximos do negócio. Essa abertura para a inovação e a melhoria contínua ajudou o Walmart a se adaptar às mudanças no mercado e a evoluir constantemente.

Um aspecto notável da liderança de Sam Walton foi sua habilidade de construir uma organização capaz de se manter fiel à sua visão e aos princípios que ele estabeleceu, mesmo após sua partida. Embora a dependência inicial da operação com relação a ele tenha gerado preocupações sobre o futuro da empresa, ao longo do tempo Walton investiu na formação e na capacitação de lideranças internas, garantindo a continuidade de sua visão.

Sam Walton não foi apenas um empreendedor visionário, mas também um líder inspirador cujo legado continua a moldar o varejo e a liderança empresarial. Seu compromisso com a eficiência, sua ênfase na cultura centrada no cliente e sua capacidade de unir equipes em torno de um objetivo comum são lições valiosas para empreendedores e líderes de todas as áreas. Sua história nos lembra que liderança não diz respeito apenas a construir negócios bem-sucedidos, mas também a criar um impacto duradouro na sociedade.[7]

MENSAGEM FINAL PARA OS EMPREENDEDORES QUE QUEREM LIDERAR

Liderança é um conceito complexo e multifacetado que se estende muito além das páginas deste capítulo. Por meio das lições aprendidas com líderes notáveis como Walt Disney, Sam Walton e Andrew Grove, percebemos que a liderança é uma jornada de autodescoberta, humildade, conversa, aprendizado constante e capacidade de tomar decisões difíceis. Não importa se você está construindo um império do entretenimento, transformando o varejo global ou liderando um consultório ou uma equipe hospitalar – os princípios fundamentais da liderança permanecem os mesmos. A humildade, a determinação, o foco no crescimento, a diligência na execução e a coragem de tomar decisões difíceis são elementos essenciais para quem busca se destacar como líder. Assim, à medida que você continua sua jornada, lembre-se de que liderança não é apenas comandar, mas também inspirar, motivar e criar um ambiente em que todos possam contribuir para o seu sucesso. Seja qual for o seu campo de atuação, abrace esses princípios e esteja preparado para liderar com sabedoria, visão e paixão, moldando o futuro e impactando o mundo ao seu redor.

REFERÊNCIAS

1. Hardman J., The life of Louis XVI. Londres: Yale University Press; 2016.
2. Collins-Nakai R. Leadership in medicine. McGill J Med. 2006;9(1):68-73.
3. Training DC. Leadership mastery: how to challenge yourself and others to greatness. Simon and Schuster; 2009.
4. Collins J. Level 5 leadership: the triumph of humility and fierce resolve. Harv Bus Rev. 2005;83(7):136.
5. The Jossey-Bass reader on educational leadership. 2. ed. University of Michigan; 2007.
6. Iger R. The ride of a lifetime: lessons in creative leadership from 15 years as CEO of the Walt Disney Company. Random House; 2019.
7. Catană Ş, Grădinaru C, Toma SG. Sam Walton, a visionary entrepreneur. Netw Intell Stud. 2020;16:113-7.

4

Networking na carreira médica

Sergio Quilici Belczak

INTRODUÇÃO

Afinal, o que é *networking*? Significa criar e manter uma rede de contatos pessoais se conectando com profissionais da sua área e/ou de outras áreas que podem ser interessantes para alavancar sua carreira, seja por gerar indicações para novos trabalhos, propor novas ideias ou mesmo formar parcerias laborais de benefício mútuo.[1,2] Dessa forma, entender a importância da criação de uma rede de relacionamentos é compreender que isso pode ajudar o médico em diferentes aspectos, como:

- Surgimento de novas ideias.
- Desenvolvimento da carreira.
- Obtenção de informações privilegiadas.
- Aumento da visibilidade do profissional.
- Aumento do engajamento em mídias sociais.
- Melhora das relações com pacientes.
- Aumento da relevância na área de trabalho.
- Surgimento de oportunidades de negócio.

O *networking* realmente efetivo gera benefícios para ambas as partes, gerando valor para todos que estão interagindo. Caso contrário, a ligação é superficial, especulativa e somente por interesse, não alinhada às expectativas, acarretando que os resultados esperados não sejam alcançados.[3-6]

ESTRATÉGIAS

Uma rede de conexões efetivas não deve ser composta somente por profissionais médicos, especialmente do mesmo segmento de atuação. O *networking* médico é composto por diferentes perfis, desde os colegas de faculdade e familiares, passando pelos amigos e colegas de trabalho, até outros profissionais não médicos e também aqueles que possuem interesses em comum (Figura 1).

Congressos e cursos da sua área de atuação são excelentes locais para iniciar novas parcerias, mas, fora da sua especialidade diversas outras frentes devem ser exploradas: cursos de especialização, MBAs, eventos e reuniões dos hospitais e até mesmo eventos sociais. Lembre-se: dependendo da sua área médica de atuação, a sua principal fonte de pacientes são outros colegas médicos. Há, inclusive, especialistas que nem consultórios têm. Para estes, o *networking* se faz obrigatório.[4,6]

Além do mais, o *networking* pode funcionar também de forma *online*. As relações digitais se ampliaram bastante, principalmente via mídias sociais, e a pandemia de covid-19 solidificou ainda mais esse caminho. As mídias sociais, se bem utilizadas, são excelentes ferramentas para a criação e a manutenção de *networking*.[7,8] É imprescindível aproveitar o alcance dessas mídias para gerar notoriedade e se posicionar como referência no seu segmento de atuação.

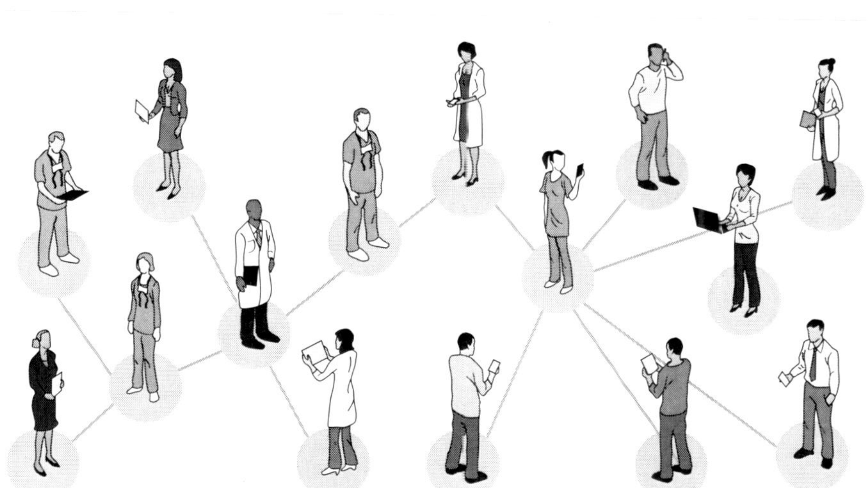

FIGURA 1 O *networking* médico é composto por diferentes perfis montando uma rede de contatos que pode alavancar a carreira do médico.

Com o desenvolvimento das versões *mobile* das mídias sociais, houve aceleração do acesso às informações, das interações e da capacidade de criar conteúdo de qualidade na palma da mão. Como fazer isso trabalhar a seu favor? Há diversas maneiras de atuar nas mídias sociais para escalonar seu *networking* (Figura 2):

- Manter os seus perfis ativos, gerando notícias e conteúdos interessantes sobre a sua área.
- Escrever artigos e publicá-los, reforçando a sua autoridade sobre o tema.
- Utilizar as redes sociais como ferramentas de interação, gerando espaços para tirar dúvidas habituais da sua especialidade (é importante se atentar para não realizar uma consulta *online* gratuita).
- Curtir, comentar e compartilhar *posts* dos seus contatos, colaborando também com o engajamento social destes.

Essas e diversas outras estratégias mantêm a visibilidade em alta e geram troca de conhecimento, o que eleva o seu grau de especialização sobre determinado assunto e demonstra sua autoridade sobre o tema.

Participar de eventos também é importante para o *networking*. Neles, você se atualiza sobre o seu segmento de atuação ao mesmo tempo que pode trocar ideias

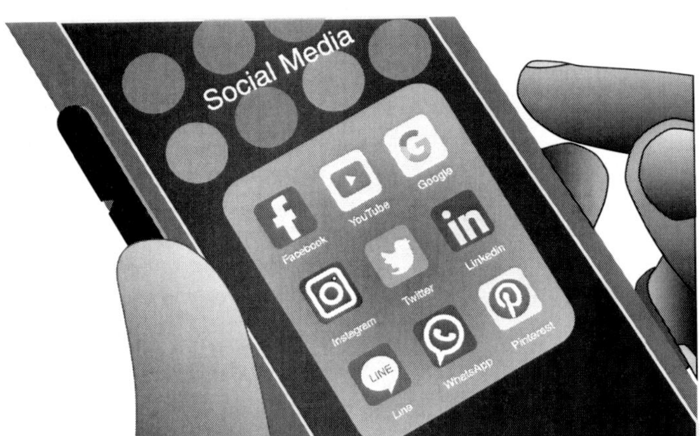

FIGURA 2 As versões *mobile* das mídias sociais amplificaram o seu potencial de *networking*.

com outros profissionais, fortalecendo a sua rede de contatos. Entre os eventos relacionados à sua área podem ser citados lançamentos de livros, produtos e serviços, simpósios, congressos e encontros. Além destes, é fundamental também participar de atividades além da sua especialidade e até mesmo em áreas não médicas. Frequentar ambientes fora do trabalho pode render ótimas conexões. Festas, atividades esportivas, degustações de vinho e até mesmo encontros com os amigos podem ser formas eficientes de conhecer pessoas e se conectar a elas de modo efetivo.[9]

Saber se relacionar e apresentar as suas habilidades profissionais de forma sutil, mas com autoridade, potencializa suas chances de receber uma indicação para trabalhos futuros. Apesar disso, não se deve aumentar a sua rede de contatos de forma ininterrupta. O ideal é manter um *networking* com o qual seja possível desenvolver um relacionamento verdadeiro por meio de conversas produtivas, ainda que estritamente profissional. Essa rede não pode ter poucas pessoas, uma vez que um pequeno número pode não gerar resultados por conta do baixo escalonamento das informações. Em contrapartida, não deve ser grande a ponto de não ser possível dar atenção e fazer uma boa manutenção dos relacionamentos.[10,11]

Para o *networking* funcionar, faz-se necessário manter o contato com as pessoas, atualizar-se sobre como elas estão e fazer com que elas saibam como anda a sua carreira. Nesse contexto, é preciso dedicar tempo e esforço para que o interesse pelas pessoas seja verdadeiro, e não buscá-las apenas quando estiver precisando de ajuda – esse é o caminho para uma conexão efetiva.[12]

BRANDING – A SUA MARCA PESSOAL

Para dar início à estratégia de aumentar a sua rede de contatos, é preciso começar a trabalhar a sua marca pessoal. Ao ouvir o seu nome, a pessoa deve imediatamente ter em mente o que você oferece e qual é o próprio objetivo. Isso é *branding*. Na área médica, por sermos profissionais autônomos, é interessante associar o próprio nome ao nome da empresa ou clínica onde trabalhamos. Há alguns bons argumentos para tal. Primeiramente, ninguém colocaria seu nome ou sobrenome em uma empresa que não fosse prosperar. Isso indica que você acredita no potencial do próprio negócio. Da mesma forma, um médico deve passar credibilidade. Uma marca pessoal bem sedimentada faz com que o paciente procure pelo nome do médico em quem ele confia. Se a sua clínica carregar o seu nome, isso facilita as coisas.

Além disso, para estabelecer os seus critérios e chegar a uma marca pessoal de credibilidade, você precisa considerar sua formação e relacioná-la a seus valores, paixões e habilidades pessoais. No âmbito digital, devem-se utilizar fotos profissionais, produzir conteúdos relevantes e manter seu currículo e um prospecto da sua clínica e serviços prestados atualizados. Esse cuidado deixa as apresentações mais atraentes e, nas entrelinhas, evidencia a seriedade e o profissionalismo com que você faz as coisas.

Até onde o *branding* pode chegar? Você deve conhecer o conceito de *top of mind* (Figura 3). Quando ouve a palavra "refrigerante", em qual marca você pensa imediatamente? E "aparelho de barbear"? E "lanchonete"? E "cafeteria"? Provavelmente, deve ter pensado nas mesmas que eu. Isso é um *branding* bem-feito. Essas empresas souberam posicionar suas marcas no topo do pensamento das pessoas. Essa deve ser sua meta. Ao se falar em alguma especialidade médica, seu nome deve surgir na cabeça das pessoas. Mantenha isso em mente.[13,14]

DEFININDO O PÚBLICO-ALVO

O círculo social e o contexto do seu paciente influenciam o comportamento dele na hora de procurar um médico. Isso foi bem documentado nas décadas passadas. Sabe-se, por exemplo, que a indicação de amigos e familiares na maioria das vezes vale mais do que a avaliação curricular dos especialistas. Essas indicações, na atualidade, muitas vezes são feitas via redes sociais (grupos de WhatsApp, por exemplo). Dessa forma, para elevar a eficiência do *networking* médico, é preciso definir o seu público-alvo que efetivamente vai influenciar o nicho de pacientes que você quer atender. Definir faixa etária, nível socioeconômico, tipos de doenças e forma de cobrança (atendimento por convênio ou particular) é uma etapa importante, para a qual vale a pena dedicar o seu tempo, pois é uma estratégia que permitirá conquistar o tipo de paciente que você quer na sua instituição.[15]

Definindo seu público-alvo, você privilegia o *networking* com pessoas que efetivamente podem apoiar, incentivar, ajudar, demandar os seus serviços ou mesmo investir neles. Essas pessoas podem ser outros médicos, investidores, clientes ou até mesmo o seu próximo chefe. Manter o foco na interação com as pessoas certas é importante, pois, ao tentar impactar a todos, as conexões ficam fracas. Além disso, tentar impactar todo mundo, pode fazer com que você perca o foco das suas ações.

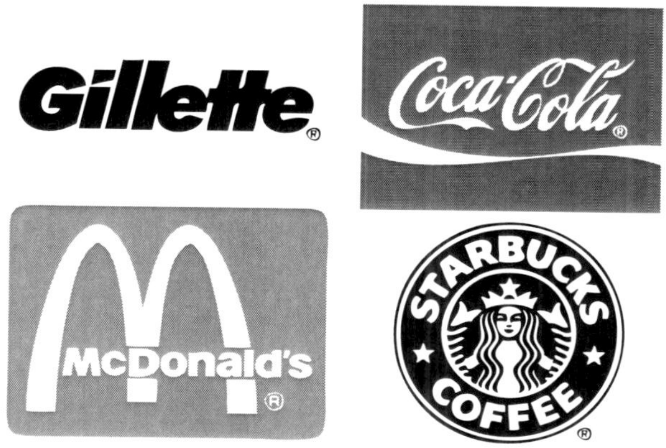

FIGURA 3 Empresas com *branding* bem realizado que caracterizam o conceito *"top of mind"*.

Outro ponto que vale a pena reforçar é que uma rede de contato é também uma rede de trocas. Desejar algo sem dar nada em troca não deve ser o objetivo primordial dessas relações, pois assim elas tendem a perecer no caminho. Ofereça e transpareça essa possibilidade de troca, esteja sempre disposto a colaborar e tenha paciência e perseverança para ajudar seus contatos a enfrentar os desafios que possam surgir no meio do caminho. A relação de *networking* médico deve ser de troca genuína, colaboração e aprendizado. Senão, as relações ficam superficiais e parecem acontecer somente por interesse.

CONSIDERAÇÕES FINAIS

O mercado da área médica evoluiu muito nas últimas décadas. O desenvolvimento de *hard skills* adquiridas na graduação e durante a residência médica não é mais suficiente para conseguir se destacar e ter perspectiva de crescimento na atuação do médico. É preciso desenvolver *soft skills*, entre elas o *networking* médico, que está longe de ser apenas uma troca de favores ou cartões. Esta estratégia é uma ferramenta poderosa que pode ser um diferencial no cenário atual de alta competitividade, ainda mais com as parcerias que podem ser criadas por meio dela. Quando o *networking* é bem realizado, ele pode contribuir com o *branding* da sua marca, fazendo seu nome ganhar credibilidade e ser lembrado sempre que o assunto for a sua área de atuação.

REFERÊNCIAS

1. Taylor PJ, Derudder B. World city network: a global urban analysis. 2. ed. Londres: Routledge; 2016.
2. Aharony N, Pan W, Ip C, Khayal I, Pentland A. The social fMRI: measuring, understanding and designing social mechanisms in the real world. Ubiquitous Computing, 13th International Conference. Pequim, 2011.
3. Epstein RM, Franks P, Fiscella K, Shields C, Meldrum S, Kravitz R, et al. Measuring patient-centered communication in patient physician consultations: theoretical and practical issues. Soc Sci Med. 2005;61(7):1516-28.
4. Li P, Bathelt H. Location strategy in cluster networks. J Int Bus Stud. 2018;49:967-89.
5. Scanfield D, Scanfield V, Larson E. Dissemination of health information through social networks: Twitter and antibiotics. Am J Infect Control. 2010;38(3):182-8.
6. Liu Y-Y, Slotine J-J, Barabási A-L. Controllability of complex networks. Nature. 2011;473(7346):167-73.
7. Boyd D, Golder S, Lotan G. Tweet, tweet, retweet: conversational aspects of retweeting on Twitter. 43rd Hawaii International Conference on System Sciences (HICSS). Havaí, 2010.
8. Nambisan P. Information seeking and social support in online health communities: impact on patients' perceived empathy. J Am Med Inform Assoc. 2011;18(3):298-304.
9. Zhao K, Stehlé J, Bianconi G, Barrat A. Social network dynamics of face-to-face interactions. Physical Review E. 2011;83(5 Pt 2):056109.
10. Zaheer A, Zaheer S. Catching the wave: alertness, responsiveness, and market influence in global electronic networks. Manag Sci. 1997;43(11):1493-509.
11. Powell P, Inglis N, Ronnie J, Large S. The characteristics and motivations of online health information seekers: cross-sectional survey and qualitative interview study. J Med Internet Res. 2011;13(1):e20.
12. Murie J, Douglas-Scott G. Developing an evidence base for patient and public involvement. Clin Gov. 2004;9(3):147e154.
13. Evans WD, Blitstein J, Hersey JC, Renaud J, Yaroch AL. Systematic review of public health branding. J Health Commun. 2008;13(8):721-41.
14. Snihurowych RR, Cornelius F, Amelung VE. Can branding by health care provider organizations drive the delivery of higher technical and service quality? Qual Manag Health Care. 2009;18(2):126-34.
15. Street R, Makoul G, Arora N, Epstein R. How does communication heal? Pathways linking clinician patient communication to health outcomes. Patient Educ Couns. 2009;74(3):295-301.

5

Pensamento crítico e raciocínio clínico

Ítalo Eugênio Souza Gadelha de Abreu
Matheus Eugênio de Sousa Lima
José Nunes de Alencar Neto

INTRODUÇÃO

Os erros de diagnóstico são comuns na Medicina. William Osler, um dos pais do raciocínio clínico, sempre apontou que a Medicina é a ciência da incerteza e a arte da probabilidade.[1,2] Sabemos, então, que lidamos com algo sobre o que não podemos ter 100% de certeza (afinal, olhe para as doenças psiquiátricas: qual exame de imagem usamos para o diagnóstico de depressão?), mas com o que tem mais chance de acontecer (lembre-se de quando nos munimos de dados epidemiológicos, por exemplo).

A verdade é que erros diagnósticos são tão comuns que, segundo dados da Organização Mundial da Saúde, podem chegar a um em cada seis diagnósticos. Sabe-se, ainda, que cerca de um em cada três pacientes já vivenciou um diagnóstico incorreto e que eles podem ser responsáveis por 15-20% dos efeitos adversos das internações.[3] Erros comuns que podem ser citados incluem erros cognitivos, como os causados por profissionais da saúde, e erros de sistema, como aqueles causados por trocas de exame e burocracias hospitalares. Como exemplo, um estudo mostra que erros laboratoriais estão presentes em 10-15% dos exames clínicos, assim como em 2-4% dos exames de imagem.[3]

É importante, nesse contexto, distinguir erro médico e erro diagnóstico. O Código de Ética Médica, em seu artigo 29, define erro médico como "todo erro que resulte em algum dano causado ao paciente, por ação ou omissão, decorrente de imperícia, imprudência ou negligência na atuação médica". São importantes, então, os seguintes conceitos:

A. **Imperícia:** ato cometido na ausência de conhecimento técnico e científico suficiente para realizá-lo. É o que ocorre no caso de um médico recém-formado que decide fazer uma cirurgia de Whipple em seu paciente.
B. **Imprudência:** quando se age sem as precauções necessárias e de forma precipitada. Um exemplo é o anestesiologista que não faz a avaliação pré-anestésica antes de uma cirurgia.
C. **Negligência:** postura omissa diante do quadro clínico. É o que ocorre quando o médico da porta do pronto-socorro, diante de um quadro de dor torácica, não solicita um eletrocardiograma e manda o paciente para casa.

Outro ponto importante a ser lembrado é que mesmo os profissionais mais competentes e cuidadosos podem estar sujeitos a equívocos. Errar é uma possibilidade na prática médica independente de qualquer circunstância, tendo em vista a imprevisibilidade da Medicina. Sabendo disso, deve-se estar sempre atento e tomar medidas com relação a esses erros, a fim de evitá-los ou diminuir os danos ao paciente. Essa postura passa por realizar revisão constante de protocolos, engajar-se em treinamento profissional, anotar e descrever todas as situações, tentar identificar erros o mais precocemente possível, discutir os erros identificados, entre outros.

Além disso, muitas vezes, o que pode ser considerado erro médico na verdade é uma complicação. As complicações são eventos possíveis que estão dentro de um intervalo estatístico de previsibilidade em um tratamento clínico ou cirúrgico. Elas podem ocorrer de forma precoce ou tardia, devendo o médico sempre informar ao paciente sobre sua possibilidade e estar pronto para um controle de danos. Nenhum procedimento está isento de riscos.

O PRIMEIRO PASSO PARA UM PENSAMENTO CRÍTICO

O pensamento crítico é uma forma de abordagem de questões que possibilita a desconstrução de situações, revela suas particularidades e direciona à melhor tomada de decisões. O processo pode ser dividido em cinco etapas: formular a pergunta, recolher informações, aplicar as informações, considerar implicações e explorar outros pontos de vista. Quando trazemos o conceito à Medicina, não há, particularmente, muitas mudanças.

Pensar criticamente é o primeiro passo do raciocínio clínico. Inicia-se com a observação, a partir da qual se resumem os dados disponíveis e faz-se a conexão com os conhecimentos prévios, seja para o diagnóstico, seja para a conduta. Deve-se levar em conta a capacidade de equilibrar o ceticismo – fundamental para a criação da dúvida, que resultará na necessidade de iniciar a investigação – com o pragmatismo – o fazer na prática – e lembrar-se da existência dos inúmeros vieses.

Bowen propõe uma estrutura para a sistematização do raciocínio clínico, conforme exposto na Figura 1.

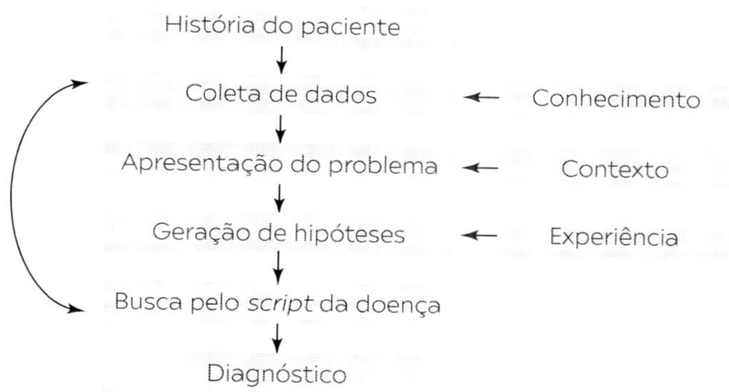

FIGURA 1 Diagrama de sistematização do raciocínio clínico.
Fonte: adaptada de Bowen JL, 2006.[5]

O pensamento crítico e o raciocínio clínico não estão relacionados apenas a conhecimentos específicos de anatomia, fisiologia ou farmacologia. Ao raciocinar, costumamos combinar dois sistemas de pensamento:[4] um rápido e intuitivo, muitas vezes inconsciente, e baseado no conhecimento prévio; e um lento e deliberado, no qual se ancora o pensamento crítico. O pensamento mais rápido possui maior probabilidade de erros, principalmente em médicos mais jovens. Com a experiência clínica e a repetição de padrões, é possível ampliar a "biblioteca de dados" da mente e minimizar os erros. Esse pensamento é bastante utilizado em emergências e em especialidades mais "visuais", como Patologia, Dermatologia e Radiologia. Por sua vez, o pensamento mais lento é utilizado quando fazemos *brainstorming* de diagnósticos diferenciais ou discutimos casos clínicos com colegas.

A decisão compartilhada (entre médico, família do paciente e o próprio paciente) deve fazer parte do pensamento crítico cotidiano do médico. O paciente precisa tomar ciência de todo o processo de raciocínio, pois necessita ser sujeito ativo do cuidado. O que vemos na prática, no entanto, é uma decisão exclusiva dos médicos, seja ela baseada na melhor evidência ou não. Na prática, a decisão imposta aumenta o viés. Muitas vezes, há a indução do diagnóstico ocorre antes mesmo de completar o raciocínio.[6]

ERROS DIAGNÓSTICOS MAIS COMUNS DA MEDICINA

Ao realizar uma análise abrangente na literatura médica, destacam-se três condições que continuam a representar desafios significativos no que diz respeito a erros diagnósticos e potenciais danos aos pacientes. Essas condições críticas, conhecidas como "*The Big Three*", são as principais causas de erros com suas respectivas áreas: infecciosa, vascular e neoplasias.[7]

É grande a ansiedade que temos por iniciar a vida profissional com plantões em emergências e discutir diagnósticos precisos nesse ambiente, porém devemos estar cientes de que é nesse local que acontecem os maiores erros diagnósticos. Nossa função nesse ambiente é, na verdade, descartar causas com maior morbimortalidade, e não fazer diagnósticos precisos. Nesse ambiente, nosso sistema de decisão está sob alto teor de adrenalina e muitas vezes em condições estruturais inadequadas.[7,8]

Newman-Toker *et al.*, encontraram as 15 doenças mais comuns entre as três áreas citadas, incluindo cinco eventos vasculares com infarto agudo do miocárdio, tromboembolismo venoso, aneurisma, dissecção de aorta e tromboembolismos arteriais com relação maior com isquemia mesentérica. Entre as doenças infecciosas observadas, estão sepse, meningite, encefalite, abscesso na medula, pneumonia e endocardite. Por fim, foram incluídas entre as doenças neoplásica, câncer de pulmão, câncer de mama, câncer colorretal, câncer de próstata e melanoma.

Um atraso diagnóstico nem sempre implica um erro diagnóstico; no entanto, em certas condições, a demora pode ter consequências mais graves, como infartos, aneurismas rotos e cânceres em estágios avançados.[7,8]

VIESES NO RACIOCÍNIO CLÍNICO

Hoje, observamos um amplo conhecimento na literatura científica sobre os pensamentos duais do ser humano. O sistema tipo 1 é automático, inconsciente e aparentemente ocorre sem esforço, enquanto o sistema tipo 2 é controlado, consciente e trabalhoso. O tipo 1 é caracterizado por ser "intuitivo e heurístico", enquanto o tipo 2 é "reflexivo e analítico".[9]

A dicotomia entre os modelos de raciocínio clínico também tem sido objeto de considerável atenção, especialmente ao se analisar a geração de hipóteses diagnósticas. A produção de múltiplas hipóteses parece estar intrinsecamente ligada ao raciocínio intuitivo, do tipo 1. Por outro lado, a abordagem sistemática na busca por informações adicionais e a ponderação consciente dessas informações estão mais alinhadas com o pensamento tipo 2. As heurísticas, entendidas como estratégias cognitivas automáticas e inconscientes, desempenham papel crucial na tomada de decisões, facilitando e simplificando o processo decisório. É importante destacar, no entanto, que essas indagações também podem contribuir para a ocorrência de erros. Quando uma heurística falha, essa falha é identificada como um viés cognitivo, o que ilustra a vulnerabilidade inerente a esses atalhos mentais no contexto do raciocínio clínico.[9]

É notório que os vieses representam inclinações ou tendências sistemáticas que podem resultar em distorções nas percepções, julgamentos ou decisões. No âmbito clínico, essas inclinações têm o potencial de influenciar o pensamento do profissional de saúde, levando a avaliações ou decisões que se afastam do ideal ou do esperado com base em evidências objetivas, como exemplificado pela falácia dos diagnósticos únicos.[10,11]

Em resumo, os vieses podem contribuir para equívocos no diagnóstico, na administração de tratamentos inadequados e, em última instância, em desfechos subótimos para os pacientes. Isso acontece no ambiente clínico e cirúrgico, sendo este último um ambiente de tomada de decisões complexas e de alto risco ao oferecer uma operação ou não.

A inteligência artificial tem ajudado em decisões cirúrgicas com uso do *machine learning* e algoritmos de árvores de decisão.[12] Isso é possível pois, o trabalho da mente possui uma memória de trabalho de capacidade limitada, na qual todas as computações ocorrem, e uma memória associativa de longo prazo de capacidade praticamente ilimitada.

O processamento tipo 1 pode ser visto como responsável pela associação direta entre novas informações e um exemplo semelhante na memória. Essas associações são eficazes e não sobrecarregam nossa memória de trabalho. A probabilidade de recuperar um exemplo semelhante é influenciada por vários fatores. Por outro lado, o processamento tipo 2 baseia-se em cálculos na memória de trabalho, colocando um grande fardo sobre ela, o que pode resultar em erros decorrentes da sobrecarga.

Apesar de a associação entre viés cognitivo e erro diagnóstico ser amplamente discutida, há relativamente poucas demonstrações empíricas de viés cognitivo no raciocínio diagnóstico. Embora mais de 100 vieses cognitivos tenham sido descritos na literatura geral e pelo menos 38 na literatura médica, um estudo sistemático recente identificou que poucos desses estudos realmente examinaram o papel do viés cognitivo no erro diagnóstico. Alguns dos principais vieses conhecidos são:

- **Viés de confirmação:** é o ato de dar mais atenção ou peso a informações que confirmam as crenças ou hipóteses preexistentes, enquanto se ignoram ou minimizam informações que as contrariam. Por exemplo, um médico pode subconscientemente focar nos sintomas que confirmam um diagnóstico inicial, negligenciando outros sinais ou sintomas.
- **Viés de disponibilidade:** médicos podem basear decisões em informações ou casos recentes que estão facilmente disponíveis em sua memória. Pode ocorrer, por exemplo, após o médico ver vários casos em uma aula recente.
- **Viés de ancoragem:** uma vez que uma informação inicial (âncora) é considerada, há uma tendência de se apegar a essa informação, mesmo quando é irrelevante ou errada.
- **Viés do diagnóstico de *momentum*:** uma vez estabelecido um diagnóstico, há uma tendência de continuar com ele, mesmo diante de novas informações.
- **Viés de representatividade:** os médicos podem julgar a probabilidade de um evento com base em quão semelhante é a uma categoria prototípica ou representativa. Por exemplo, se um paciente tem muitos dos sintomas de uma doença particular, um médico pode diagnosticar essa doença, mesmo que a prevalência da doença seja extremamente baixa.
- **Viés de afeto:** a tomada de decisão pode ser impactada por emoções, como afinidade pelo paciente, familiares ou aversão a determinadas condições ou tratamentos.

A base de um raciocínio clínico eficaz está na habilidade do profissional de saúde de pensar de maneira clara, lógica e sistemática. Em ambientes clínicos, onde cada paciente apresenta uma combinação única de sintomas, histórias e contextos, esse desafio se torna ainda mais significativo. Reconhecer a presença dos vieses cognitivos, por meio do autoconhecimento, é o primeiro passo para aprimorar o raciocínio clínico. Estar ciente de que esses vieses podem influenciar nossas avaliações nos capacita a tomar precauções para evitar que distorçam nossas decisões.[13,14]

INTERPRETAÇÃO DE EXAMES

Na prática clínica, associar com precisão as condições de saúde com estatística e probabilidade é essencial. Isso significa que compreender os resultados de exames é crucial. Profissionais de saúde devem não apenas entender os números e dados envolvidos, mas também estar cientes de como nossos próprios pensamentos podem afetar nossas decisões. Erros de interpretação podem surgir se não estivermos atentos a possíveis falhas no processo de análise, por isso é importante manter uma abordagem crítica e consciente ao avaliar os resultados de exames.

Em nosso dia a dia, um dos vieses cognitivos mais comuns na Medicina diz respeito à negligência da taxa base. Esse viés acontece quando os médicos focam demasiadamente nos resultados do teste, sem considerar a frequência ou probabilidade real da doença na população em questão, ou seja, a epidemiologia. Em resumo, nessas situações se dá demasiada importância à precisão do teste, baseando-se em sensibilidade e especificidade, sem levar em conta o quão comum é a doença na comunidade em questão ou evidências relacionadas a esse evento.[15]

As medidas de sensibilidade e especificidade são comumente ensinadas e aplicadas para avaliar o desempenho de testes diagnósticos, no entanto, sua utilização pode ser enganosa. A sensibilidade analisa o quanto o teste acerta ao identificar os portadores de uma condição, enquanto a especificidade indica o quão preciso o teste é ao identificar aqueles que não têm essa condição. Porém, ao usá-las isoladamente, o profissional pode ser levado a crer erroneamente que um resultado positivo indica uma alta probabilidade da presença da doença. É preciso relembrar que essas métricas são derivadas de estudos nos quais o estado de saúde dos participantes já é conhecido, contrastando com a natureza prospectiva da prática clínica. Os testes são utilizados para determinar um resultado de saúde desconhecido, tornando a aplicação de sensibilidade e especificidade menos aplicável aos cenários reais.

Outro ponto importante para levar em consideração são as razões de verossimilhança (RV+ para testes positivos e RV- para testes negativos) – ferramentas mais robustas para interpretar exames. Elas fornecem informações sobre como um resultado de teste altera a probabilidade pré-teste de uma doença.

Ao contrário da sensibilidade e da especificidade, que são medidas retrospectivas, as RV podem ser aplicadas prospectivamente, tornando-as mais úteis na prática clínica. A RV+ indica o quanto um resultado positivo é mais provável em uma pessoa com a doença em comparação com alguém sem ela. Já a RV– mostra o quão menos provável é um resultado negativo em alguém com a doença. De fato, essas medidas são derivadas da sensibilidade e da especificidade, mas fornecem um contexto mais aplicável ao raciocínio clínico.

Um dos pontos fortes mais importantes das RV é sua capacidade de incorporar o contexto clínico. Ao contrário da sensibilidade e da especificidade, que fornecem medidas gerais, as RV são específicas para populações e contextos particulares. Usar RV encoraja uma abordagem mais probabilística, permitindo aos médicos avaliar como um teste altera a probabilidade de uma doença. Isso ajuda a reduzir erros, uma vez que permite reconhecermos a natureza incerta da Medicina, tornando-nos mais céticos e menos crentes.

Vamos agora analisar um caso clínico que ilustra bem as limitações da dependência exclusiva da sensibilidade e da especificidade na interpretação dos resultados dos testes: imagine um médico que solicita um teste para um paciente com suspeita de ter uma doença. Esse teste tem uma sensibilidade de 90% e uma especificidade de 90%. Ao receber um resultado positivo, o médico, baseando-se apenas na especificidade e na sensibilidade, pode acreditar que há 90% de chance de o paciente ter a doença. Aqui, o médico cai no viés da negligência da taxa base, supondo que o resultado positivo do teste indica automaticamente uma alta probabilidade da doença, desconsiderando a comunidade. Assim, ele ignora uma variável crucial: a probabilidade pré-teste, ou seja, a chance de o paciente ter a doença antes de fazer o teste.

Suponha que a probabilidade pré-teste, com base na prevalência da doença na população geral, seja de 10%. Usando as RV, a probabilidade pós-teste (a probabilidade real de o paciente ter a doença após o teste positivo) é, na verdade, de apenas 50%. Há várias maneiras de se chegar a esse resultado. Por exemplo, ao visualizar os dados em uma árvore de Bayes, podemos calcular facilmente a probabilidade pós-teste.

Vamos tomar como exemplo 100 pacientes, 10 dos quais têm a doença (probabilidade pré-teste de 10%). Dos 10 doentes, 9 terão um teste positivo (sensibilidade de 90%). Dos 90 saudáveis, 9 terão um teste positivo, falso-positivo (especificidade de 90%). Portanto, de todos os testes positivos (18 no total), apenas metade (9) dos pacientes realmente tem a doença. Isso acontece porque, embora o teste seja bom em identificar corretamente os doentes (alta sensibilidade), ele também identifica alguns saudáveis como doentes (baixa especificidade), o que resulta em um número significativo de falso-positivos.

Outra forma de demonstrar a RV de 50% desse paciente é com o nomograma de Fagan (Figura 2) – ferramenta gráfica que permite estimar a probabilidade pós-teste usando a probabilidade pré-teste e a RV do teste. Ao traçar uma linha que conecta a probabilidade pré-teste e a RV, podemos facilmente identificar a probabilidade pós-teste.[15]

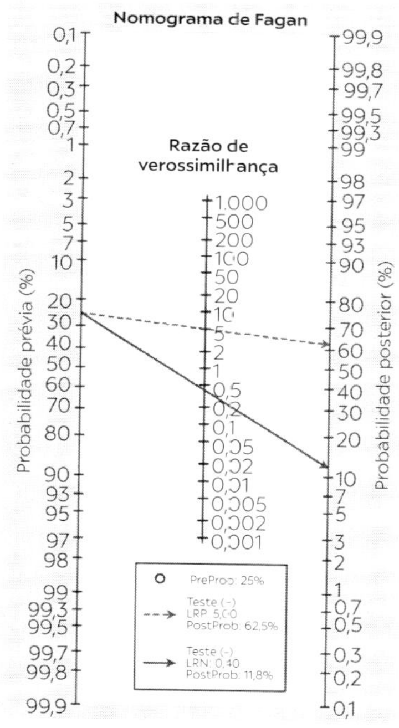

FIGURA 2 Nomograma de Fagan.
Fonte: Safari S *et al.*, 2016.[15]

Uma terceira forma de demonstração deste caso é a via de multiplicação. A probabilidade pós-teste pode ser encontrada multiplicando-se a chance pré-teste pela RV (RV+ ou RV–). Neste caso, a chance pré-teste é de 0,1/0,9 ou 1/9. Ao multiplicar esse valor pelo RV+ (derivado da sensibilidade e da especificidade), obtemos a chance pós-teste, que pode ser convertida de volta em probabilidade.[15]

CONSIDERAÇÕES FINAIS

Podemos refletir que, como médicos, estamos sujeitos à fragilidade do pensamento intuitivo, que muitas vezes ignora os raciocínios econômicos e probabilísticos das incertezas. A prática da Medicina com base em fundamentos não é resultado da falta de conhecimento das evidências, mas sim dos vieses cognitivos comuns a todos nós, seres humanos. Devemos, portanto, estarmos atentos aos conceitos ligados ao raciocínio clínico adequado para evitar colocarmos em risco os pacientes e possibilitar condutas com menor chance de erros.

REFERÊNCIAS

1. Auerbach AD, Astik GJ, O'Leary KJ, Barish PN, Kantor MA, Raffel KR, et al. Prevalence and causes of diagnostic errors in hospitalized patients under investigation for COVID-19. J Gen Intern Med. 2023;38(8):1902-10.
2. Graber ML, Franklin N, Gordon R. Diagnostic error in internal medicine. Arch Intern Med. 2005;165(13):1493-9.
3. Graber ML. The incidence of diagnostic error in medicine. BMJ Qual Saf. 2013;22(Suppl 2):ii21-7.
4. Eva KW. What every teacher needs to know about clinical reasoning. Med Educ. 2005;39(1):98-106.
5. Bowen JL. Educational strategies to promote clinical diagnostic reasoning. N Engl J Med. 2006;355(21):2217-25.
6. Singh H, Giardina TD, Meyer AN, Forjuoh SN, Reis MD, Thomas EJ. Types and origins of diagnostic errors in primary care settings. JAMA. 2013;173(6):418-25.
7. Newman-Toker DE, Wang Z, Zhu Y, Nassery N, Tehrani AS, Schaffer AC, et al. Rate of diagnostic errors and serious misdiagnosis-related harms for major vascular events, infections, and cancers: toward a national incidence estimate using the "Big Three". Diagnosis. 2021;8(1):67-84.
8. Newman-Toker DE, Nassery N, Schaffer AC, Yu-Moe CW, Clemens GD, Wang Z, et al. Burden of serious harms from diagnostic error in the USA. BMJ Qual Saf. 2023.
9. Alencar J. Medicina baseada em evidências. São Paulo: Sanar; 2023.
10. Redelmeier DA, Shafir E. The fallacy of a single diagnosis. Med Decis Making. 2023;43(2):183-90.
11. Shah HS, Bohlen J. Implicit bias. In: StatPearls [Internet]. Treasure Island: StatPearls Publishing; 2023.
12. Loftus TJ, Tighe PJ, Filiberto AC, Efron PA, Brakenridge SC, Mohr AM, et al. Artificial intelligence and surgical decision-making. JAMA Surg. 2020;155(2):148-58.
13. Norman GR, Monteiro SD, Sherbino J, Ilgen JS, Schmidt HG, Mamede S. The causes of errors in clinical reasoning: cognitive biases, knowledge deficits, and dual process thinking. Acad Med. 2017;92(1):23-30.
14. Eichbaum Q. Medical error, cognitive bias, and debiasing: the jury is still out. Acad Med. 2019;94(8):1065-6.
15. Safari S, Baratloo A, Elfil M, Negida A. Evidence based emergency medicine; part 4: pre-test and post-test probabilities and Fagan's nomogram. Emerg. 2016;4(1):48-51.

6

Como interpretar artigos científicos

José Nunes de Alencar Neto

INTRODUÇÃO

Em um mundo cada vez mais inundado de informações, a capacidade de avaliar criticamente as evidências científicas tornou-se uma habilidade essencial para todos os profissionais de saúde. A Medicina baseada em evidências (MBE), que se fundamenta na integração da experiência clínica com as melhores pesquisas disponíveis, é agora a norma em muitas áreas da prática em saúde. Para aplicar efetivamente essa abordagem, é crucial ser capaz de avaliar e interpretar a literatura científica.

A MBE é definida por David Sackett como "o uso consciente, explícito e judicioso da melhor evidência disponível, respeitando a autonomia do paciente".[1] Mesmo após quase três décadas da publicação dessa definição, a MBE ainda é mal interpretada por alguns profissionais de saúde.

Segundo Sackett, a MBE não deve ser confundida com uma análise fria e arrogante para cortar custos e suprimir a liberdade clínica do médico. Tampouco deve ser vista como uma ferramenta que traz desumanização por, alegadamente, transformar os pacientes em números.

Na verdade, a MBE é diretamente responsável pelas inovações médicas das últimas décadas. Esses avanços foram possíveis com a idealização e a implementação de metodologias criativas por mentes brilhantes, que tinham como objetivo reduzir ao máximo os vieses possíveis na pesquisa.

Uma das competências mais importantes de um médico que atua baseado em evidências é a leitura e interpretação crítica de artigos científicos da área médica. Para tanto, o médico precisa colocar em prática aquilo que aprendeu sobre metodologia de pesquisa com o objetivo de analisar se os pesquisadores realmente poderiam afirmar aquilo que afirmaram na conclusão do estudo.[2] Essa análise requer treinamento e prática. Ao longo deste capítulo, vamos explorar os principais aspectos da avaliação crítica, desde a identificação do tipo de pesquisa até a avaliação da validação externa do estudo. Cada passo será explicado de forma clara, com exemplos práticos para ilustrar os conceitos-chave.

OITO PASSOS PARA A INTERPRETAÇÃO DE ARTIGOS CIENTÍFICOS

Ao dominar a ciência da interpretação crítica de artigos, você estará equipado para tomar decisões informadas e baseadas em evidências que podem melhorar os resultados para seus pacientes. Além disso, você contribuirá para a prática da MBE, contribuindo com o avanço do campo da saúde para o benefício de todos.

Propomos oito passos para guiar a interpretação de artigos científicos, resumidos no Quadro 1. A seguir, vamos aplicar esse passo a passo juntos analisando o artigo EMPA-REG OUTCOME,[3] cujo acesso pode ser feito gratuitamente no periódico *New England Journal of Medicine* – você só precisa escrever o nome do artigo e do autor no buscador.

Passo 1: qual é o tipo de pesquisa?

As pesquisas podem ser observacionais ou de intervenção, esta última também conhecida como *trial* ou ensaio clínico randomizado (ECR). Abordaremos primeiro as observacionais.

Um relato de caso descreve a história de um paciente desde a sua apresentação, passando por sua evolução, até seu desfecho. Estudos desse tipo possuem importância para a educação médica ou para a elaboração de hipóteses. Por exemplo, se uma equipe diagnostica uma doença rara, o relato de caso será interessante para que outros profissionais conheçam como essa doença se apresentou naquele caso. Como outro exemplo, se um médico publica uma série de casos demonstrando o sucesso de uma terapia antes não prescrita para determinada doença, então esse médico acaba de criar uma hipótese: a de que esse medicamento funciona.

QUADRO 1 Resumo dos passos sugeridos para análise de um artigo científico sobre uma terapia

Passos	Perguntas	Respostas possíveis	Vantagens e desvantagens	Onde encontrar essas respostas?
1. Qual é o tipo de pesquisa?	1.1. Relato de caso, observacional ou *trial*	1.1.1. Relato de caso	Relato de caso: é barato e rápido, mas é incapaz de estabelecer causalidade e não deve ser usado como evidência científica	Título e metodologia
		1.1.2. Observacional: gerador de hipóteses	Observacional: barato e rápido, mas não possui especificidade suficiente para confirmar hipóteses sobre tratamentos	
		1.1.3. *Trials*: podem confirmar hipóteses	*Trials*: podem confirmar hipóteses, mas nem sempre são factíveis (pode ser antiético testar alguma terapia ou deixar de dar uma terapia a um grupo de pacientes)	
2. Qual foi a metodologia da pesquisa?	2.1. O estudo foi *open label*, único-cego ou duplo-cego?	2.1.1. *Open label*: não foram cegados o pesquisador, nem os pesquisados	*Open label*: menor custo, mas muito sujeita à subjetividade dos desfechos, especialmente se os desfechos estudados forem "moles"	Título e metodologia
		2.1.2. Único-cego: foram cegados apenas o pesquisador ou o pesquisado	Único cego: menor custo, mas muito sujeita à subjetividade dos desfechos, especialmente se os desfechos estudados forem "moles"	
		2.1.3. Duplo-cego: o pesquisador e o pesquisado estão "cegos"	Duplo-cego: maior custo, mas é o padrão-ouro em termos de pesquisa médica	

(continua)

QUADRO 1 Resumo dos passos sugeridos para análise de um artigo científico sobre uma terapia (*continuação*)

Passos	Perguntas	Respostas possíveis	Vantagens e desvantagens	Onde encontrar essas respostas?
3. Qual foi a intervenção proposta?	3.1. O estudo comparou terapia *versus* placebo ou terapia *versus* outra terapia? Ou mesmo terapia *versus* nada?	3.1.1. Terapia *versus* placebo: é o mais usual – evita o efeito Hawthorne e o efeito das expectativas geradas pela terapia	-	Título e metodologia
		3.1.2. Terapia *versus* outra terapia: pode acontecer se já existir uma terapia comprovadamente eficaz	-	
		3.1.3. Terapia *versus* nada: pode ser dada em estudos em que seja impossível cegar os pacientes (p. ex., pesquisas com técnicas cirúrgicas) e não existe uma terapia padrão para aquela doença	-	
4. Qual é a plausabilidade da hipótese?	4.1. Tem boa probabilidade pré-teste?	4.1.1. Sim: a hipótese existe e é forte porque tem plausibilidade, coerência e outros fatores de Bradford Hill	Estudos plausíveis já partem de uma boa probabilidade pré-teste, que vai influenciar a sua probabilidade pós-teste	Introdução e referências bibliográficas
		4.1.2. Não: a hipótese é ruim, já passou por vários estudos que foram negativos, é incoerente, não faz sentido do ponto de vista biológico, ou é influenciada financeira ou politicamente	Estudos implausíveis partem de uma baixa probabilidade pré-teste e, mesmo que sejam positivos, serão provavelmente falso-positivos	

(*continua*)

QUADRO 1 Resumo dos passos sugeridos para análise de um artigo científico sobre uma terapia (*continuação*)

Passos	Perguntas	Respostas possíveis	Vantagens e desvantagens	Onde encontrar essas respostas?
5. O estudo teve *power* adequado?	5.1. O tamanho amostral requerido pela pesquisa para se obter resultado significativo foi conseguido?	5.1.1. Sim: os pesquisadores falaram que queriam x pesquisados e conseguiram finalizar a pesquisa analisando esse número de pessoas	–	Metodologia e resultados
		5.1.2. Não: os pesquisadores não conseguiram selecionar pacientes porque eram raros demais, não queriam participar de pesquisas, ou o patrocinador cortou os investimentos	–	
6. O que os desfechos pesquisados mudam na prática do clínico?	6.1. Desfecho clinicamente relevante ou substituto?	6.1.1. Clinicamente relevante: desfecho que promove melhora da qualidade de vida ou aumento da quantidade de dias vividos pelo paciente	Usualmente se dá preferência aos desfechos clinicamente relevantes. Mas, em casos de doenças cujo desfecho clínico pode demorar muito para acontecer (o que encareceria a pesquisa), os desfechos substitutos podem ser a única opção	Metodologia e resultados
		6.1.2. Substituto: um marcador laboratorial ou clínico que seja precoce como prenúncio de que um desfecho relevante possa acontecer no futuro		
	6.2. Desfecho "duro" ou "mole"?	6.2.1. Desfecho "duro": claramente definido, concreto e facilmente mensurável	Normalmente dá preferência aos desfechos "duros", por serem de mais fácil mensuração e mais difícil fraude. Desfechos "moles" podem ser úteis quando são clinicamente relevantes, mas a pesquisa precisa de uma estrutura capaz de evitar fraudes	
		6.2.2. Desfecho "mole": mais subjetivo, pode estar sujeito à interpretação do avaliador e a diversas nuances		

(*continua*)

QUADRO 1 Resumo dos passos sugeridos para análise de um artigo científico sobre uma terapia (*continuação*)

Passos	Perguntas	Respostas possíveis	Vantagens e desvantagens	Onde encontrar essas respostas?
7. Quais foram os resultados encontrados?	7.1. Os resultados são ignificativos?	7.1.1. Sim: com p significativo e IC 95% que não cruza a linha do 1	Significância estatística é diferente de relevância, porque só indica se os dados encontrados naquela pesquisa podem ser falso-positivos naquela pesquisa, e não na natureza, ou seja, é a especificidade do estudo em si e não do achado	Metodologia, resultados e discussão
		7.1.2. Não: não obteve p significativo e/ou o IC 95% cruza a linha do 1		
	7.2. Os resultados são clinicamente relevantes?	7.2.1. Sim	Devemos procurar resultados relevantes: que melhoram a qualidade de vida ou a quantidade de dias vividos pelos pacientes	
		7.2.2. Não		
	7.3. Há vieses?	7.3.1. Sim	Vieses reduzem a sensibilidade e a especificidade das pesquisas	
		7.3.2. Não		
8. O estudo tem validação externa?	8.1. O estudo será capaz de modificar a prática clínica?	8.1.1. Sim		
		8.1.2. Não	–	Discussão do artigo e análise realizada pelo próprio leitor (leitura e interpretação crítica)
	8.2. A probabilidade pós-teste é alta?	8.2.1. Sim		
		8.2.2. Não		

Fonte: Alencar Neto JN, 2021.[2]

Perceba: esse médico elaborou a hipótese a partir da observação clínica, e não experimental. Essa hipótese tem uma clara temporalidade, que é quando algo (a prescrição do medicamento) precedeu o desfecho (a melhora do paciente). O entendimento de diversos médicos sobre esse fato é que a temporalidade seria suficiente para determinar benefício clínico ou sucesso dessa terapia. Contudo, pela possível existência de diversos fatores confundidores e vieses nesse relato, é impossível afirmar isso. Pense: e se a piora da doença em questão ocorrer em 1% dos pacientes? Como saber se a melhora foi decorrente do medicamento relatado, e não da história natural da doença, que já é de melhora espontânea nos outros 99% dos pacientes? Outro questionamento: sem metodologia adequada, como saber se não foram outras intervenções, e não a relatada, que culminaram no benefício do paciente? É importante ter esses aspectos em mente porque é difundido o mau entendimento entre médicos de que um relato de caso ou de uma série de casos seria suficiente para comprovar a evidência.

Outro tipo de estudo do tipo observacional é o ecológico, em que se observa a exposição, o resultado de saúde, ou ambos, medidos em nível de grupo. Diferente de outros tipos de estudos que coletam dados em nível individual, o estudo ecológico coleta dados em nível de população ou comunidade.[4] Consequentemente, os estudos ecológicos são mais acessíveis e convenientes, pois muitos dados sobre exposição e resultados de saúde estão disponíveis em bancos de dados públicos. Esses estudos são úteis para avaliar o impacto de intervenções a nível comunitário e para explorar variações regionais em exposições e resultados. No entanto, é importante ter cautela ao interpretar os resultados de estudos ecológicos, pois as associações encontradas em nível de comunidade podem não ser aplicáveis em nível individual, o que é conhecido como falácia ecológica. Além disso, esses estudos não permitem estabelecer uma relação temporal clara entre exposição e resultado, e a mobilidade das pessoas entre comunidades pode afetar os resultados.

Para exemplificar a falácia ecológica, imagine que, ao analisar os dados de uma cidade (portanto, uma comunidade), foi observado que, quando o consumo de sorvete é maior, também há um aumento no número de afogamentos em piscinas. Com base nesses dados, alguém poderia concluir que o consumo de sorvete está associado ao aumento dos afogamentos em piscinas. Essa conclusão, no entanto, seria uma falácia ecológica. O que não está sendo considerado é o fato de que tanto o consumo de sorvete quanto os afogamentos em piscinas são influenciados por uma terceira variável: a temperatura. Durante os meses de verão, a temperatura é mais alta, o que explica o maior consumo de sorvete. É também justamente nos meses de verão que as pessoas procuram piscinas para se refrescar e se divertir. Portanto, a associação entre consumo de sorvete e afogamentos em piscinas é um reflexo da influência da temperatura em ambas as variáveis, e não de uma relação causal direta entre elas.

Outros estudos observacionais são os de caso-controle e de coorte. Esses estudos observam indivíduos no decorrer do tempo: do passado até agora, no caso dos estudos de caso-controle; e de agora até o futuro, no caso dos estudos de coorte.

Os estudos de caso-controle são um tipo eficiente e comum de estudo observacional usado para investigar doenças raras. Nesse tipo de estudo, os pesquisadores selecionam indivíduos doentes, chamados de casos, e um grupo de indivíduos saudáveis, chamados de controles, para olhar para o passado e tentar encontrar fatores de risco. Os pesquisadores medem a prevalência da exposição a esses fatores nos doentes e comparam com a prevalência nos saudáveis. Esses estudos são úteis para investigar fatores de risco de doenças raras, quando os dados de exposição são difíceis ou caros de obter e quando a sequência temporal entre a exposição e a doença é incerta. Destacamos, no entanto, que os estudos de caso-controle têm limitações potenciais, como possíveis vieses na seleção dos participantes, na medição da exposição e na análise dos dados, além de não fornecerem uma estimativa direta da razão de risco ou da taxa de incidência.[5]

Por sua vez, os estudos de coorte são um tipo de estudo observacional em que os pesquisadores acompanham uma população ao longo do tempo para avaliar fatores de risco e determinar o risco ou taxa de alguma doença, dada a existência ou ausência desse fator de risco. Os eventos de desfecho são registrados durante o acompanhamento da coorte e medidas de risco ou taxas são calculadas para avaliar a associação entre a exposição e o desfecho. Podemos afirmar, então, que os estudos de coorte permitem estimar diretamente os riscos ou taxas, são úteis para investigar exposições raras e podem examinar múltiplos desfechos. Em contrapartida, esses estudos podem ser caros, demandam bastante tempo e requerem muitos participantes para detectar diferenças em desfechos raros.[6]

Demonstramos que a pesquisa observacional é particularmente útil para gerar hipóteses e identificar correlações, mas não pode determinar a causalidade (Figura 1). Em comparação, a pesquisa experimental envolve uma intervenção realizada pelo pesquisador justamente a fim de estudar seus efeitos. São os chamados ensaios clínicos randomizados ou *trials*, considerados o padrão-ouro na pesquisa médica (Figura 2).[7]

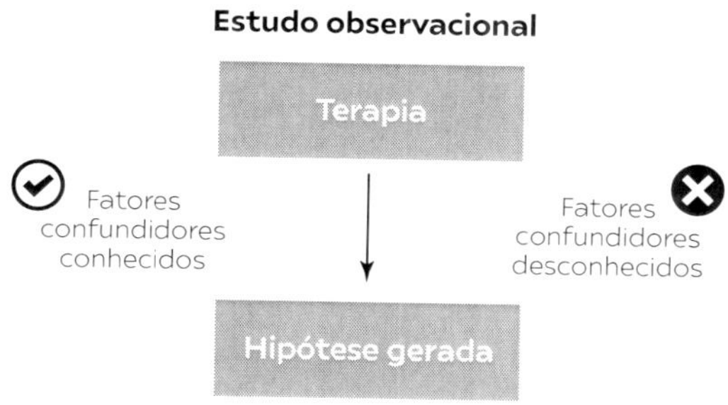

FIGURA 1 Os estudos observacionais são capazes de gerar ou fortalecer hipóteses porque, pela presença dos fatores confundidores conhecidos (possíveis de se controlar) e, especialmente, dos fatores confundidores desconhecidos, é impossível descartar a presença do acaso na amostra. Em uma análise bayesiana, esse seria um estudo com índice alto de vieses.

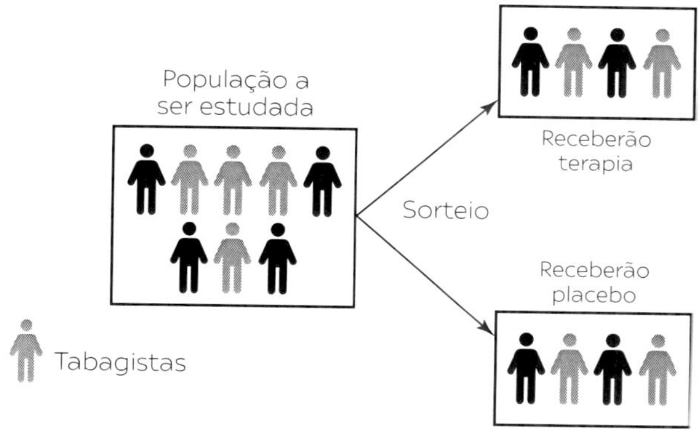

FIGURA 2 A randomização (ou sorteio) em estudos de intervenção equaliza as chances de que alguém com alguma comorbidade ou fator confundidor (mesmo que desconhecido) seja mensurado no grupo que receberá terapia ou no grupo que não receberá terapia.

Um *trial*, sim, pode ser capaz de confirmar hipóteses, caso o estudo seja bem desenhado e tenha a menor influência de vieses possível. No teste de novas terapias, por exemplo, o recurso de randomizar pacientes, isto é, colocá-los aleatoriamente em um grupo de tratamento ou no grupo controle, que não recebe o tratamento, é a principal característica. O sorteio reduz (mas não extingue) a probabilidade de que um fator confundidor atue de maneira indesejada na pesquisa.[8] Outra característica importante desse tipo de estudo é a possibilidade de incluir uma terapia do tipo "placebo" na pesquisa, especialmente quando se trata de uma pesquisa cega. O placebo serve para deixar pacientes e pesquisadores "cegos" do potencial de ser bem cuidado (efeito Hawthorne) nos resultados subjetivos do estudo. Nem sempre, no entanto, é possível cegar um estudo, nomeadamente nas especialidades cirúrgicas – é difícil simular uma cirurgia, com suas cicatrizes e pontos, além de ser obviamente antiético fazer incisões em um paciente e não entregar terapia alguma.

Além dos tipos de pesquisa mencionados, existem ainda, entre os artigos científicos, as revisões sistemáticas e metanálises. São resumos bem estruturados das evidências científicas, com o objetivo de avaliar uma quantidade maior de pacientes em estudos similares. Em outras palavras, um pesquisador analisa vários estudos observacionais e/ou randomizados sobre um mesmo tema e tenta concluir, olhando para uma população maior (visto que os pacientes são somados), se a terapia tem benefício. Estudos desse tipo, como todos os outros, podem ser de boa ou má qualidade. Por isso, na fluidez da pirâmide da MBE, eles foram retirados do topo e passaram a ser representados como uma lupa, para observar com mais rigor as evidências já existentes.[9] A Figura 3 resume esses estudos trazendo o novo conceito de "pirâmide fluida" da MBE.

O estudo EMPA-REG OUTCOME mostrou que a empagliflozina reduziu a probabilidade de desfechos cardiovasculares e renais em pacientes com diabetes *mellitus* tipo 2 (DM2) e doença cardiovascular estabelecida.[3] O estudo EMPA-REG OUTCOME é um marco na pesquisa da empagliflozina. Por se tratar de um ensaio clínico randomizado ou (*trial*), esse estudo foi concebido para ter poder suficiente para confirmar a hipótese estudada. Esse tipo de estudo é considerado o padrão-ouro em pesquisa clínica desde que minimize os possíveis vieses.

Passo 2: qual foi a metodologia da pesquisa?

Os estudos duplo-cegos e randomizados são considerados o padrão-ouro para a Medicina investigativa, pois nenhum dos envolvidos é informado sobre as terapias ou placebo recebidos pelo paciente. Eles sempre devem ser preferidos em detrimento de estudos do tipo *open label* ou não cegos. Estima-se que estudos não cegados tiveram *odds ratio* exagerados em cerca de 36%, porém esses números podem ser muito maiores, dependendo apenas das variações

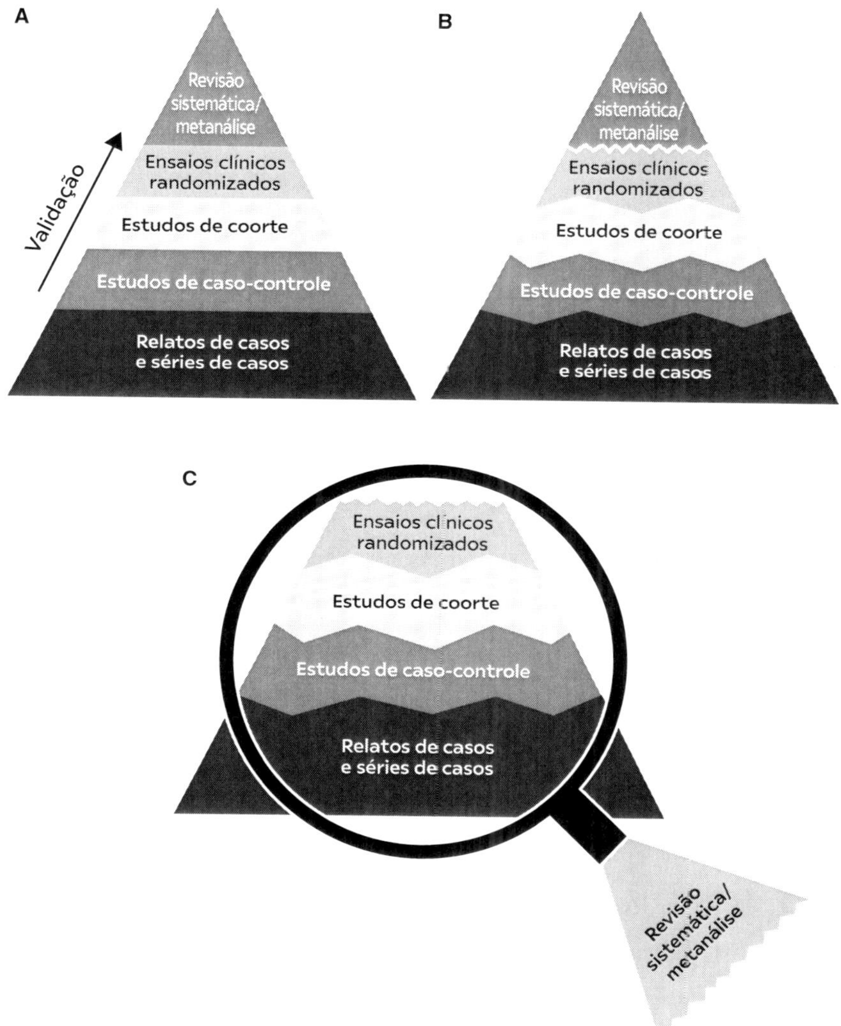

FIGURA 3 Em A, apresentamos a tradicional pirâmide da Medicina baseada em evidências (MBE). Em B, apresentamos a nova maneira de interpretar a pirâmide da MBE: ela é fluida, de modo que estudos de coorte podem, em alguns casos, ser melhores que estudos randomizados. Outra novidade é que as revisões sistemáticas e metanálises saíram do topo da pirâmide para ocupar uma função de lupa, que observa melhor os diversos tipos de estudos, como mostrado em C.

Fonte: Alencar Neto JN, 2021.[2]

por viés ou por má intenção do pesquisador.[10,11] Outro fator que o médico leitor de pesquisas deve ter em mente é que apenas a designação "cego" não deve ser considerada suficiente para determinar qualidade, pois mesmo os estudos cegos podem sofrer vieses, aos quais deve se manter atento, seja pela heterogeneidade dos avaliadores, ou quanto à inclusão e à alocação dos sujeitos estudados.

Um dos vieses possíveis é o de alocação.[12-15] Imagine um estudo clínico em que um novo medicamento é testado para tratar uma condição que afeta o trato urinário. O medicamento em questão tem um efeito colateral comum: ele muda a cor da urina dos participantes para uma tonalidade incomum. Durante o estudo, tanto os participantes quanto os pesquisadores estão cientes dessa mudança de cor. Nesse caso, mesmo que o tenham sido tomadas providências para cegar os pacientes e pesquisadores, o estudo não é, de verdade, cego. Neste caso, apenas os participantes que estão no grupo "tratamento" terão a urina com tonalidade diferente. Desse modo, mesmo que o medicamento não tenha nenhum efeito real no tratamento da condição em questão, a simples observação da mudança de cor da urina pode influenciar a percepção dos participantes e dos pesquisadores sobre a eficácia do medicamento. Uma análise de 280 estudos demonstrou que 80% tiveram ocultação de alocação pouco clara. Esse viés pode ser responsável por um aumento das estimativas de tamanho do efeito da ordem de 7% a 40%.[16] Uma alocação ideal passa pela randomização, prevenindo diferenças sistemáticas entre os grupos, e pela ocultação dos resultados dessa randomização, evitando alterações voluntárias e conflituosas, como a troca de pacientes entre os grupos ou a exclusão de pacientes em virtude de suas particularidades, visando a um resultado específico.[14]

Falhas nesse processo podem levar a uma interpretação equivocada dos resultados por conta de um viés de alocação. Observa-se nesses casos o efeito Hawthorne: o paciente se sente melhor apenas por causa de suas expectativas e crenças.[17]

O EMPA-REG OUTCOME foi um estudo duplo-cego em que nenhum dos grupos tinha conhecimento do tratamento utilizado. Isso reduz sobremaneira o risco de viés.

Passo 3: qual foi a intervenção proposta?

Um estudo pode comparar terapia *versus* ausência de terapia ou terapia *versus* outra terapia. Se o estudo for cego, a comparação terapia *versus* ausência de terapia precisa ser feita com o uso de um placebo, algo que se pareça visualmente com a terapia em teste e que tem o intuito de fazer com que o paciente e/ou o médico não percebam a qual grupo pertencem. O grupo controle deve usar uma terapia quando esta já for comprovadamente eficaz e se pretende testar uma substituta para ela.[18]

No EMPA-REG OUTCOME, a comparação foi feita entre empagliflozina, nas doses de 10 ou 25 mg ao dia, e placebo, uma substância inerte e sem efeito, que tem o papel de reduzir variáveis de confusão.

Passo 4: qual é a plausibilidade da hipótese?

Quando se trata de entender a probabilidade de um resultado ser decorrente do acaso, devemos primeiramente avaliar a plausibilidade do que se propõe a ser estudado. Em seguida, o estudo será analisado levando-se em conta os passos que apresentamos neste capítulo. Por exemplo, imagine que um estudo está testando a hipótese de que beber água da torneira aumenta o risco de desenvolver superpoderes. Dada a nossa compreensão atual da biologia humana e a falta de evidências anteriores para essa ideia, a probabilidade pré-teste dessa hipótese seria extremamente baixa. Portanto, mesmo que o estudo encontrasse uma associação estatisticamente significativa entre beber água da torneira e desenvolver superpoderes, ainda teríamos razões para ser céticos.

Para avaliar a plausibilidade da hipótese, é útil considerar a probabilidade pré-teste – isto é, o quanto consideramos que a hipótese pode ser verdadeira verdadeira antes de considerar os resultados do estudo. Se a probabilidade pré-teste é baixa, mesmo um resultado estatisticamente significativo pode não ser suficiente para nos convencer de que a hipótese é verdadeira.

No EMPA-REG OUTCOME, a pergunta principal a ser respondida pelos pesquisadores foi: "Entre os doentes com diabetes *melllitus* tipo 2 e doença cardiovascular instalada, a empagliflozina em doses diárias de 10 ou 25 mg reduz a mortalidade cardiovascular, o infarto miocárdico não fatal ou os acidentes vasculares cerebrais não fatais quando comparadas com o placebo?".

A hipótese de que um antidiabético como a empagliflozina reduz o risco cardiovascular em diabéticos com doença cardiovascular preestabelecida é plausível por conta do mecanismo de ação da droga e da conhecida interseção entre diabetes e doença cardiovascular. A empagliflozina é um inibidor do cotransportador de sódio-glicose 2 (SGLT2), que promove a excreção de glicose na urina, reduzindo os níveis de glicose no sangue. Sabe-se, ainda, que a empagliflozina tem efeitos diuréticos osmóticos e natriuréticos, contribuindo para a contração do volume plasmático e a diminuição da pressão arterial.[19] Além disso, estudos pré-clínicos sugeriam que a empagliflozina poderia ter efeitos diretos no coração e nos vasos sanguíneos, melhorando a função cardíaca e reduzindo a inflamação vascular.[20] A avaliação da probabilidade pré-teste se faz com base na visão bayesiana do mundo, segundo a qual um cientista sempre renova e recalibra suas hipóteses baseado nos resultados que encontra.[2]

Passo 5: o estudo teve *power* adequado?

Para que o estudo tenha *power* ou sensibilidade (capacidade de ser positivo se a hipótese testada for verdadeira na natureza ou, ainda, a capacidade de evitar falso-negativos), ele precisa ter um tamanho suficientemente grande de amostra. O tamanho da amostra é calculado a partir do quanto se espera para uma diferença significativa com a nova terapia em comparação com quem não a recebeu. Para o cálculo do tamanho amostral, também é preciso definir, por antecipação, a taxa máxima de erro do tipo falso-positivo que um pesquisador toleraria. Vamos nos aprofundar nisso mais adiante, mas, por enquanto, saiba que essa taxa é, normalmente, de 5%.

A sensibilidade, ou *power*, mínima buscada em artigos científicos médicos varia de 80% a 90%. Isso significa que, se o efeito realmente existir, o estudo tem 80% ou 90% de probabilidade de detectá-lo.[2]

O estudo EMPA-REG OUTCOME foi desenhado com um poder estatístico adequado. O cálculo do tamanho da amostra foi baseado na suposição da ocorrência de 691 eventos para o desfecho primário para ter 90% de poder para detectar uma redução de risco relativo de 20% com empagliflozina, com um nível de significância de 0,05. O estudo acabou por incluir 7.020 pacientes e teve um total de 772 eventos entre os braços do estudo, o que resultou em um poder estatístico robusto para avaliar o desfecho primário.

Passo 6: o que os desfechos pesquisados mudam na prática do clínico?

Você já parou para pensar por que nós, profissionais de saúde, fazemos o que fazemos? O que nos move? Qual é nosso objetivo? Resumindo em poucas palavras, estamos aqui para aumentar a qualidade ou a quantidade de dias vividos pelas pessoas. Esses são os desfechos realmente importantes da MBE.

Por mais que você tenha aprendido na graduação que um determinado medicamento é bom porque "melhora os valores de um exame (por exemplo, TSH, hemoglobina glicada, testosterona, valor de pressão arterial)", a partir de agora você precisa treinar seu cérebro para retrucar com a seguinte pergunta: "Qual o benefício *clínico* desse medicamento?".

Essa mudança deve ser feita porque valores de exames são desfechos substitutos" ou, em inglês, *surrogate outcomes*.[21] Um desfecho substituto é algum marcador (laboratorial ou clínico) que substitui o desfecho relevante porque reflete a doença em si ou algum fator de risco da doença em si (Quadro 2).

Além dessa avaliação, o pesquisador deve se perguntar se o desfecho estudado foi um desfecho "duro" (*hard endpoints*) ou "mole" (*soft endpoints*). Os desfechos "duros" são aqueles claramente definidos e mensuráveis, como a morte, e os desfechos "moles" são aqueles menos tangíveis e mais subjetivos, como melhora de sintomas.[22,23] Por sua subjetividade e pela variabilidade na interpretação de resultados, os desfechos "moles" estão mais predispostos a sofrer com fraudes e erros em pesquisas: um pesquisador pode se aproveitar dessa subjetividade para relatar resultados mais favoráveis ao grupo que recebeu terapia do que ao grupo que recebeu placebo. O Quadro 3 lista desfechos "duros" e desfechos "moles".

QUADRO 2 Lista de desfechos substitutos em diversas áreas

Condição pesquisada	Desfecho substituto	Desfecho clínico significativo a ser evitado
Hipertensão	Valor da pressão arterial	Infarto, acidente vascular cerebral ou morte
Hipercolesterolemia	Valor do painel lipídico	Infarto, acidente vascular cerebral ou morte
Câncer	Existência e tamanho do tumor e marcadores tumorais	Morte
Diabetes	Glicemia e hemoglobina glicada	Infarto, acidente vascular cerebral, morte ou outros desfechos cardiovasculares
Doença de Alzheimer	Exames de imagem	Disfunção funcional e morte
Vacinas	Resposta sorológica	Proteção à doença
Doenças renais	Valor da creatinina	Evolução para hemodiálise

Observe que, apesar de eles serem sabidamente um reflexo ou um prenúncio do desfecho clínico, não significam necessariamente que o paciente irá evoluir daquilo para o desfecho clínico.
Fonte: Alencar Neto JN, 2021.[2]

QUADRO 3 Lista de desfechos "duros" e desfechos "moles" em pesquisas clínicas

Desfechos "duros"	Desfechos "moles"
Morte por qualquer causa	Morte por uma causa específica
Sinais clínicos inequívocos, como sangramento	Incidência de algum diagnóstico como "infarto"
Fechamento completo de lesão	Redução de hospitalizações
Contagem de lesões	Redução de complicações, como acidentes vasculares, cicatrizes
	Graduação de sinais clínicos, mesmo que inequívocos, como classificar "flacidez" em "flacidez maior" ou "flacidez menor"
	Resultados de exames laboratoriais ou de imagem (sujeitos a erros – nenhum exame é 100% acurado)
	Sintomas referidos pelos pacientes (como "melhora")
	Investigator Global Assessment [IGA] Score

Mesmo que se estudem desfechos duros (não sujeitos à interpretação dos médicos – nenhum médico discorda se alguém está morto ou não), o ideal é que, sempre que factível, os estudos sejam duplo-cegos, porque é preciso lembrar que "números não mentem, mas pessoas, sim".
Fonte: Alencar Neto JN, 2021.[2]

Suponha que um estudo esteja sendo realizado para avaliar a eficácia de um novo medicamento no tratamento de ansiedade. O desfecho primário escolhido para avaliar a eficácia do medicamento é a redução dos sintomas de ansiedade avaliados por questionários e relatados pelos próprios participantes ao final do estudo. O estudo não é conduzido de forma duplo-cega, o que significa que tanto os participantes quanto os pesquisadores sabem quais indivíduos estão recebendo o medicamento em estudo e quais estão recebendo o placebo. Nesse caso, os participantes provavelmente terão expectativas positivas em relação ao novo medicamento, acreditando que ele é eficaz e irá reduzir seus sintomas de ansiedade. Essas expectativas podem influenciar a percepção subjetiva dos sintomas deles próprios, levando a resultados mais favoráveis no grupo que recebe o medicamento do que no grupo que não recebe, mesmo que o efeito real do medicamento seja mínimo ou inexistente. Além disso, os pesquisadores podem inadvertidamente influenciar os resultados ao interpretar os relatos dos participantes de forma tendenciosa, por saberem a qual grupo de tratamento cada participante pertence.

Esse viés decorrente do uso de um desfecho "mole" (baseado em relatos subjetivos dos participantes) e da falta de duplo-cegamento pode levar a uma superestimação da eficácia do medicamento em estudo, pois os resultados potencialmente vão refletir mais as expectativas e interpretações subjetivas do que um efeito real do tratamento.

O desfecho primário estudado no EMPA-REG OUTCOME foi um composto formado pela soma dos eventos: morte por causas cardiovasculares, infarto miocárdico não fatal e ocorrência de acidente vascular encefálico não fatal. A empagliflozina foi capaz de reduzir a probabilidade da ocorrência desses desfechos em 14%, com um NNT de 62. Além disso, em uma análise de desfechos secundários, também reduziu a probabilidade de morte por todas as causas em 32%, com NNT de 38. Podemos afirmar que o desfecho selecionado pelos pesquisadores é clinicamente relevante, uma vez que trata de cenários indesejados pelo médico e pelo paciente. Destacamos, no entanto, que os desfechos foram "moles", fato atenuado pela metodologia do estudo ser do tipo "duplo-cego".

Passo 7: os resultados encontrados são significativos e relevantes?

Uma das falhas mais comuns na análise de um artigo científico é a confiança exagerada no valor de p. O valor de p é a probabilidade de que aquele dado encontrado seja tão extremo ou ainda mais extremo na natureza, fora do estudo. Em outras palavras, o valor de p é a especificidade do resultado. Sabemos, no entanto, que a especificidade do estudo não é suficiente para a sua interpretação, assim como a especificidade de um exame também não: é importante que seja avaliada a probabilidade pré-teste. Se a probabilidade for baixa, mesmo p significativos podem ser falsos.

O valor de p é calculado em função (a) da magnitude do efeito, (b) do tamanho da amostra e (c) da variabilidade dos achados. Ou seja, um valor de p muito baixo ($< 0,001$, por exemplo) não significa, obrigatoriamente, que a magnitude do efeito é alta (na verdade, pode ter sido bem marginal, da ordem de 0,1%, caso a amostra seja grande o suficiente), muito menos determina sua relevância (valor de $p < 0,001$ não transforma um desfecho substituto em um desfecho clínico relevante). De maneira semelhante, não é possível afirmar que um valor de $p > 0,05$ indica que a nova terapia se provou ineficaz: pode ter havido uma amostra não suficientemente grande para demonstrar a variabilidade real da terapia.

Além dessa análise, nesse passo, o leitor deve listar quais vieses estiveram presentes na análise. Vieses são um processo ocorrido em qualquer estágio da interpretação de dados que tendeu a provocar resultados ou conclusões que diferem sistematicamente da verdade. Eles podem acontecer aleatoriamente, quando não há intenção usualmente parte dos pesquisadores, ou sistematicamente, quando há essa intenção, usualmente motivada por interesses pessoais, financeiros ou políticos.

O EMPA-REG OUTCOME atingiu significância estatística nas suas análises de não inferioridade e de superioridade. Entre os vieses, pode ser citado o forte conflito de interesses das farmacêuticas Boehringer Ingelheim e Eli Lilly, fabricantes do Jardiance e do Synjardy, medicamentos que têm a empagliflozina em sua fórmula. Essas empresas pagaram diretamente todos os pesquisadores envolvidos no estudo.

Passo 8: o estudo tem validação externa?

Validação interna é tudo que fazemos desde o passo 1 até o passo 7, quando analisamos o estudo. Validação externa é quando saímos do estudo e passamos a interpretar seus resultados olhando para a natureza.[24] Algumas vezes, os *trials* podem ter selecionado pacientes jovens demais ou velhos demais para conseguir obter resultado significativo, mas acabam se distanciando do mundo real.

A validação externa também pode ser interpretada sob a luz do raciocínio bayesiano como a probabilidade pós-teste do benefício da terapia, dado que o resultado do estudo foi significativo. O leitor deve, novamente, ficar atento à possibilidade de vieses e fatores externos que podem ter influenciado a pesquisa: conflitos de interesse, ganhos financeiros diretos ou indiretos, influência política etc.

O Quadro 4 exemplifica a probabilidade pós-teste de alguns estudos hipotéticos, partindo do seu *power* e da possibilidade de influência de vieses. Diante da leitura do estudo EMPA-REG OUTCOME, concluímos que a empagliflozina reduz a probabilidade de desfechos clínicos relevantes em pacientes com diabetes *mellitus* tipo 2 e doença cardiovascular estabelecida.

QUADRO 4 Probabilidade pós-teste de várias combinações de estudos com seus *powers* estimados, vieses e probabilidades pré-teste

Power (1-β)	Pré	Viés	Exemplo prático	Pós
80%	50%	10%	Ensaio clínico randomizado com *power* adequado e pouca incidência de viés (probabilidade pré-teste de 50%)	85%
95%	66%	30%	Metanálise confirmatória usando estudos de boa qualidade de uma boa hipótese (probabilidade pré-teste de 66%)	85%
80%	25%	40%	Metanálise de pequenos estudos inconclusivos de uma hipótese moderada (25% de probabilidade pré-teste)	41%
20%	16%	20%	Ensaio clínico de fase I ou II com pouco *power*, mas com boa metodologia de uma hipótese em ascensão (probabilidade pré-teste de 16%)	23%

O valor de probabilidade pré-teste indica a chance de que o resultado positivo e estatisticamente significativo seja um resultado verdadeiro-positivo.
Fonte: Alencar Neto JN, 2021.[2]

CONSIDERAÇÕES FINAIS

A interpretação de artigos científicos é uma habilidade fundamental para profissionais de saúde que desejam praticar a MBE. Neste capítulo, aprendemos oito passos para a interpretação crítica de artigos científicos, desde a identificação do tipo de pesquisa até a validação externa do estudo.

Ressalto que a plausibilidade da hipótese estudada, a metodologia empregada, o tamanho da amostra e os desfechos avaliados são aspectos cruciais na interpretação de um artigo científico. Além desses aspectos, devemos considerar a significância e a relevância clínica dos resultados encontrados, bem como possíveis vieses presentes na pesquisa.

Ao dominar a interpretação crítica de artigos científicos, os profissionais de saúde estarão equipados para tomar decisões informadas e baseadas em evidências, contribuindo para a prática da MBE e para o avanço do campo da saúde.

REFERÊNCIAS

1. Sackett DL, Rosenberg WMC, Gray JAM, Haynes RB, Richardson WS. Evidence based medicine: what it is and what it isn't. BMJ. 1996;312(7023):3-5.
2. Alencar Neto JN. Manual de medicina baseada em evidências. São Paulo: Sanar; 2021.

3. Zinman B, Wanner C, Lachin JM, Fitchett D, Bluhmki E, Hantel S, et al. Empagliflozin, cardiovascular outcomes, and mortality in type 2 diabetes. N Engl J Med. 2015;373(22):2117-28.
4. Sedgwick P. Ecological studies: advantages and disadvantages. BMJ. 2014;348:g2979.
5. Kopec JA, Esdaile JM. Bias in case-control studies: a review. J Epidemiol Community Health. 1990;44(3):179-86.
6. Jepsen P, Johnsen SP, Gillman MW, Sørensen HT. Interpretation of observational studies. Heart Br Card Soc. 2004;90(8):956-60.
7. Kenneth S. Design of randomized controlled trials. Circulation. 2007;115(9):1164-9.
8. Kendall JM. Designing a research project: randomised controlled trials and their principles. Emerg Med J EMJ. 2003;20(2):164-8.
9. Greco T, Zangrillo A, Biondi-Zoccai G, Landoni G. Meta-analysis: pitfalls and hints. Heart Lung Vessels. 2013;5(4):219-25.
10. Hróbjartsson A, Thomsen ASS, Emanuelsson F, Tendal B, Hilden J, Boutron I, et al. Observer bias in randomised clinical trials with binary outcomes: systematic review of trials with both blinded and non-blinded outcome assessors. BMJ. 2012;344:e1119.
11. Mahtani K, Spencer EA, Brassey J, Heneghan C. Catalogue of bias: observer bias. BMJ Evid-Based Med. 2018;23(1):23-4.
12. Attia A. Evidence-based medicine corner - Bias in RCTs: confounders, selection bias and allocation concealment. Middle East Fertil Soc J. 2005;10(3):258-61.
13. Nunan D, Heneghan C, Spencer EA. Catalogue of bias: allocation bias. BMJ Evid Based Med. 2018;23(1):20-1.
14. Paludan-Müller A, Teindl Laursen DR, Hróbjartsson A. Mechanisms and direction of allocation bias in randomised clinical trials. BMC Med Res Methodol. 2016;16(1):133.
15. Sedgwick P. Selection bias versus allocation bias. BMJ. 2013;346:f3345.
16. Schulz KF, Chalmers I, Hayes RJ, Altman DG. Empirical evidence of bias: dimensions of methodological quality associated with estimates of treatment effects in controlled trials. JAMA. 1995;273(5):408-12.
17. Sedgwick P, Greenwood N. Understanding the Hawthorne effect. BMJ. 2015;351:h4672.
18. Gupta U, Verma M. Placebo in clinical trials. Perspect Clin Res. 2013;4(1):49-52.
19. Valentine V. The role of the kidney and sodium-glucose cotransporter-2 inhibition in diabetes management. Clin Diabetes. 2012;30(4):151-5.
20. Sattar N, McGuire DK. Pathways to cardiorenal complications in type 2 diabetes mellitus: a need to rethink. Circulation. 2018 ;138(1):7-9.
21. Aronson JK. Biomarkers and surrogate endpoints. Br J Clin Pharmacol. 2005;59(5):491-4.
22. Valentini L. Hard and soft endpoints in interventional trials. Aktuelle Ernährungsmedizin. 2009;34(5):220-5.
23. Lopez-Mattei JC, Palaskas N, Iliescu C. Skip soft definitions and focus on hard endpoints. JACC CardioOncology. 2019;1(2):218-20.
24. Sedgwick P. External and internal validity in clinical trials. BMJ. 2012;344.

7

Aprendizagem baseada em evidências na Medicina

Roberta Ekuni

SEJA RESPONSÁVEL PELA SUA APRENDIZAGEM

Quais estratégias de estudo você utiliza quando está estudando para uma prova? A maioria dos alunos escolhe reler o conteúdo.[1,2] Comparada com estratégias mais eficazes, reler o conteúdo não é uma opção muito boa para promover um aprendizado duradouro,[3] pois, quando se relê o conteúdo, ele parece fluido, o que pode dar a sensação de que já dominamos a matéria, gerando uma ilusão de competência.[4] De acordo com a ciência da aprendizagem (estudos da Psicologia Cognitiva e interface entre Neurociências e Educação), uma das melhores estratégias de estudo é a prática de lembrar (*retrieval practice*), outra estratégia com bons resultados é distribuir os estudos ao longo dos dias (ou semanas, ou meses) conhecida como prática de distribuir ou espaçar (*distributed* ou *spaced practice*),[5-7] e melhor ainda é juntar ambas no que chamamos de prática de lembrar espaçada.

A prática de lembrar é uma estratégia que deve ser utilizada para revisar o conteúdo, visando tirar a informação da cabeça, ou seja, tentar se lembrar do conteúdo sem consultar o material de estudo.[8] Essa prática pode ser feita por meio de testes, *quizzes*, ou qualquer estratégia que vise lembrar o conteúdo. Ademais, há um maior benefício se ela for seguida por um *feedback*, ou seja, conferindo-se acertou ou não a questão, ou se falta algum ponto importante (outros fatores que interferem na prática de lembrar podem ser encontrados em Ekuni & Pompeia, 2020[9]).

Já a prática de distribuir ou espaçar consite em distribuir as sessões de estudo ao longo do tempo, ou seja, em vez de concentrar os estudos na véspera de uma prova, distribuir ao longo do tempo, um pouco em um dia, um pouco em outro e um pouco na véspera da prova.[10] Quando o aluno tem uma prova, é muito comum concentrar os estudos na véspera em vez de espaçar as seções de estudo ao longo do tempo. Isso se mantém porque, no geral, estudar de forma maciça ou concentrada não traz diferenças significativas no desempenho na prova. A vantagem da prática espaçada aparece em longo prazo,[11] ou seja, quando se tem de lembrar de um conteúdo por muito tempo. Assim, se a prova for reaplicada meses depois, quem estuda de forma maciça esquece muito, já quem estuda de forma distribuída tem menor esquecimento. A prática de lembrar espaçada junta ambas as estratégias, ou seja, em cada sessão de estudo distribuída ao longo dos dias, semanas ou meses, usa-se a prática de lembrar como estratégia de estudo (Figura 1).

Já se sabe que vários estudantes se beneficiam dessa prática, inclusive em ambientes reais de sala de aula.[12] Um estudo investigou estratégias de estudo que alunos de Medicina de uma universidade de elite dos Estados Unidos utilizaram para tirar licença médica no país e concluiu que os que estudaram utilizando a prática de lembrar espaçada com mais frequência tiveram desempenho superior se comparados aos que usavam essa estratégia com menos frequência.[13] Alunos de Medicina precisam reter tanto conteúdos factuais (por exemplo, definições) quanto aqueles que exigem transferência para a prática clínica, portanto, incorporar a prática de lembrar espaçada pode auxiliar graduandos em Medicina, residentes e médicos a melhorar a sua *expertise* clínica.[14]

EVIDÊNCIAS DE PESQUISAS NA ÁREA DA MEDICINA

Embora alguns estudos sobre estratégias de estudo apontem que há mais vantagens em alguns tipos de testes, por exemplo, que responder questões de resposta curta seja melhor do que responder questões de múltipla escolha (para uma revisão sobre formatos de teste, ver Silva *et al.*, 2021[15]), um estudo comparou, em alunos de Medicina, a prática de lembrar por meio de questões de múltipla escolha, perguntas de respostas curtas e sem resolver questões.[16] Como resultado, comparados com a condição sem teste, ambas as estratégias de responder perguntas foram mais benéficas 3 semanas após a aplicação dos testes iniciais, com vantagens maiores para aqueles que responderam questões de múltipla escolha.[16] Esse resultado pode decorrer do fato de que questões de múltipla escolha bem-elaboradas proporcionam benefício semelhante ao das

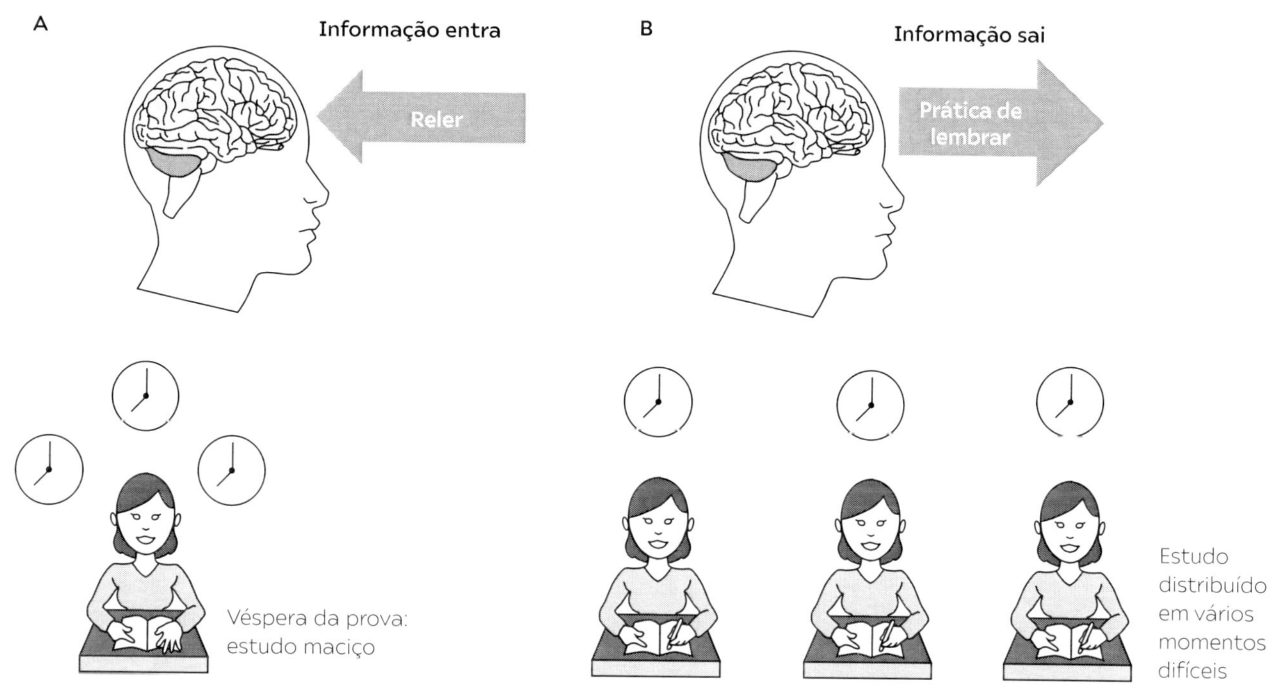

FIGURA 1 Em A, formas de estudo que devemos evitar: revisar o conteúdo relendo, ou concentrar tudo na véspera da prova. Em B, estudar utilizando a prática de lembrar espaçada, ou seja, em vários momentos, tentando lembrar o conteúdo que estudou.

questões de resposta curta.[17] Assim, embora um estudo com alunos de Medicina e uma metanálise[5] apontem para a direção de que múltipla escolha tenha maior vantagem do que questões abertas, outros achados indicam que se deve ter cautela com esse resultado.[18]

Com relação à duração, quando se pratica lembrar de forma espaçada há benefícios de longo prazo. Como exemplo, em um estudo, alunos de Medicina assistiram a uma palestra sobre dois temas diversos (epilepsia e miastenia *gravis*). Esses alunos releram o conteúdo ao final da palestra e novamente depois de 2 semanas (estratégia espaçada), ou realizaram a prática de lembrar espaçada (lembraram após 2 semanas, também). Após 6 meses, foi aplicado um teste final dos conteúdos vistos na palestra.[19] Como resultado, os conteúdos para os quais foi aplicada a prática de lembrar foram recordados cerca de 13% a mais do que os conteúdos relidos. Ou seja, a prática de lembrar espaçada promoveu melhor memória de longa duração do que reler espaçadamente. Esse achado é relevante para alunos de Medicina, uma vez que há muitos conteúdos que é preciso estudar e lembrar por muito tempo.

Esse estudo corrobora a premissa de que tentar se lembrar do conteúdo é melhor do que reler. Assim como outros estudos apontam, reler talvez não seja uma boa estratégia para ser usada como condição-controle.[20] Isso significa que, se a prática de se lembrar é uma estratégia eficaz, ela deve ser mais eficaz se comparada com outras que são consideradas eficazes. Nesse sentido, um estudo com alunos de Medicina investigou a estratégia de gerar autoexplicações, ou seja, responder *por que* a informação é importante e *como* se relaciona com o que já se sabe com a prática de lembrar.[21] Destaca-se, todavia, que como as estratégias não são mutualmente exclusivas, compararam-se as estratégias combinadas também. As comparações foram entre prática de lembrar, lembrar com autoexplicações, estudar suas autoexplicações ou estudar um resumo sem as autoexplicações. O material utilizado foram quatro tópicos de Neurologia, repetidos semanalmente por três vezes. Seis meses depois, um teste final de recordação livre foi aplicado para todos os quatro tópicos. Como resultado, a pior estratégia foi reler sem autoexplicação, e as práticas de lembrar foram melhores do que a autoexplicação.

E quanto à prática clínica? Tenha em mente que, apesar do fato de que grande parte dos estudos com a prática de lembrar é realizada por meio de testes, essa estratégia não precisa ser feita necessariamente utilizando testes. Uma técnica de simulação de pacientes (*standardized patients*), na qual atores simulavam sintomas de uma doença e os alunos deviam diagnosticar, teve efeito equivalente a testar os alunos com perguntas abertas quando o teste final foi no formato de testes de perguntas abertas aplicados 6 meses após as condições de estudo.[22] Esse resultado não é surpreendente, pois tanto a simulação como responder a testes envolveram evocar a resposta/diagnóstico. Contudo, vale ressaltar que a técnica de simulação é mais ecológica, ou seja, simula mais situações reais e teve efeito superior quando o exame final envolveu a simulação de pacientes.[22] A desvantagem é que essa técnica é mais cara, pois envolve a contratação de atores.

SUGESTÕES PARA QUE O ALUNO COLOQUE ESSA ESTRATÉGIA EM PRÁTICA

O livro *Study like a champ* (em tradução livre, *Estude como um campeão*)[23] aponta que, na realidade, os alunos não sabem como estudar e devem saber se organizar e planejar para que consigam estudar colocando as estratégias em prática de maneira espaçada, ou seja, devem rever os conteúdos, e não apenas ser alunos que estudam conforme assistem à matéria nova. Com base nos estudos sobre a prática de lembrar espaçada, além de responder a *quizzes*, simulados e testes, vale a pena adaptar algumas estratégias propostas para professores implementarem em sala para que os estudantes autoapliquem.[24,25]

Nesse sentido, uma sugestão é que cada estudante faça seus próprios *flashcards*, ou seja, cartões de aprendizagem, em que de um lado há a pergunta e do outro lado a resposta (que serve como *feedback*). Ao estudar, o aluno deve virar o cartão somente após tentar lembrar, e não ir ler as perguntas e respostas em sequência o que não caracterizaria prática de lembrar, e sim a de reler. O estudante pode se monitorar: se acertou, coloca em uma caixa para revisar dali a algumas semanas; se errou, coloca em outra caixa para revisar antes.[24]

Outra sugestão é usar a técnica do *podcast*,[25] ou seja, gravar no celular o aúdio com a tentativa de se lembrar (em vez de escrever em um papel). Depois, ele pode ouvir o aúdio e conferir se acertou, errou ou esqueceu algo importante. Há, portanto, inúmeras formas de estudar usando as melhores estratégias. Não importa qual você escolha, apenas foque em revisar tentando lembrar o conteúdo, ao longo das semanas ou meses. Lembre-se de que, quanto mais revisar dessa forma, mais a sua memória sobre o conteúdo que está estudando ficará fortalecida.[8]

CONSIDERAÇÕES FINAIS

Visto que a Medicina é um curso que exige do aluno conhecimentos acumulativos que precisam ser de longa duração, alunos de Medicina podem se beneficiar aprendendo estratégias mais eficazes no momento de estudar. Uma estratégia recomendada pela ciência da aprendizagem é a prática de lembrar espaçada, ou seja, estudar tirando a informação da cabeça, tentando se lembrar dos conteúdos, de preferência sem consultar o material. Isso pode ser feito por meio de testes, simulados, ou *flashcards*. Após a tentativa de lembrar, o efeito dessa prática se torna otimizado se seguido de *feedback*, ou seja, conferir se acertou ou não. Neste capítulo, apontamos que alunos que estudam mais por essa estratégia têm vantagens em provas acumulativas para tirar licença médica nos Estados Unidos. Além disso, há pesquisas que mostram benefícios de longa duração com essa estratégia, por exemplo, em pesquisas com intervalos de retenção de 6 meses. Nesse sentido, recomenda-se que alunos utilizem essa estratégia nos momentos de estudo.

REFERÊNCIAS

1. Ekuni R, Souza BMN, Agarwal PK, Pompeia S. A Conceptual Replication of Survey Research on Study Strategies in a Diverse, non-WEIRD Student Population. Scholarsh Teach Learn Psychol. 2020.
2. Karpicke JD, Butler AC, Roediger HL. Metacognitive strategies in student learning: Do students practise retrieval when they study on their own? Memory. 2009;17(4):471-9.
3. Rowland CA, Littrell-Baez MK, Sensenig AE, DeLosh EL. Testing effects in mixed- versus pure-list designs. Mem Cognit. 2014;42(6):912-21.
4. Koriat A, Bjork RA. Illusions of competence in monitoring one's knowledge during study. J Exp Psychol Learn Mem Cogn. 2005;31(2):187-94.
5. Adesope OO, Trevisan DA, Sundararajan N. Rethinking the Use of Tests: A Meta-Analysis of Practice Testing. Rev Educ Res. 2017;87(3):659-701.
6. Agarwal PK, Nunes LD, Blunt JR. Retrieval Practice Consistently benefits Student Learning: a Systematic Review of Applied Research in Schools and Classrooms. Educ Psychol Rev. 2021.
7. Dunlosky J, Rawson KA, Marsh EJ, Nathan MJ, Willingham DT. Improving students' learning with effective learning techniques: Promising directions from cognitive and educational psychology. Psychol Sci Public Interest. 2013;14(1):4-58.
8. McDermott KB. Practicing Retrieval Facilitates Learning. Annu Rev Psychol. 2021;72:609-33.
9. Ekuni R, Pompeia S. Retrieval Practice: Which Factors Should Educators Pay Attention To? Psicologia Escolar e Educacional. 2020;24:1-10.
10. Benjamin AS, Tullis J. What makes distributed practice effective? Cogn Psychol. 2010;61(3):228-47.
11. Cepeda NJ, Vul E, Rohrer D, Wixted JT, Pashler H. Spacing Effects in Learning: A Temporal Ridgelineof Optimal Retention. Psychol Sci. 2008;19(11):1095-102.
12. Agarwal PK, Nunes LD, Blunt JR. Retrieval Practice Consistently Benefits Student Learning: A Systematic Review of Applied Research in Schools and Classrooms. Manuscript under Review. 2020.
13. Deng F, Gluckstein JA, Larsen DP. Student-directed retrieval practice is a predictor of medical licensing examination performance. Perspect Med Educ. 2015;4(6):308-313.

14. Larsen DP, Butler AC, Roediger HL. Test-enhanced learning in medical education. Med Educ. 2008;42(10);959-66.
15. Silva ACB, Mendonça LT, Miguel JCS, Ekuni R. Retrieval practice at school: a narrative review of test formats. Linhas Críticas. 2021;28(e43014):6-19.
16. Ramraje SN, Sable PL. Comparison of the effect of post-instruction multiple-choice and short-answer tests on delayed retention learning. Australas Med J. 2011;4(6):332-9.
17. Little JL, Bjork EL, Bjork RA, Angello G. Multiple-Choice Tests Exonerated, at Least of Some Charges: Fostering Test-Induced Learning and Avoiding Test-Induced Forgetting. Psychol Sci. 2012;23(11):1337-44.
18. Yeh DD, Park YS. Improving learning efficiency of factual knowledge in medical education. J Surg Educ. 2015;72(5):882-9.
19. Larsen DP, Butler AC, Roediger HL. Repeated testing improves long-term retention relative to repeated study: A randomised controlled trial. Med Educ. 2019;43(12):1174-81.
20. Moreira BFT, Pinto TSS, Starling DSV, Jaeger A. Retrieval Practice in classroom Settings: A Review of Applied Research. Front Educ. 2019.
21. Larsen DP, Butler AC, Roediger HL. Comparative effects of test-enhanced learning and self-explanation on long-term retention. Med Educ. 2013;47(7):674-82.
22. Larsen DP, Butler AC, Lawson AL, Roediger HL. The importance of seeing the patient: Test-enhanced learning with standardized patients and written tests improves clinical application of knowledge. Adv Health Sci Educ Theory Pract. 2013;18(3):409-25.
23. Gurung RAR, Dunlosky J. Study like a champ. APA LifeTools; 2023.
24. Agarwal PK, Roediger HL, McDaniel MA, McDermott KB. How to use retrieval practice to improve learning. Washington University in St. Louis; 2013.
25. Jones K. Retrieval practice: Resources and research for every classroom. John Catt Educational; 2020.

8

Produtividade na Medicina

Marina Sangiorgi Pricoli
Ítalo Eugênio Souza Gadelha de Abreu
Matheus Eugênio de Sousa Lima

INTRODUÇÃO

Mais do que nunca, nosso dia a dia está tomado de tarefas e responsabilidades. Todos possuem deveres pessoais, domésticos, familiares e profissionais. Além disso, atualmente tornou-se necessário ter cada vez mais agilidade na conclusão das tarefas, sejam elas quais forem.

O objetivo deste capítulo é destrinchar o tema da produtividade, explicando o conceito, sua relação com cada indivíduo (criação de hábitos, autoconhecimento, exercícios físicos, alimentação e sono), como ser mais produtivo na prática e, por fim, potenciais ferramentas para auxiliar seu dia a dia.

O QUE É PRODUTIVIDADE?

De acordo com James Clear, autor do livro *Hábitos atômicos*, produtividade é medir a eficiência de uma pessoa ao completar uma tarefa. Erroneamente, as pessoas costumam pensar que produtividade é fazer cada vez mais coisas dentro de um mesmo dia ou em um período específico. Na verdade, produtividade é fazer as coisas mais importantes de forma consistente. Ser produtivo é ser estável e manter um ritmo natural e médio ao realizar as tarefas, em vez de correr para fazer tudo em cima da hora e sem pensar.[1]

Um conceito do mesmo livro enfatizado pelo autor é: por meio de pequenas mudanças consistentes e sustentáveis, podem-se obter resultados notáveis no longo prazo. O livro reforça que a melhoria contínua de apenas 1% por dia em qualquer área da vida pode levar a um crescimento exponencial ao longo do tempo. É o conceito de juros compostos aplicado aos hábitos e às pequenas melhorias diárias.[1]

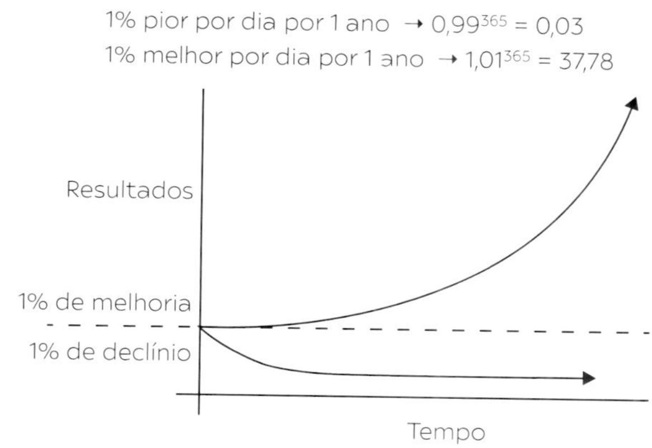

FIGURA 1 Demonstração dos efeitos da melhoria contínua de 1% por dia.
Fonte: Clear J, 2018.[1]

Já de acordo com a *Harvard Business Review*, produtividade é a quantidade de *output* que vem de uma quantidade de *inputs*, ou seja, quanto de trabalho uma pessoa ou uma equipe usa para conseguir terminar uma tarefa em um determinado tempo.

PRODUTIVIDADE E SAÚDE

A produtividade está diretamente relacionada à saúde. É possível separá-la em cinco grandes blocos, que influenciam diretamente o ser ou não ser produtivo: criação de hábitos, exercícios físicos, alimentação, sono e autoconhecimento.

De acordo com Tony Stubblebine, CEO do *Coach.me* e do *Medium*, hábitos possuem um efeito positivo em diversas áreas da vida, pois, segundo estudos, nossa capacidade de tomada de decisão tem limites. Quanto mais energia mental gastamos com tomar decisões, menos temos para outras decisões que ainda precisaremos tomar. Esse fenômeno chama-se fadiga e nos afasta da possibilidade de fazer escolhas sábias. A criação de hábito auxilia na redução de energia mental de que precisamos para tomar decisões. Um exemplo que ele cita é o de Barack Obama. O ex-presidente dos Estados Unidos criou um hábito de sempre usar terno azul ou cinza, ou seja, ele não perde tempo para decidir a roupa que ele vai usar naquele dia. Esse exemplo demonstra como construir hábitos fortes, o qual nos ajuda a tomar decisões mais rápidas e sábias tanto na vida profissional quanto na pessoal.[2,3]

A maioria dos indivíduos tem conhecimento de que se alimentar bem e fazer exercícios físicos regularmente ajudam em diversos aspectos da saúde e da vida – esse efeito também vale para a produtividade. Suponha que você tem um trabalho em que fica sentado o dia inteiro, ou até o oposto, um trabalho em que você fica em pé o dia inteiro – pode ser em consultório ou em cirurgia. Como resultado, você tem dor nas costas. Além dos impactos que já sabemos, essa dor também afeta diretamente o seu foco, ou seja, o quão motivado você está para resolver as coisas do dia a dia. A prática de exercício físico ajuda a reduzir a dor e, portanto, reduzir seus efeitos. Além disso, exercício físico faz seu corpo produzir mais ATP, que é ótimo para a sua saúde mental e energia física, o que direciona a mais produtividade.[4,5]

Nossa relação com os alimentos também pode auxiliar na produtividade. Uma alimentação balanceada e consciente pode ajudar, enquanto, pessoas que ingerem muita *junk food* podem se tornar mais letárgicas, o que tem uma alta correlação potencial para reduzir o foco na produtividade.[7]

A qualidade e o tempo de sono também têm relação direta com a produtividade. Quando você não dorme bem ou o suficiente, não consegue manter o nível de energia e o foco para realizar suas tarefas do dia a dia. Se isso acontece, geralmente você acaba lutando para realizar até mesmo as tarefas mais básicas, pois não está alerta nem desperto o suficiente. A frase que já foi muito dita "trabalhe enquanto os outros dormem" não faz sentido algum. Uma pessoa produtiva precisa dormir bem, uma quantidade de horas razoável e ter um sono de qualidade; caso contrário, não conseguirá fazer o melhor no seu dia a dia.

Vamos refletir: não é melhor se sentir energizado o suficiente depois de uma boa noite de sono e conseguir fazer tudo que precisa ser feito em menos horas? Sabemos, entretanto, que existem diversas carreiras dentro da Medicina e, em algumas delas, muitos colegas trabalham com plantões noturnos. O ponto-chave nesses casos seria quanto tempo demoramos para recarregar a nossa energia. Ou seja, o importante é entender os próprios limites para que se consiga realizar as próprias tarefas com qualidade.[5,8]

Por fim, o último fator essencial para ser produtivo é o autoconhecimento. É importante entender o que funciona e o que não funciona para você. Cada pessoa possui um estilo diferente, então todos os tópicos citados neste capítulo podem ser adaptados de acordo com seu jeito, personalidade, preferência de trabalho e organização. Um ótimo exemplo é a quantidade de energia que você tem em determinada hora do dia. Existem pessoas que são extremamente produtivas de manhã. Por outro lado, há pessoas que são apenas produtivas durante a tarde/noite. Portanto, se possível, sempre busque deixar as tarefas mais complexas para serem realizadas durante o momento em que seu pico de energia é o maior. Reflita: supondo que precise entregar algo emergencial que não estava na sua lista de tarefas inicial, você preferiria ficar até mais tarde, madrugada adentro, fazendo esse algo, ou preferiria acordar o mais cedo possível? Não existe fórmula mágica: cada indivíduo tem de buscar se conhecer e fazer a reflexão sobre qual formato funciona melhor para si. Existem testes que podem ajudar a entender e determinar esses horários, que serão descritos na parte final deste capítulo.[8]

PRODUTIVIDADE NA PRÁTICA

O primeiro passo para ser mais produtivo na prática é listar todas as suas tarefas. Essa é a parte mais fácil. Em seguida, com base na matriz de Eisenhower, você deve definir entre urgente ou não urgente e importante ou não importante. Nesse exercício, você pode refletir o quanto essa tarefa vai ajudá-lo a entregar seus objetivos, sejam pessoais, sejam profissionais. No terceiro passo, busque entender quanto tempo essa tarefa demora para ser feita para conseguir entregá-la a tempo, especialmente se tiver um prazo específico. Com isso, você consegue organizar uma lista em ordem de execução.[8]

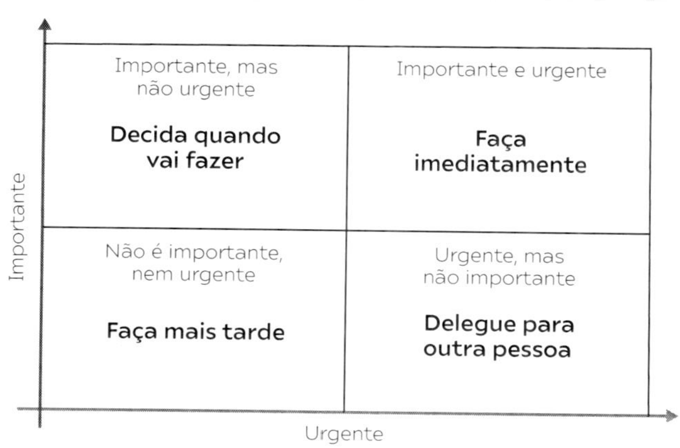
Importante, mas não urgente
Decida quando vai fazer
Importante e urgente
Faça imediatamente
Não é importante, nem urgente
Faça mais tarde
Urgente, mas não importante
Delegue para outra pessoa
Importante
Urgente

FIGURA 2 Matriz de Eisenhower.

Um aspecto essencial desse exercício é: seja realista. Leve em consideração as distrações. Permita-se fazer interrupções. Coloque limites nessas pausas, mas, não se esqueça de que, se for muito rigoroso na sua lista, sem considerar a realidade, você pode criar uma grande frustração e entrar em um ciclo negativo que só impedirá a realização das suas tarefas.

O quarto passo é quais tarefas listadas podem ser delegadas, seja para funcionários, colegas, cônjuges ou filhos. Existem tarefas que podem ser divididas com outros e sair da sua responsabilidade e execução. Reforçamos: delegar não é sinal de fraqueza. Espertos são os que delegam com sabedoria. Um importante exemplo de delegar função com calma e sabedoria seria durante uma parada cardiorrespiratória (PCR): em caso de grandes falhas no processo e uma comunicação ruim, isso pode custar a vida de um paciente.

Nesse passo, entra outro aspecto relevante: comunicação com clareza. Sem esse cuidado vai ser difícil ter sucesso. Seja claro no que precisa ser feito e, caso precise da ajuda de alguém ou até tenha delegado a função, garanta que a comunicação seja de qualidade; caso contrário, poderá apenas dar retrabalho para todos os indivíduos e, muitas vezes, o que poderia ser feito em 1 dia poderá demorar mais, por conta das idas e vindas. Além disso, falta de comunicação e clareza podem gerar um estresse maior na situação – queremos evitar isso ao máximo. É importante refletir sobre o formato da comunicação: um *e-mail*, uma ligação, uma mensagem? Depende da situação, dos envolvidos, dos tipos de tarefas. Decida com cuidado para ser mais produtivo, pois muitas vezes há tarefas e problemas que podem ser resolvidos de forma mais simples.

Ainda dentro do tema comunicação, um aprendizado importantíssimo é: aprenda a dizer "não". Ao analisar a sua lista de tarefas, existe algo que você pode não fazer? Não aceite o tempo todo solicitação dos outros, pois o afetado será você. Avalie se aquilo que alguém está pedindo como ajuda também vai ajudar você nos seus objetivos principais. Se você não aprender a dizer "não", sua lista de tarefas só se tornará mais longa e potencialmente mais frustrante.

O quinto passo é usar ferramentas para se organizar. Existem diversas ferramentas que podem auxiliar na organização das suas tarefas. Você pode usar somente um caderno, o Google Tasks, ou Microsoft To Do. Você pode criar um calendário na sua agenda pessoal ou usar o calendário do Google/Outlook para separar as tarefas de acordo com o tempo que você julga necessário para concluí-las. Mais ferramentas serão descritas na última parte do capítulo.

É essencial levar em consideração as distrações. É preciso tomar cuidado com elas, mas não podemos assumir que elas não aparecerão. Voltando para o autoconhecimento, se você sabe que se distrai facilmente com TV ou celular, o ideal é afastar esses aparelhos. Dessa forma, você evita a distração e a tira de seu alcance. Apesar disso, não considere que elas não irão aparecer. Você pode estar focado realizando uma tarefa e o interfone toca. É importante ser maleável, mas também se conhecer suficientemente para evitar distrações mais óbvias.

Não esqueça que intervalos são importantes. Ninguém consegue ser produtivo fazendo a mesma atividade, na mesma posição, por muitas horas. Lembre-se de levantar-se, esticar o corpo, beber água e andar um pouco. Esses cuidados ajudarão você a se reenergizar, diminuindo o risco de trombose antes de voltar ao foco.[8,9]

FERRAMENTAS QUE AUXILIAM NA PRODUTIVIDADE

Atualmente, as ferramentas de produtividade permitem que pessoas e negócios façam diversas tarefas, como:

- Criar listas de tarefas e dividir responsáveis.
- Gerenciar projetos do começo ao fim.
- Padronizar documentações.
- Formatar e customizar documentações.
- Acessar informações e documentos compartilhados com outras pessoas.

Dito isso, algumas ferramentas merecem destaque. O bom e velho caderno é uma ótima opção, mas algumas pessoas preferem opções um pouco mais tecnológicas. Para isso, há aplicativos específicos, como o To do, One Note, Google Keep e Evernote. A lista de tarefas da Microsoft (Microsoft To Do) é uma ótima opção para colocar lembretes, separar por categorias e estabelecer os prazos. Além disso, caso uma tarefa tenha outro responsável, você pode adicioná-lo.

Similar a um caderno de anotações, mas para quem prefere o digital, existe o Microsoft One Note. Você pode separar suas anotações por tema, criar rascunhos das suas tarefas etc.

Existem, ainda, algumas estratégias de produtividade, como a técnica Pomodoro, que podem ajudar. Nela, você bloqueia um "bloco" do seu tempo de 25 minutos para focar em uma tarefa e depois faz 5 minutos de descanso. Hoje, existem aplicativos que auxiliam na aplicação dessa técnica, que é ótima para estudos, por exemplo. Um aplicativo interessante é o Forest. Durante o tempo definido longe do celular, ele simula o plantio de árvores e o objetivo final é criar uma grande floresta.

Outra ferramenta sugerida pela PUC-RS, é o YAC, que permite que colegas troquem áudios pelo computador ou pelo celular. O diferencial é dividir a tela para complementar o recado.

Há, ainda, outras plataformas famosas de organização, como Trello, Notion, TodoIst e Slack. Para a criação de hábitos, citada no início do capítulo, sugerimos aplicativos como Habitica, Rabit, Productive e Fabulous. Recomendamos também o entendimento do momento em que você é mais produtivo, e para isso existem testes na internet para definir o seu cronotipo, como o criado pelo Dr. Michel Breus, chamado de *quiz* do relógio biológico.

Sugerimos, ainda, a leitura de livros que dissertam sobre o tema, como *Essencialismo*, de Greg McKeown; *A única coisa*, de Gary Keller e Jay Papasan; *Hábitos atômicos*, de James Clear; *A arte de fazer acontecer*, de David Allen; e *O poder do hábito*, de Charles Duhigg.

Disclaimer: este livro foi escrito em 2023, portanto muitas sugestões podem expirar com o tempo.

CONSIDERAÇÕES FINAIS

Ser produtivo no dia a dia como profissional da saúde requer um planejamento cuidadoso, organização e foco. Ao estabelecer prioridades, gerenciar seu tempo de forma eficiente e cuidar de si mesmo, você poderá otimizar sua produtividade e oferecer um cuidado de qualidade às pessoas ao seu redor, inclusive seus pacientes. Lembre-se de que a produtividade não se trata apenas de fazer mais em menos tempo, mas de encontrar um equilíbrio saudável entre o trabalho e a vida pessoal, promovendo seu próprio bem-estar, enquanto cuida dos outros.

REFERÊNCIAS

1. Clear J. Atomic habits: an easy & proven way to build good habits & break bad ones. Penguin; 2018.
2. Schwartz T, McCarthy C. Manage your energy, not your time. Harv Bus Rev. 2007;85(10):63.
3. Mendelsohn AI. Creatures of habit: the neuroscience of habit and purposeful behavior. Biol Psychiatry. 2019;85(11):e49-51.

4. Kraemer WJ, Fleck SJ, Deschenes MR. Exercise physiology: integrating theory and application. Lippincott Williams & Wilkins; 2011.
5. Deslandes AC. Exercise and mental health: what did we learn in the last 20 years? Front Psychiatry. 2014.
6. Boivin DB, Boudreau P, Kosmadopoulos A. Disturbance of the circadian system in shift work and its health impact. J Biol Rhythms. 2022;37(1):3-28.
7. Smith DR, Lucock MD. Should folate supplements be integrated with workplace nutrition programs? Ind Health. 2009;47(4):449-51.
8. Bailey C. The productivity project: accomplishing more by managing your time, attention, and energy. Random House Canada; 2016.
9. Hallowell N. Driven to distraction at work: how to focus and be more productive. Harv Bus Rev. 2015.

9

Saúde mental do estudante de Medicina

Matheus Eugênio de Sousa Lima

ESTUDANTES DE MEDICINA SÃO CRONICAMENTE DOENTES?

Ser estudante de Medicina e médico é estar a todo instante vulnerável a situações capazes de desencadear problemas psiquiátricos.[1-3] A maturidade para lidar com as pressões advindas da profissão, entre elas a necessidade de provar a todo instante seu valor profissional, se destaca como um dos maiores desafios do jovem médico nos tempos atuais. Ansiedade, depressão e estresse patológico são problemas psiquiátricos cada vez mais comuns, responsáveis pela alta taxa de medicalização e autoprescrição nesse contexto.[1,2,4]

Rendimento acadêmico e pressão para desenvolver laços com professores, colegas e pacientes são os principais motivos de estresse patológico.[3] Vários estudos já mostram uma intrínseca relação desses fatores com o abandono ou a interrupção da carreira por conta do desenvolvimento de sintomas depressivos, além de, consequentemente, diminuir a empatia esperada frente às situações em que são expostos durante o curso – resultando em profissionais competitivos, egoístas e desumanizados.

Em uma revisão sistemática[5] que avaliou mais de 180 estudos publicados em diversos países, incluindo o Brasil, até 2016, estimou-se a prevalência de sintomas depressivos em cerca de 27% entre os estudantes de Medicina, com aumento de 0,2% a cada ano. Com a pandemia de covid-19, a tendência desse número é ter se elevado ainda mais nos últimos 3 anos. Sabe-se, ainda, que o estudante de Medicina tem cerca de 11% mais chances de cometer suicídio.[4]

Ainda assim, esse grupo possui resistência na procura por cuidados em saúde mental,[5] seja por conta da elevada estigmatização social e do medo de consequências, seja pela falta de tempo ocasionada por questões curriculares do curso.

Nesse contexto, sabemos que falar de saúde mental para esse público é bastante desafiador, uma vez que problematiza questões estruturais importantes que alicerçam a profissão, como a hierarquização ambiental, o choque com o tradicionalismo nos ambientes docentes e hospitalares, e o forte estigma de incapacidade relacionado aos portadores de transtornos mentais. Com isso, almejamos não apenas discutir o que existe na literatura sobre o tema, mas também apresentar propostas de como mudar esse panorama e diminuir suas consequências, por vezes letais.

POR QUE TEMOS TRANSTORNOS MENTAIS?

A Psiquiatria moderna aceita como fisiopatologia dos transtornos mentais a epigenética. Diferentemente dos transtornos orgânicos, que encontram causas bem definidas por fatores específicos, na área da saúde mental admite-se que as experiências ambientais atuam de maneira significativa na expressão genética do indivíduo, possibilitando o adoecimento e suas consequências em nível molecular no sistema nervoso central.

Sabemos que estudantes de Medicina possuem menor bem-estar psicossocial quando comparados a estudantes de outros cursos.[6,7] Há fatores ambientais potencialmente ligados ao desenvolvimento desses transtornos, alguns deles próprios do meio acadêmico de forma geral. Listamos a seguir alguns fatores ambientais comuns entre os estudantes de Medicina:

- Ambiente com alto nível de estresse e pressão.
- Privação de sono.
- Carga excessiva de trabalho.
- Competitividade entre os pares.
- Dificuldades com a funcionalidade dos sistemas de saúde.
- Exposição ao sofrimento do outro.
- Fatores prévios individuais, curriculares e institucionais.

Alguns estudos também determinam certos fatores de risco para o desenvolvimento de transtornos mentais durante a faculdade.[7] É importante reconhecê-los, pois se associam a maior incidência nos estudantes com estas características: sexo feminino, personalidades mal adaptativas, existência de dificuldades financeiras, doença mental preexistente e contato com estruturas curriculares mais antigas.

Há ainda, como vulnerabilidade, a pandemia de covid-19 como causadora de estresse constante,[8] em especial para estudantes que se formaram de maneira emergencial para suprir o corpo de combate na linha de frente. Além da formação acelerada, houve ainda mais a exposição à morte, aos riscos de contrair a doença e a incertezas relacionadas à profissão.

Detectam-se, então, como consequências desses fatores ambientais, dificuldades de organização dos estudos e de socialização, afetando diretamente a sua *performance* acadêmica, e impactos na qualidade de vida, na motivação, no profissionalismo e no senso de responsabilidade.[3,6,7]

A ansiedade desponta como principal transtorno, com estudos identificando a prevalência de sintomas ansiosos em quase 90% dos estudantes. Esses trabalhos identificam uma tendência decrescente, ao longo do curso, de sintomas ansiosos e depressivos, que podem relacionar-se com uma maior aceitação da realidade profissional, adequação ao papel de cuidador exercido pelo médico e melhores condições de ensino quando comparados aos semestres iniciais. Porém, existe o viés observacional de que grande parte dos estudantes com transtorno mental grave pode ter abandonado o curso, o que justificaria a menor incidência nos períodos mais avançados.

É importante ter em mente, no entanto, que ainda que sejam os mais comuns, transtornos relacionados à depressão e a ansiedade (em especial, quando focados em desempenho) não são os únicos problemas encontrados nessa população. Transtornos do sono, distúrbios alimentares e uso excessivo de substâncias lícitas e ilícitas também são considerados prevalentes no estudante de Medicina.[6,7]

A Figura 1 mostra estratégias que podem ser usadas para evitar transtornos depressivos durante o curso de Medicina.

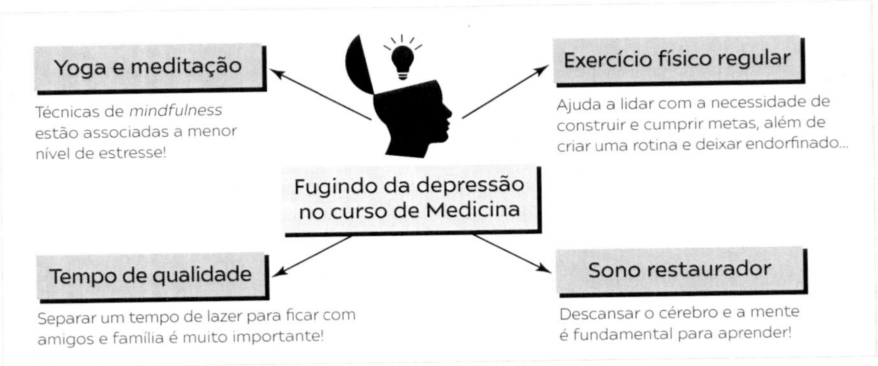
Yoga e meditação
Técnicas de *mindfulness* estão associadas a menor nível de estresse!
Exercício físico regular
Ajuda a lidar com a necessidade de construir e cumprir metas, além de criar uma rotina e deixar endorfinado...
Fugindo da depressão no curso de Medicina
Tempo de qualidade
Separar um tempo de lazer para ficar com amigos e família é muito importante!
Sono restaurador
Descansar o cérebro e a mente é fundamental para aprender!

FIGURA 1 Estratégias para evitar transtornos depressivos no curso de Medicina.

A "PÍLULA MÁGICA"

Estudantes universitários têm aumentado o consumo de psicoestimulantes para conseguir uma melhor *performance* acadêmica – o metilfenidato desponta como o principal deles.[9] Mesmo que haja um rigor na prescrição e na distribuição dessa medicação, acadêmicos de Medicina possuem mais facilidade para consegui-los e, com isso, uma maior probabilidade de uso abusivo.

Os fatores relacionados ao uso de psicoestimulantes especificamente no caso da Medicina são similares aos relacionados ao desenvolvimento de transtornos mentais: carga horária extensa de trabalho, necessidade de dedicação exclusiva para atividades curriculares, competição entre alunos, autocobrança e cobrança externa.[10]

O que muita gente não nota (e talvez isso esteja relacionado à pouca compreensão dos estudantes sobre a Medicina baseada em evidências) é que não existem evidências sólidas apontando um aumento da qualidade do aprendizado quando se faz uso desses estimulantes. Vários estudos mostram que não há benefício na cognição em usuários sem transtornos de atenção,[11] apenas uma melhora subjetiva no estado de alerta e no interesse, o que é esperado por se tratar de uma droga estimulante. Além disso, alguns trabalhos apontam que, na realidade, pode haver dano cognitivo com o uso por longo prazo.[12]

Alguns estudos já mostraram que o uso do metilfenidato por estudantes de Medicina pode estar relacionado a índices acadêmicos inferiores.[13] Quando há uma comparação direta, o índice é significativamente inferior (7,92 *versus* 8,81). Esse dado converge com a maioria dos estudos que relaciona o uso apenas a uma sensação de confiança e bem-estar, não guardando relação com aspectos cognitivos.

Outro psicoestimulante bastante utilizado por médicos e estudantes de Medicina é a cafeína – e não apenas sob a forma de café, pois ela está presente em bebidas energéticas que são muito utilizadas em momentos de alto estresse, como vésperas de provas ou plantões, quando é preciso permanecer acordado. A cafeína está relacionada a efeitos de tolerância que podem alterar o ciclo sono-vigília e estar associados a alterações cardíacas.[14]

Além dos psicoestimulantes, a tal "pílula mágica" dos médicos nem sempre está voltada para a melhora da *performance*, mas para a adicção. A fuga da realidade dura da profissão pode levar a problemas ainda maiores de dependência de substância, e isso fica claro quando se observa o aumento do consumo de opioides por essa população. No Reino Unido, a *overdose* desponta como uma das principais causas de morte de médicos.[15] Nos Estados Unidos, dados apontam que 12,9% dos médicos do sexo masculino e 21,4% do sexo feminino preenchem critérios para abuso e dependência de álcool, com taxas ainda mais altas entre estudantes de Medicina (32,4%) e relacionando-se a alta incidência de *burnout*, depressão e ideação suicida.[13]

Destaca-se, ainda, que o uso de substâncias pode fazer com que o médico ou estudante ignore os limites éticos da prática, passando a roubar drogas do ambiente de trabalho ou prescrever as medicações em nome de pacientes.[15] Esse aspecto se soma a um possível comprometimento cognitivo que pode desencadear outros transtornos mentais e afastar ainda mais o indivíduo da qualidade de vida e da realização de carreira que ele tanto almeja.

É POSSÍVEL MUDAR ESSE CENÁRIO?

Quando se discute essa temática, não se pode fechar os olhos para um dos desfechos mais graves que advêm do prejuízo na saúde mental: o suicídio. A prevenção de suicídio pauta-se principalmente na identificação de transtornos de humor e no correto acompanhamento do caso com equipe multidisciplinar. As universidades e hospitais precisam estar atentos aos casos e fornecer suporte adequado.

É preciso abordar os problemas (muitas vezes sistêmicos) que atuam impedindo o equilíbrio entre a vida profissional e pessoal, bem como o bom funcionamento dos ambientes de trabalho. Essa abordagem deve partir de várias frentes.

O que se pode fazer individualmente é tentar fortalecer vínculos, reconhecer as fragilidades, planejar e respeitar o tempo e não hesitar em procurar os serviços de saúde mental caso seja necessário. A definição de um senso de propósito na profissão também é uma boa estratégia, trabalhada em algumas correntes de psicoterapia (mais especificamente a logoterapia), e que pode atuar aumentando a resiliência de cada estudante.

REFERÊNCIAS

1. Hankir AK, Northall A, Zaman R. Stigma and mental health challenges in medical students. BMJ Case Rep. 2014:2014:bcr2014205226.
2. Slavin S, Schindler DL, Chibnall JT. Medical student mental health 3.0: improving student wellness through curricular changes. Acad Med. 2014;89(4):573-7.

3. Shaw D, Wedding D, Zeldow P, Diehl N. Special problems of medical students. Part 1: The Physician and Society. [S.l.:s.n.]; 2002. p. 67-84.
4. Rotenstein LS, Ramos MA, Torre M, Segal JB, Peluso MJ, Guille G, et al. Prevalence of depression, depressive symptoms, and suicidal ideation among medical students: a systematic review and meta-analysis. JAMA. 2016;316(21):2214-36.
5. Moutinho ILD, Maddalena NCP, Roland RK, Lucchetti ALG, Tibiriçá SHC, Ezequiel OS, et al. Depression, stress and anxiety in medical students: a cross-sectional comparison between students from different semesters. Rev Assoc Med Bras. 2017;63(1):21-8.
6. Lima MCP, Domingues MS, Cerqueira ATAR. Prevalência e fatores de risco para transtornos mentais comuns entre estudantes de medicina. Rev Saúde Pública. 2006;40(6):1035-41.
7. Fiorotti KP, Rossoni RR, Borges LH, Miranda AE. Transtornos mentais comuns entre os estudantes do curso de medicina: prevalência e fatores associados. J Bras Psiqui. 2010;59(1):17-23.
8. Jupina M, Sidle MW, Rehmeyer Caudill CJ. Medical student mental health during the COVID-19 pandemic. Clin Teach. 2022.
9. Costa LB, Souza JO, Silva SVBF, Almeida VD, Fernandes TAM. Non-medical use of methylphenidate by medical students: prevalence and motivations. Integrative review. Rev Cienc Saúde. 2021;11(2):24-34.
10. Fallah G, Moudi S, Hamidia A, Bijani AA. Stimulant use in medical students and residents requires more careful attention. Casp J Intern Med. 2018;9(1):87-91.
11. Amaral NA, Tamashiro EM, Celeri EHRV, Santos Junior A, Dalgalarrondo P, Azevedo RCS. Precisamos falar sobre uso de metilfenidato por estudantes de medicina: revisão da literatura. Rev Bras Educ Med. 2022;46(2):e060.
12. Kapur A. Is methylphenidate beneficial and safe in pharmacological cognitive enhancement? CNS Drugs. 2020;34(10):1045-62.
13. Jackson ER, Shanafelt TD, Hasan O, Satele DV, Dyrbye LN. Burnout and alcohol abuse/dependence among u.s. medical students. Acad Med. 2016;91(9):1251-6.
14. Plumber N, Majeed N, Ziff S, Thomas SE, Bolla SR, Gorantla VR. Stimulant usage by medical students for cognitive enhancement: a systematic review. Cureus. 2021;13(5):e15163.
15. Gerada C. Doctors, suicide and mental illness. BJPsych Bull. 2018;42(4):165-8.

10

Comunicação na Medicina e conversas difíceis

Sabrina Correa da Costa Ribeiro
Matheus Eugênio de Sousa Lima
Ítalo Eugênio Souza Gadelha de Abreu

COMUNICAÇÃO E PROPÓSITO

Imagine uma situação comum nos dias de hoje: uma pessoa que se autointitula defensora de determinado político. Para tudo que o dito indivíduo faz, há uma justificativa, nem sempre tão plausível. Não se aceita discussão, não se aceita a possibilidade de estar errado. É como se aquele político funcionasse como ponto de luz, determinando tudo o que fica visível a essa pessoa. Quando alguém não concorda, surge o que chamamos de comunicação violenta. Quando apelamos para a comunicação violenta, é como se quiséssemos ser compreendidos à luz de aspectos da comunicação que não são capazes de nos dar essa possibilidade.

A comunicação não violenta seria o oposto disso: ser capaz de compreender o outro. O objetivo não é o convencimento, mas a compreensão. É importante ter em mente que a comunicação, de modo geral, possui certas limitações; a principal delas é no objetivo uma vez que buscamos o resultado de comunicar, não a compreensão do que comunicamos e do que comunicam para nós.

Entender e considerar diferentes perspectivas é ter a capacidade de nos conectar com o outro e com a sabedoria de forma geral. Viver em harmonia e conexão nos permite crescer e evoluir como indivíduos. Em um grupo bem-organizado, por exemplo, uma enfermaria, os diversos profissionais podem estar vendo problemas a partir de ângulos distintos, como cegos tocando partes diferentes de um elefante, e isso pode estar originando os conflitos, ainda que o que cada um vê seja válido. Cada pessoa terá um ponto de vista único (isso é inerente do ser humano), e apenas com a adequada compreensão do ponto de vista do outro podemos desenvolver uma visão holística e focada na resolução de problemas.

Para um entendimento mais profundo e preciso da realidade, é preciso esforço e vontade. Esse resultado é alcançado por meio de treino. Trata-se de um exercício de empatia, ajudando o indivíduo a crescer e adquirir sabedoria.

Marshall Rosenberg, no livro *Comunicação não violenta*, rotula a comunicação como alienante quando agimos e falamos de maneiras que vão gerar mal-entendidos. Uma das principais formas de comunicação alienante é o julgamento, uma vez que a crítica apenas pela crítica aumenta a distância entre as pessoas.[1]

O egocentrismo e o julgamento moral comumente são reflexos de nossas próprias necessidades e da falta de vontade de reconhecer nossas próprias imperfeições. Como combater isso? Uma das principais formas é a autoconsciência, um dos enfoques de diversas abordagens psicoterápicas. Quando somos mais conscientes de nossas próprias imperfeições, torna-se possível cultivar tolerância e compaixão.

Outra forma de comunicação alienante é a comparação. Do ponto de vista prático, devemos nos lembrar sempre de comparar coisas comparáveis, ou seja, que obedeçam a um mesmo contexto. Concentrar-se em avaliações concretas e nas complexidades das perspectivas individuais é fundamental para evitar que a comunicação reflita o que não somos.

Reconhecer nossa responsabilidade por nossos sentimentos e ações e pelos dos que estão ao nosso redor nos permite determinar com maior precisão como nos sentimos e dificulta que sejamos controlados por circunstâncias ou ações externas. A prática da comunicação não violenta estimula que seja nossa a escolha de percepção e reação às experiências, estando sempre conscientes de nossas emoções, linguagens e expressões. Em última análise, nossa felicidade depende de nós mesmos e de como escolhemos enxergar e abordar as situações que nos ocorrem.

Viktor Frankl, em seu livro *Em busca de sentido*, escrito em 1946, enfatiza que a vida tem um significado potencial em qualquer circunstância. Seus escritos mostram que a motivação humana consegue conectar-se com a comunicação não violenta à medida que compreendemos que, mesmo nas circunstâncias mais miseráveis, é possível encontrar significado e crescer individualmente, incentivando a si e aos outros por meio da compreensão do seu propósito.[2]

Assim como acontece com Rosenberg, o pensamento de Frankl é que, embora nós, humanos, sejamos influenciados por diversas condições, existe a liberdade de escolher como responder a essas condições – ou seja, seres humanos não são completamente determinados, mas determinam a si mesmos e a sua existência.

Devemos, portanto, encontrar o ângulo certo para apreciar a beleza e a sabedoria de cada experiência.

Quando colocamos a responsabilidade das nossas emoções nos outros, abrimos mão do controle da nossa própria felicidade e sabedoria. Uma comunicação eficaz e não violenta não trabalha com a culpa. Elogios e gratidão são forças-motrizes da motivação e da capacitação dos indivíduos para crescer.

Outro cuidado com a comunicação está na manipulação, uma vez que é preciso estar atento a movimentos de vaidade e egocentrismo. Uma forma comum de se fazer isso é com elogios. Elogios excessivos tendem a impedir o crescimento pessoal; por isso, entender como elogiar de forma que beneficie a si e aos destinatários é uma boa oportunidade de criar conexão e priorizar a compreensão do que o outro tem de bom.

A comunicação sob a forma de compreensão é capaz de libertar os indivíduos para agirem e encontrarem o seu propósito. Assim, é possível a construção de comunidades menos egoístas e com cumplicidade para desenvolver seus potenciais e propósitos.

MÉDICO E PACIENTE: A COMUNICAÇÃO PRIMORDIAL

Diz o ditado popular que o médico só entende o sofrimento do paciente quando ele mesmo é o paciente. De fato, são incontáveis as reclamações à classe médica: destrato, falta de empatia, e todas as armadilhas da comunicação alienante (julgamento, comparação e manipulação). É claro que se deve levar em consideração que as condições de atendimento nem sempre são ideais, e isso não é culpa do profissional. Sistemas de saúde, por exemplo, têm aumentado o enfoque em documentação, gastos e eficiência. O paciente (o centro de tudo, afinal!), no entanto, não pode pagar o preço por isso.

Citamos alguns exemplos já observados na nossa prática clínica:

- Pacientes portadores de doenças crônicas assintomáticos sendo invalidados por médicos.
- Pacientes portadores de transtornos mentais sendo aconselhados a procurar igrejas, e não tratamento psicofarmacológico.
- Comentários depreciativos com relação a raça e classe social sob forma de piada.
- Julgamentos precipitados (o acompanhante "abandonou" a mãe no hospital, o paciente é "não aderente") sem qualquer conhecimento do contexto e da

condição social dos envolvidos, sendo que são essas, condições que muitas vezes precipitam as situações julgadas.
- Hostilidade com relação à falta de adesão medicamentosa em vez de buscar entender os verdadeiros motivos para tal.

A relação médico-paciente e o comprometimento da comunicação eficaz podem levar a diversos erros e vieses, como atrasos diagnósticos, erros diagnósticos e tratamentos ineficazes. Não se trata de um problema de via única: médicos e pacientes devem trabalhar juntos para resolvê-lo e melhorar a comunicação.

Um dos problemas-chave é a empatia, capacidade que deve ser ensinada e treinada em nível acadêmico. Empatia é uma ação entre pensamento e comportamento que permite a compreensão da experiência e da perspectiva do paciente. Essa ação também envolve dar atenção emocional, promovendo o sentimento de cuidado, e respeitar o paciente como pessoa, até mesmo para desenvolver o caráter motivacional exigido por uma consulta médica (por exemplo, na tomada de decisões sobre terapêuticas).[3]

Já são detectadas mudanças curriculares com o objetivo de um atendimento mais humanizado e centrado na pessoa: artes criativas, intervenções, programas de experiência, discussões, treinamento de habilidades de comunicação, simulações e *role plays* vêm sendo utilizados como forma de ensino. Mas é preciso mais. A ênfase, agora, das tecnologias voltadas à Medicina pode potencializar a busca por formas de melhorar o ensino dessa habilidade.

Médicos também podem sugerir que o paciente estabeleça uma lista de problemas, perguntar constantemente sobre dúvidas e pedir *feedbacks* das consultas, com o objetivo de estabelecer um ambiente livre de julgamento para que o paciente seja totalmente honesto. A compaixão deve ser transmitida e, em sua ausência, trilhões gastos em saúde e assistência médica são insuficientes, já que inúmeros estudos mostram que quanto melhor for a conexão pessoal com o médico, melhores serão os resultados.[4-6]

PROTOCOLOS DE COMUNICAÇÃO

O uso de protocolos sistematiza e facilita a comunicação, trazendo uma sequência lógica para comunicadores inexperientes e evitando que pontos-chave, como a escuta e o acolhimento de emoções, sejam esquecidos. Lembramos, no entanto, que os protocolos devem ser utilizados como um direcionamento, e não de forma rígida que aprisione o comunicador e torne o diálogo artificial. Exemplos de protocolos semiestruturados são:

- O Protocolo SPIKES[7] (Figura 1) baseia-se em um instrumento de seis passos. O primeiro deles é o "S", do inglês *setting*, traduzido como "preparando-se para a entrevista". Diz respeito à procura de um ambiente calmo e livre de interrupções para revisitar o histórico clínico do paciente e enumerar as estratégias terapêuticas. Em seguida, vem o "P", do inglês *perception*, é traduzido como "percebendo o paciente". O médico irá investigar o que o paciente e a família pensam e já foram previamente informados sobre a condição de saúde atual. Em "I", do inglês *invitation*, traduzido como "convite ao diálogo", questiona-se o desejo do paciente de saber as informações a serem discutidas. No "K", do inglês *knowledge*, traduzido como "conhecimento", inicia-se a transmissão de informações. Nesse ponto ajustar o vocabulário ao paciente e seus familiares a fim de fazer-se claro é fundamental. Em "E", do inglês *emotion*, traduzido como "expressando emoções", se oferece a possibilidade de o paciente expressar suas emoções (seja choro, silêncio, raiva etc.). No último momento, o "S", do inglês *summarize*, traduzido como "resumir", há a organização das estratégias de cuidado.

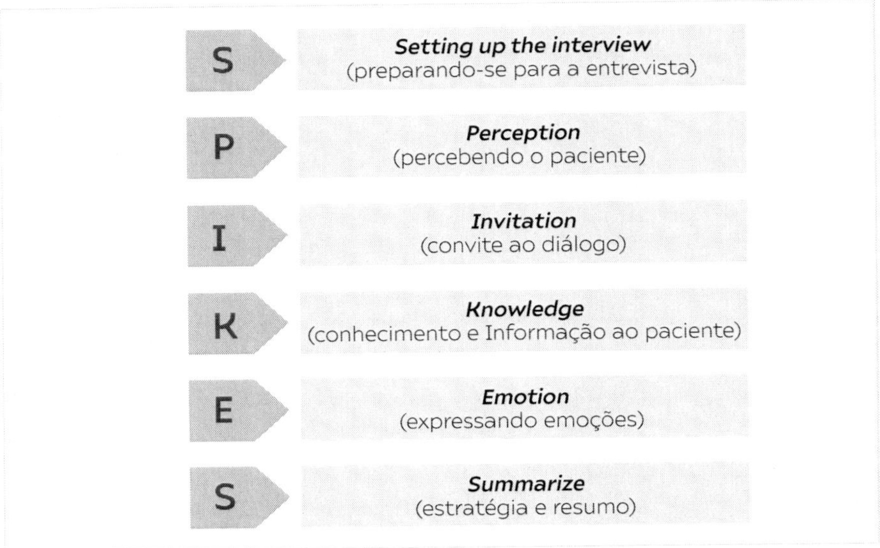
S
Setting up the interview
(preparando-se para a entrevista)
P
Perception
(percebendo o paciente)
I
Invitation
(convite ao diálogo)
K
Knowledge
(conhecimento e Informação ao paciente)
E
Emotion
(expressando emoções)
S
Summarize
(estratégia e resumo)

FIGURA 1 Protocolo Spikes.

- O protocolo PACIENTE é uma adaptação brasileira do protocolo SPIKES. Nele, foi feita a adição de um item: "não abandone o paciente", em que o profissional se utiliza do fortalecimento de vínculo para trazer segurança na responsabilização do cuidado com o paciente, independentemente do desfecho.[8]

RECOMENDAÇÕES

- Evitar frases como "parar de investir", "não tem mais jeito", "não tem mais nada o que se possa fazer" é mandatório. Deve-se deixar sempre claro que o paciente não será abandonado; pelo contrário, haverá uma ressignificação do cuidado, na qual a proposta será proporcionar qualidade de vida.
- Pode ser necessário que o momento de comunicação seja repetido várias vezes – quantas vezes forem necessárias – para a compreensão adequada da informação.
- O não verbal é basilar: toque físico, olhar humanizado, voz e proximidade.
- A comunicação de más notícias é mais utilizada dentro do contexto de cuidados paliativos, mas existem diversas situações em que ela deve ser usada. Por exemplo na comunicação de doenças crônicas.
- A escuta é o componente mais importante da comunicação em saúde. Somente por meio da escuta ativa e interessada podemos realmente compreender os medos, desejos e expectativas de pacientes e familiares e ajustar a forma, a quantidade e a qualidade de informação.
- Da mesma forma, a escuta é chave em situações de conflito. A identificação das necessidades do outro e dos pontos em comum (por exemplo, equipe e paciente desejam o bem do paciente, mesmo que nem sempre concordem em relação ao melhor caminho) permite a construção de alternativas que contemplem da melhor forma as partes envolvidas.
- Seja honesto e diplomático.
- Antes de dar um diagnóstico final ao paciente, pergunte o que ele e familiares entendem sobre o assunto.
- Se você não souber responder uma pergunta feita pelo paciente, seja honesto e diga que vai pesquisar melhor o assunto e em outro momento poderá apresentar uma resposta.
- Cuidado com os "determinismos" na Medicina.
- Toda medida é uma aproximação da realidade e tem uma margem de erro – é importante passar essa informação para o paciente e familiares.
- Exames podem ser inacurados.

REFERÊNCIAS

1. Rosenberg MB. Comunicação não violenta – nova edição: técnicas para aprimorar relacionamentos pessoais e profissionais. São Paulo: Ágora; 2021.
2. Frankl VE. Em busca de sentido: um psicólogo no campo de concentração. São Leopoldo: Sinodal; 2013.
3. Silva JAC, Massih CGPA, Valente DA, Souza DF, Monteiro MRLC, Rodrigues RM. Ensino da empatia em saúde: revisão integrativa. Bioet. 2012;30(4).
4. Hayward R. Historical keywords: Empathy. Lancet. 2005;366(9491):1071.
5. Pawlikowska T, Zhang W, Griffiths F, van Dalen J, van der Vleuten C. Verbal and non-verbal behavior of doctors and patients in primary care consultations: how this relates to patient enablement. Patient Educ Couns. 2012;86(1):70-6.
6. Decety J, Fotopoulou A. Why empathy has a beneficial impact on others in medicine: unifying theories. Front Behav Neurosci. 2014;8:457.
7. Cruz CO, Rierall R. Comunicando más notícias: o protocolo SPIKES. Diagn Tratamento. 2016;21(3):106-8.
8. Pereira CR, Calôgeno MAM, Lemonica L, Barros GAM. The P-A-C-I-E-N-T-E protocol: an instrument for breaking bad news adapted to the Brazilian medical reality. Rev Assoc Med Bras. 2017;63(1):43-9.

11

O desafio da criatividade na Medicina

Matheus Eugênio de Sousa Lima
Ítalo Eugênio Souza Gadelha de Abreu

POR QUE OS MÉDICOS PRECISAM SER CRIATIVOS?

"Por que os médicos precisam ser criativos?" deve ser a pergunta que você está se fazendo ao se deparar com um capítulo de um livro de Medicina em cujo título há a palavra "criatividade". Ler, escrever, debater, ter conhecimento artístico, tudo isso costuma estar mais associado às ciências humanas, mas existe uma forte conexão entre essas habilidades e a de construir ciência – tanto é que, hoje, a criatividade é considerada uma habilidade imprescindível para qualquer profissão. As profissões da saúde não são diferentes.

Mas: o que é criatividade? A criatividade é algo extremamente fácil de identificar, porém extremamente difícil de definir. Geralmente, relaciona-se a ações multifacetadas, relacionadas a originalidade, expressividade e imaginação. De maneira bem prática, pode ser considerada como a habilidade de criação de algo útil que ainda não foi pensado ou realizado de determinada maneira.[1,2]

Ser médico não é apenas pautar-se em protocolos preestabelecidos. É necessário abrir-se à inovação e à imaginação, não somente para criar soluções para os problemas já existentes, mas também para encantar as pessoas ao seu redor e construir uma carreira bem-sucedida.

William Osler, um dos ícones da Medicina moderna, já disse: "É muito mais importante saber que paciente tem a doença do que qual doença tem o paciente".[3] Essa afirmação abre a mente para entender que o humano e o subjetivo fazem parte da criatividade. É o que possibilitará diferenciar, no futuro, um médico humano de um médico "inteligência artificial".

A criatividade é capaz de encontrar soluções eficazes onde abordagens baseadas em evidências não encontraram respostas; entender o indivíduo por meio da integração biossociopsicoespiritual possibilita o combate ao academicismo formulaico e consegue trazer um respiro de excelência para onde já há pouca humanidade.[4]

Este livro aborda muitas vezes a importância de "sair do lugar comum" no cenário cada vez mais competitivo com que os médicos se deparam. Engana-se, no entanto, quem considera criatividade e inovação sinônimos. É fundamental distinguir as duas: enquanto a criatividade está relacionada à produção de novas ideias, a inovação é o processo de colocar essas ideias em ação. Ambas estão intrinsecamente interligadas e dificilmente conseguem ser desvencilhadas.

COMO SER CRIATIVO?

Quando o assunto é criatividade, fica logo claro que não existe uma receita de bolo. Se pudéssemos arriscar, afirmaríamos que a regra é não haver regras. Quanto mais rápido você perceber que isso contrasta com o que você vem aprendendo ao longo da sua jornada médica, melhor será para você. Para ser criativo, é preciso, inicialmente, se abrir à criatividade.

Você costuma ser uma mistura das suas influências.[5] Aquilo de bom que você deixa entrar, pedras inventivas no meio da estrada, pessoas, ações e jornadas, enfim todas as coisas que você admira. São essas influências o que forma o seu repertório, e é nesse repertório que você irá colocar as suas criações. Portanto, podemos inferir que não existe criação sem exposição.

Muitas vezes, no entanto, limitamos o nosso potencial pelo medo de não sermos tão grandiosos ou inventivos como aquilo que nos inspira. Matar ideias antes mesmo de deixá-las ver a luz é algo mais comum do que pensamos. Lembre-se: é preciso estar aberto aos erros para acertar.

Nós, médicos, não sabemos lidar bem com o erro. Nos é incutida a crença de que, por lidarmos com a vida, somos proibidos de errar. Muitos médicos têm vergonha de assumir seus erros – seja para pacientes, para colegas ou para si mesmos. Isso repercute na sua capacidade de resolução de problemas, pois, se não há "erros" a serem solucionados, não há necessidade de criação.

O indivíduo criativo deve aceitar os riscos e tolerar frustrações, receber críticas e estar disposto a compartilhar o seu trabalho: é a partir desse compartilhamento que você deixará as pessoas mais próximas dele e possibilitará conexões e trocas, resultando em um processo de criatividade diverso e fértil.[5] Se cercar de pessoas que são boas no que fazem e descobrir suas paixões e como colocá-las no que você cria também são condições *sine qua non* para a elaboração de boas ideias.

Entre os fatores que influenciam a criatividade especificamente na Medicina podemos citar: ambiente, suporte familiar, suporte de colegas e condições como tempo, pacientes e financiamento.[6] Muitas universidades e hospitais estão pouco envolvidos com o processo atual de criação na ciência; no entanto, podemos citar iniciativas como o InovaUSP (Centro de Inovação da Universidade de São Paulo) e o Centro de Inovação do Hospital Israelita Albert Einstein, que objetivam ser o berço de novas ideias e tecnologias que formarão o cenário da saúde em um futuro próximo. Na Figura 1 expomos um fluxograma sobre como se dá o processo de em um projeto criativo.

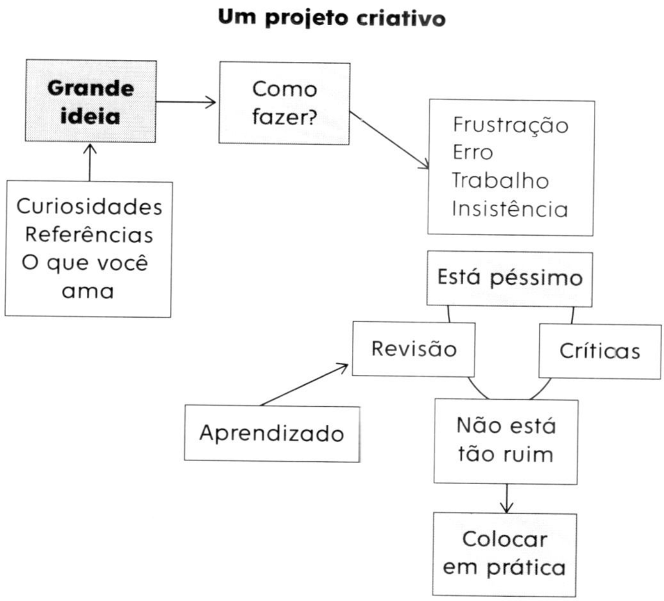
Um projeto criativo
Grande ideia
Como fazer?
Frustração
Erro
Trabalho
Insistência
Curiosidades
Referências
O que você ama
Está péssimo
Revisão
Críticas
Aprendizado
Não está tão ruim
Colocar em prática

FIGURA 1 Processo de um projeto criativo.

O QUE EU GANHO SENDO CRIATIVO?

O resultado de pensar de forma criativa e partir para o produto da sua inovação deve ir além do reconhecimento financeiro. Você pode estar pensando que a fama e a riqueza advêm daqueles que são criativos e inovadores, porém devemos associá-los principalmente ao sucesso. Michelle Obama costuma dizer que "o sucesso não tem a ver com quanto dinheiro você ganha, mas com a diferença que você faz na vida de outras pessoas".[7] Então, tenha em mente que pequenas mudanças fazem grandes diferenças nas vidas das pessoas, em especial nos pacientes e no seu cuidado.

O principal prêmio de ser criativo é, portanto, ser a ferramenta-motriz de mudança na vida do objeto principal de atenção do médico: o paciente. O prazer intrínseco da criação soma-se à capacidade de alcançar evoluções da sociedade. Está ligado mais ao propósito do que a ganhos materiais. Trata-se de ir além dos muros do hospital e das universidades.

SER CRIATIVO NA PRÁTICA

Green *et al.*[8] discutiram sobre formas de inserção da criatividade na educação médica. Conseguiram adequar o uso de quadrinhos no aprendizado de disciplinas, fizeram relações com textos e poemas, improvisaram com o *role plaing* atendimentos que poderiam ser avaliados na prática e formas de desenvolver movimentos corporais e exercícios físicos para implantação junto à população. Esses autores concluíram que o processo de criação envolve análise, reflexão crítica, tomada de decisão e uso de intuição para chegar às respostas, habilidades que serão cobradas no dia a dia da profissão.

Durante a graduação na Universidade Estadual do Ceará, um dos autores teve a oportunidade de exercer a criatividade por meio de metodologias ativas de aprendizagem. Na disciplina de Parasitologia, foi solicitada a criação de um objeto educativo para a conscientização de crianças sobre pediculose, que resultou na criação de um jogo eletrônico roteirizado chamado "*League of Lêndeas*". Posteriormente, como monitor da disciplina de Toxicologia, esse autor teve a oportunidade de participar da criação de casos e da exposição de desfechos clínicos como metodologia ativa para o ensino, experiência relatada em artigo científico.[9] Finalmente, no período do internato, criou um perfil na rede social Instagram batizado de *@medicineme*, onde compartilha conteúdo acadêmico nas formas de paródias e ilustrações. Até hoje, exercendo a Psiquiatria, enxerga possibilidades de desenvolver formas criativas de lidar com entrevista clínica e psicoterapia, sendo uma ferramenta de uso quase diário.

Já nas experiências do segundo autor, como cirurgião geral e vascular, foi possível exercer a criatividade por meio do improviso. Ele cita uma cirurgia endovascular em que não possuía o *device* cirúrgico (introdutor) necessário para puncionar um vaso. Como substituto, foi utilizado um cateter venoso central com a mesma finalidade, obtendo êxito no desfecho. Além disso, faz utilização da criatividade para o crescimento do consultório particular, como o desenvolvimento de método para avaliação da satisfação de pacientes. Por fim, está em processo de elaboração um projeto de pesquisa envolvendo um algoritmo para diminuição da margem de erros de decisões clínicas relacionadas a medicamentos e doenças (Figura 2).

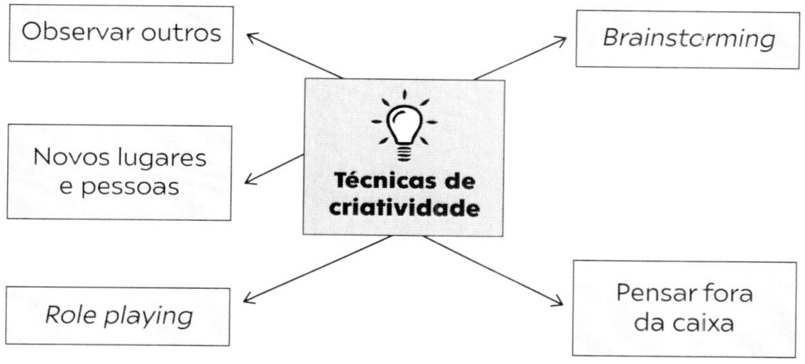

FIGURA 2 Técnicas de criatividade.
Fonte: adaptada de Ten Haven A *et al.*, 2022.[10]

CONSIDERAÇÕES FINAIS

Ao explorar o território da criatividade na Medicina, torna-se evidente que esta competência vai além dos limites convencionais da profissão, mas que é algo possível e prático. A capacidade de conceber soluções inovadoras, fundamentadas na originalidade, expressividade e imaginação, se destaca como um elemento distintivo e essencial para os profissionais de saúde e médicos em formação.

Frente ao desafio de colocar na rotina a criatividade, correlacionado com a "falta de tempo", seguimos tentados a excluí-la de nossa vida protocolar. Entretanto, concluímos que, ao nutrir essa habilidade, não apenas aprimoramos nossas abordagens clínicas, mas também participamos da evolução da profissão.

A busca pela excelência médica transcende a mera maestria das evidências científicas; ela requer uma disposição contínua para abraçar a inovação, estimular a imaginação e explorar territórios ainda desconhecidos.

REFERÊNCIAS

1. Ford DY, Harris JJ. The elusive definition of creativity. J Creat Behav. 1992.
2. Stumpf H. Scientific creativity: a short overview. Educ Psycho Rev. 1995.
3. Prado F, Diehl L. William Osler: o pai da Medicina moderna. Londrina: Raciocínio Clínico; 2021.
4. Kelly N. What are you doing creatively these days? Acad Med. 2012;87(11):1476.
5. Kleon A. Roube como um artista. São Paulo: Rocco; 2013.
6. Simonton DK. Creativity in science: chance, logic, genius, and zeitgeist. Cambridge: Harvard Business School Press; 2007.
7. Obama M. Minha história. Rio de Janeiro: Objetiva; 2018.
8. Green MJ, Myers K, Watson K, Czerwiec MK, Shapiro D, Draus S. Creativity in medical education: the value of having medical students make stuff. J Med Humanit. 2016;37(4):475-83.
9. Bachur TPR, Lima MES, Cunha SF, Castro MLA, Cymrot M, Aragão GF. Toxicologia médica: implementação, aceitação e perspectivas como disciplina curricular no curso de medicina. Rev Bras Educ Saúde. 2018;8(2):41-5.
10. Ten Haven A, Pragt E, Luijk SJV, Dolmans DHJM, van Mook WNKA. Creativity: a viable and valuable competency in medicine? A qualitative exploratory study. Med Teach. 2022;44(10):1158-64.

12

Oratória e carisma como ferramentas para o empreendedorismo médico

Gabriela Fidelis
Lívia Lyra
Ronald Fidelis

INTRODUÇÃO

> "Oratória é a arte de falar em público de forma estruturada e deliberada, com a intenção de informar, influenciar ou entreter os ouvintes. A oratória refere-se ao conjunto de regras e técnicas adequadas para produzir e apresentar um discurso e apurar as qualidades pessoais do orador."
>
> "Carisma é um termo amplamente utilizado para definir a influência e admiração por alguma pessoa, notadamente marcada pela tentativa de criar simpatia para agradar à maioria."

Essas são as definições "Wikipédia" dos dois termos-tema deste capítulo. Etimologicamente, a palavra "oratória" tem sua raiz no latim *oratio* (orar, fazer uma oração, falar, dizer), que, por sua vez, deriva de *oris* (boca). No sentido religioso, era considerado como "a palavra que se dirige a Deus". Para além de questões de religião/religiosidade, usar de oratória ou ter uma boa oratória significa falar com impacto por promover uma comunicação lastreada em um forte senso de propósito.

Já a palavra "carisma" vem do termo grego *khárisma*, que significa "graça" ou "favor". Ter carisma, então, implica ter um conjunto de qualidades que tornam a pessoa notável, admirável e/ou fascinante aos olhos de outros indivíduos.

Considere a concomitância das virtudes de oratória e carisma na mesma pessoa. Certamente, tal combinação de características confere a essa pessoa afortunada a capacidade de atrair, inspirar e influenciar as outras pessoas ao seu redor.

Mas o que isso tem a ver com Medicina? Tudo! Historicamente, os profissionais da Medicina sempre foram vistos como referências na sociedade e dentro do assunto mais importante de todos: a saúde. A força da ciência, por si só, sempre foi motivo mais que suficiente para que o médico fosse ouvido, valorizado, respeitado e bem recompensado por todo o seu trabalho. A extensão e a intensidade da formação acadêmica (6 anos de uma faculdade em tempo integral), somadas ao programa de treinamento em serviço chamado de "residência médica", com duração de mais 2, 3, 5 ou mais anos, sempre fizeram do médico alguém que influenciava todos com a sua fala, independentemente da sua habilidade de oratória e mesmo a despeito da sua falta de carisma.

Poucos profissionais (baixa oferta) e muita procura (alta demanda) foram as regras, por décadas, no mercado de trabalho da Medicina. Esse cenário, que sempre foi uma motivação forte para a formação de novos médicos, tem mudado significativamente. A "explosão" no número de faculdades médicas em centros sem infraestrutura mínima, a abertura do mercado para médicos com formação não validada no país, a proliferação de empresas intermediárias (atravessadores) e a mercantilização verticalizada da gestão da prestação do serviço médico são alguns dos fatores que explicam o abalo da antes inabalável credibilidade médica.

A reboque da perda de prestígio e influência social do médico, vieram a desvalorização do tempo e a defasagem da remuneração. Não basta mais, assim, "apenas" ser médico para ter influência no processo de cura ou melhora dos pacientes. Tampouco falar de qualquer forma para ser levado a sério. No momento em que escrevemos estas palavras, a Medicina vive uma das suas maiores crises de credibilidade, assistindo a uma verdadeira invasão de profissionais não médicos em suas legítimas áreas de atuação. Esse processo acontece no mesmo momento em que a Ciência Médica nunca esteve tão evoluída em seus aspectos técnicos, tecnológicos e científicos.

Onde nos perdemos, então? A resposta a essa pergunta está no mesmo fato que motiva este texto: nós, médicos, abrimos mão de investir nas habilidades de oratória e carisma dentro da relação com os pacientes. Aparentemente, a ética profissional, o desenvolvimento científico e o aprimoramento técnico não estão sendo suficientes para sustentar o valor do médico em diversas áreas antes exclusivas, agora divididas com diversos outros profissionais da saúde.

O conjunto de habilidades de relacionamento, acolhimento, empatia, *carisma* e *oratória*, mais do que um diferencial competitivo opcional, apresenta-se hoje como uma verdadeira "tábua de salvação" para a carreira médica, preservando a qualidade do serviço prestado e a qualidade de vida do médico.

EMPREENDEDORISMO E SUCESSO NA MEDICINA

Empreender, em sua essência, é sinônimo de fazer diferente. Diz respeito, assim, ao processo, e não ao resultado. Não significa, obrigatoriamente, fazer melhor. É apenas realizar de outro modo. Claro que, ao se arriscar a pensar e agir de um modo distinto, deseja-se obter sucesso no resultado por conta do esforço extra. Se você deseja gerir sua carreira médica de modo a ser bem-sucedido, a primeira coisa é definir o que vem a ser, sucesso para você.

Uma das formas mais práticas de se definir o sucesso profissional é remuneração obtida e o tempo e a energia dedicados. Pelo esforço e sacrifício, recebemos dinheiro que deveria significar satisfação de necessidades e liberdade financeira. Apesar de não ser o único, esse é o principal modo de medir o sucesso.

Considerando-se o tempo de estudos, a especialização, o treinamento e a experiência, o trabalho médico é a profissão que mais exige energia e tempo para a formação profissional. Além disso, as demandas dos clientes são nada mais, nada menos que cura de dores físicas e psicológicas, além de longevidade consciente, plena e independente. Dá para imaginar algo mais "valioso" que isso?

O preço desse serviço deveria ser, então, proporcional à sua importância. Acontece que esse valor não é espontaneamente convertido em preço de honorários na cabeça do tomador de serviços (o paciente). Em outras palavras, o grande *valor* do trabalho médico precisa ser claramente explicado ao cliente, para que seu *preço* seja proporcional. Esperar que atravessadores (hospitais, clínicas e convênios) desempenhem esse papel de comunicação com justiça para os médicos é quase uma utopia.

Gerar no cliente a percepção do alto valor do nosso trabalho e fazer com que o preço do nosso serviço seja justo e condizente com o que entregamos é nosso papel e a raiz da ideia de "gestão e empreendedorismo na carreira médica". Essas habilidades, talvez as nossas únicas tábuas de salvação, passam necessariamente por aprimoramento na oratória/comunicação e no carisma/*marketing* médicos.

Quem quer gerir a própria carreira na direção do almejado sucesso financeiro não pode abrir mão de investir na aquisição de conhecimento de oratória, posicionamento de mercado e propaganda, bem como na geração de uma jornada diferenciada para os seus pacientes, com criação de processos operacionais padrão (POP).

Uma gestão bem-sucedida da carreira médica não visa apenas a honorários adequados, mas também a condições mais dignas de acesso do paciente a uma consulta de qualidade, e aos melhores meios técnicos e tecnológicos de diagnóstico e tratamento. O final disso tudo é um exercício técnica e intelectualmente pleno da Medicina. É bom para o profissional e melhor para o cliente.

Comunicar-se bem é uma capacidade que requer muito treino e dedicação. Formações muito extensas e exaustivas (como a da Medicina) não abrem espaço para a aquisição dessas competências, nem na graduação... nem na pós-graduação.

"Para que preciso falar com o meu potencial cliente sobre os diferenciais da minha profissão e sobre o valor do meu trabalho?"

"Esse valor já não é suficientemente óbvio?"

Vamos falar de oratória e carisma aplicadas ao dia a dia da assistência médica como verdadeiras ferramentas de empreendedorismo médico.

Aos que pensam a "oratória" como uma habilidade de comunicação útil apenas aos médicos que dão aulas e/ou fazem apresentações em congressos, e que o "carisma" é coisa de vendedor... preparem-se para se surpreender nos próximos parágrafos.

COMUNICAÇÃO MÉDICA

Desde a origem da Medicina, uma boa relação entre o médico e seu paciente permeou a base de uma prática assistencial de excelência. Na prática médica contemporânea, os aspectos emocionais e interpessoais desempenham um papel cada vez mais crucial na relação entre médico e paciente. A empatia, a capacidade de estabelecer uma conexão genuína e o carisma do médico não apenas influenciam positivamente a experiência do paciente, mas também desempenham um papel central na fidelização desse indivíduo, no engajamento durante a consulta e, até mesmo, em uma maior percepção de valor pelo paciente.

É notório que alguns aspectos da vida moderna desafiam o profissional de saúde e afetam a qualidade dessa relação.[1] O domínio dos planos de saúde na atuação dos profissionais de saúde, por exemplo, gerou grande impacto nessa relação, especialmente pela drástica redução do tempo de atendimento. O tempo é fator fundamental para permitir conexão e gerar confiança entre o profissional e aquele que busca assistência, cuidado e acolhimento. É preciso tempo para, mais do que atender seu paciente, *entender* seus anseios, medos e expectativas.

Além dessa mudança, o acesso ao conhecimento técnico pelos pacientes começou a exercer um impacto significativo nessa relação. Com a popularização da internet, o acesso e o "empoderamento" do paciente, no que tange às informações sobre suas patologias e opções terapêuticas, geram muitas vezes desafios na comunicação entre médico e paciente.

Nesse cenário, a ausência de uma comunicação clara, didática, segura e empática pode fragilizar a credibilidade do profissional e prejudicar o engajamento do paciente na jornada de tratamento com efeitos na percepção de valor e na tomada de decisões.

Esse contexto demanda que os médicos e demais profissionais de saúde dediquem mais tempo a adquirir a habilidade de boa comunicação e capacidade de conexão com seus pacientes. É preciso dedicar tempo para explicar as informações técnicas de maneira acessível e compreensível, além de ouvir e entender o ser humano que busca entendimento.

O foco na comunicação empática e carismática, bem como na humanização do atendimento, se tornou uma maneira de auxiliar os pacientes na interpretação e na aplicação das informações técnicas. E também é uma forma de engajá-lo em seus cuidados.

No cenário da prática médica contemporânea, a entrega técnica é vista pelo paciente como uma obrigação, e não mais como um diferencial. A busca pelo profissional médico transcende a mera troca de informações clínicas e diagnósticos. Ela se expande para abranger a essência da conexão humana, da compreensão empática e do apoio emocional.

Existem alguns pontos fundamentais que levam a comunicação do médico a um ponto de conexão e fluidez na relação médico-paciente. Além da fundamental segurança nos conhecimentos e habilidades técnicas, que não são objeto deste capítulo, a capacidade de uma boa oratória e comunicação não verbal e de ser empático e carismático facilitará esse processo.

Assim, a capacidade do médico de estabelecer uma ligação genuína com o paciente não apenas impacta positivamente a jornada de tratamento, como também influencia profundamente a satisfação do paciente, seu nível de engajamento e, em última análise, sua fidelização à prática médica e sua percepção de valor.

Todas as habilidades de um ser humano são treináveis e passíveis de serem lapidadas. Se você não considera que tem uma nata habilidade de oratória, empatia e carisma, a leitura dos próximos itens descreve ferramentas para melhorar essas habilidades. Por outro lado, se você considera que tem essas habilidades, serão apresentados pontos de cuidado para se considerar a individualidade e as peculiaridades de cada paciente.

Oratória

A oratória é, ao mesmo tempo, causa e consequência da relação médico paciente. A habilidade do médico de transmitir informações de maneira clara, honesta, segura, didática e compassiva é essencial para envolver o indivíduo em sua própria saúde e na tomada de decisões informadas. É como se cada consulta, exame e procedimento fosse uma aula para paciente, familiares e acompanhantes.[1]

Na consulta, primeiro momento de contato profissional, o estabelecimento de um diálogo aberto permite que o paciente participe ativamente das decisões relacionadas ao tratamento, promovendo um senso de autonomia e controle sobre sua saúde.

A seguir, apresentamos alguns pontos que merecem atenção e treino em prol do reforço do carisma profissional:

1. Dirigir-se ao paciente pelo nome, olhar nos olhos e utilizar uma linguagem verbal clara e acessível, evitando jargões médicos complexos. Recomendamos usar exemplos e analogias simples para tornar conceitos médicos complexos mais fáceis de entender. Isso pode ajudar o paciente a visualizar melhor sua condição e tratamento.
2. Ter cuidado com sua comunicação não verbal irá facilitar esta etapa. Atente-se a aparência, postura e comportamentos, pois esses aspectos podem favorecer ou prejudicar a consulta.
3. Fazer uma escuta ativa, evitando escrever excessivamente durante o diálogo com o paciente.

4. Especialmente no início da carreira, estruturar um roteiro de atendimento para direcioná-lo e, assim, conduzir o atendimento de forma eficaz. Recomendamos elaborar perguntas técnicas e não técnicas para facilitar toda a explicação devidamente contextualizada ao final da consulta.
5. Organizar suas informações de forma lógica e sequencial. Você sempre deve antecipar ao paciente os passos que irão compor o seu atendimento. Recomendamos começar com uma introdução clara, compartilhando detalhes relevantes; desenhar, se preciso; e concluir com um resumo das informações mais importantes.
6. Estar consciente do tempo e evitar prolongar a explicação além da capacidade de atenção do paciente. Você deve buscar um equilíbrio entre fornecer informações relevantes e não sobrecarregar com detalhes excessivos.
7. Adaptar sua oratória com base nas necessidades e características individuais do paciente. Para isso, considere seu nível de compreensão, estilo de comunicação e preferências pessoais.
8. Incentivar o paciente a fazer perguntas e esclarecer dúvidas. Você deve se certificar de que ele se sente à vontade para buscar informações adicionais sempre que necessário.
9. Certificar-se de que o paciente saiba o plano de ação proposto e os próximos passos. Ele deve deixar a consulta com confiança.

Empatia

O cuidado médico precisa ser baseado na empatia cognitiva, entendida como a habilidade de compreender de verdade os sentimentos do paciente. Há outro tipo de empatia, que é a empatia emocional, definida como a capacidade de "sentir o que o outro sente". Esse grau mais avançado de empatia pode ser questionável nas relações médico-paciente que envolvam alta complexidade e riscos de complicações graves como o risco de morte.

Quando o médico demonstra empatia, ele reconhece a experiência única do paciente, proporcionando espaço para ele expressar preocupações, medos e esperanças. Essa conexão cognitiva não apenas contribui para a construção de uma relação de confiança, mas também influencia positivamente a adesão ao tratamento, uma vez que a pessoa se sente valorizada e compreendida.[2]

Os aspectos mais importantes para desenvolver progressivamente a capacidade de agir de forma empática são o autoconhecimento do médico e a sua habilidade de reconhecer e gerir seus próprios pensamentos e emoções, o que pode ser um grande desafio. Aos que escolhem trilhar esse caminho, tem sido reservado o protagonismo do modo como se exerce a Medicina, sendo extremamente compensador e relativamente imune a crises.

Pode-se treinar essa habilidade: coloque-se no lugar do paciente e tente imaginar como ele se sente diante da situação de saúde. Mostre que você se importa e está ao lado dele durante a jornada de tratamento. Faça perguntas abertas que permitam a ele compartilhar mais detalhes sobre suas preocupações e experiências. Essa postura demonstra interesse e cria espaço para uma comunicação mais profunda.[3]

A seguir, sugerimos algumas perguntas que podem ajudar em seu roteiro de atendimento:

- Qual é o impacto da patologia na vida do paciente no presente e no futuro?
- Qual é o maior anseio do paciente com o tratamento proposto?
- Qual impacto positivo esse tratamento trará para a vida desse paciente?
- Quais são os seus maiores medos e limitações?
- Qual é a expectativa do paciente frente ao tratamento proposto?
- Quais efeitos colaterais ou adversos não seriam toleráveis para aquele paciente?
- Qual é o grau de entendimento do paciente sobre a patologia e terapêutica proposta ao final da consulta?
- Para além dos aspectos técnicos, o paciente está pronto para iniciar esse tratamento?

Ao responder a essas perguntas, é possível mapear os anseios, medos, expectativas e limitações do paciente. Partindo desses aspectos, com clareza, verdade e respaldo científico, será possível tomar decisões mais assertivas, que deverão ser compartilhadas, e cria-se uma melhor conexão médico-paciente.[4]

Além disso, estabelecer um canal de comunicação após o atendimento e demonstrar interesse real em entender como está o processo de tratamento do paciente também ajudará na criação dessa conexão.

Carisma

O próximo degrau da capacidade de gerar conexão na relação médico-paciente é o carisma. Um médico carismático muitas vezes é capaz de estabelecer uma conexão imediata com os pacientes. Seu magnetismo pessoal pode criar uma atmosfera amigável e acolhedora, permitindo que se sintam à vontade e confiantes para compartilhar suas preocupações.

Uma pessoa carismática tem grande habilidade de oratória, articulação e empatia. Portanto, o carisma envolve a masterização das habilidades já descritas neste capítulo.

A capacidade de uma pessoa carismática de contar histórias, explicar conceitos complexos de maneira acessível e manter o paciente envolvido pode resultar em uma comunicação mais eficaz e compreensível.

A conexão e a confiança com o entusiasmo de uma pessoa carismática tendem a ser mais rápidas, o que pode levar a maior aceitação das orientações dadas e maior adesão ao tratamento. Um médico carismático tende a ser visto como mais dedicado, atencioso e acessível, o que impacta na satisfação e promove a fidelização.

O grau de entusiasmo e a capacidade de gerar confiança de um médico carismático possuem, no entanto, de pontos de cuidado. Alguns pacientes podem se sentir desencorajados a questionar um médico carismático, o que pode resultar em falta de transparência na comunicação ou aceitação passiva de decisões, as quais podem gerar ruídos e atritos futuros. Além disso, o carisma pode ser intenso e envolvente, mas os médicos precisam garantir que estão respeitando o espaço e a privacidade emocional do paciente. Alguns indivíduos podem preferir uma abordagem mais calma e menos intensa.

Médicos carismáticos devem ter cuidado para não parecerem superficiais ou excessivamente focados na apresentação em detrimento do cuidado médico efetivo. Por isso, não deixe a sua capacidade de ser carismático influenciar suas decisões. Garanta sua entrega com respaldo ético, técnico e científico.

Embora o carisma tenha uma parcela inata, ele pode ser desenvolvido ao longo do tempo. Tornar-se uma pessoa carismática envolve desenvolver certas habilidades interpessoais e características que atraem os outros de forma positiva. É preciso ter segurança técnico-científica, boa oratória e boa comunicação não verbal. Envolve também a capacidade de empatia, já descritas mas vai além.[5]

A autoconfiança, o autoconhecimento e a clareza de valores inegociáveis são base importante para o carisma. Trabalhe em sua autoestima, reconhecendo suas qualidades e conquistas. Quanto mais confiante você estiver, mais naturalmente atrairá as pessoas.[6]

Por outro lado, tenha humildade para reconhecer suas vulnerabilidades. Seja autêntico em sua abordagem. Admita seus erros, limites e imperfeições de forma humilde. As pessoas se conectam mais com indivíduos que são genuínos e que não tentam ser algo que não são.

À medida que o campo da Medicina evolui, a ênfase na abordagem centrada no paciente ganha ainda mais relevância. Pacientes não podem ser vistos apenas como portadores de doenças, mas como indivíduos com histórias, necessidades e expectativas únicas.

Nesse contexto, a capacidade do médico de conectar-se genuinamente com o paciente e demonstrar empatia se torna um diferencial que vai além da competência clínica. A qualidade dessa interação influencia a percepção do paciente sobre a qualidade da assistência médica e pode até impactar a decisão de buscar cuidados continuados com o mesmo profissional. Embora o perfil comportamental e a personalidade do profissional influenciem a singularidade de como ele irá se conectar com o paciente, é importante que tais habilidades sejam treinadas e lapidadas.

Por fim, vale enfatizar que a equipe é uma extensão dos cuidados prestados pelo profissional de saúde, por isso é muito importante que todos esses aspectos abordados sejam estendidos a todos os profissionais que, de alguma forma, estabelecem contato durante a jornada do paciente. Por intermédio de uma liderança humanizada, empática e carismática, é possível criar uma cultura organizacional centrada e cuidado e atenção genuínos que geram satisfação e grande percepção de valor pelo paciente.[7]

ORATÓRIA E CARISMA APLICADOS AO VALOR PERCEBIDO E À PRECIFICAÇÃO

O conceito de valor é abstrato, pessoal e frequentemente mal interpretado. Costuma ser confundido, no cotidiano das relações de prestação de serviço, com um outro conceito mais objetivo: O preço. Tentando simplificar o que é complexo, podemos afirmar: "Preço é o que o cliente paga. Valor é o que o cliente leva".

Agregar valor ao serviço médico prestado, mais do que uma opção, é uma necessidade do especialista médico atualizado em qualquer área de atuação.

Médicas e médicos têm demonstrado uma extraordinária incapacidade de agregar valor durante a consulta e durante procedimentos diagnósticos e terapêuticos, talvez por ficarem exclusivamente focados no estudo e nos esforços de atualização técnico-científica, esquecendo-se de desenvolver habilidades de comunicação e gestão do próprio modo como atendem e tratam seus pacientes.

Faculdade concluída, residência médica que confere experiência prática robusta, título de especialista, registro de qualificação na especialidade (devidamente registrado no Conselho Regional de Medicina), participação na(s) sociedade(s) científicas da(s) sua(s) especialidade(s) e acesso ao que há de mais novo em termos de tecnologia não são diferenciais. Atualmente, esses são os requisitos básicos para o profissional de alta *performance*. Agregar valor a tudo isso é o verdadeiro diferencial.

Agregar valor é tornar a jornada do paciente mais fácil e melhor por meio de empatia cognitiva que leva a ensinamentos comportamentais. Isso se faz com comunicação assertiva e gestão sustentável da qualidade e do custo/preço do serviço médico prestado. Para tanto, faz-se necessário sair da bolha do mundo médico e imergir no universo do *marketing* ético, da administração de consultórios e da comunicação médico-paciente. Tudo isso porque tão importante quanto agregar valor é fazer com que esse valor agregado seja percebido pelo paciente, pelos familiares e pela fonte pagadora (em caso de intermediação de seguradoras ou planos de saúde).

Apesar de a consulta ser o momento mais importante da jornada médica de gerar valor agregado perceptível, esse processo deve começar desde antes da consulta, perpassando os momentos dos exames e das intervenções terapêuticas e chegando ao programa de acompanhamento. O escopo desta parte deste capítulo é apresentar os principais fundamentos do processo de geração de valor agregado perceptível.

Agregar valor perceptível antes, durante e depois do atendimento é crucial para que a Ciência Médica chegue, efetivamente, até a sua razão de existir: o paciente. A seguir, vamos apresentar aspectos teóricos e práticos da geração de valor agregado perceptível (VAP).

Valor agregado perceptível no consultório particular

Decidir estruturar um consultório próprio é bastante semelhante a decidir ter um filho. Em ambas as decisões, há uma carga grande de passionalidade e pessoalidade. O projeto de um consultório particular, tanto quanto o de ter um filho, prevê altos custos e ganhos variáveis e incertos. No caso do consultório, uma vez montado, os custos operacionais e estruturais já começam a ser pagos. Os honorários profissionais são a única fonte de receitas e precisam fazer frente aos custos fixos e variáveis.

Incorporar novas tecnologias, requer pacientes pagantes conscientes do valor da autoridade do profissional, o que só é possível com um contato suficientemente intenso e profundo com a figura do médico, que começa muito antes da consulta. Há pouco tempo, a referência pessoal de outros pacientes ou as recomendações oriundas do *networking* de colegas da área da saúde eram a única fonte de construção da imagem do médico perante o paciente antes da consulta. Esses meios "analógicos" continuam tendo grande valor, mas a construção da autoridade médica ganhou um novo e mais alto patamar com a chegada da internet – em especial, dos grandes *sites* de busca e das chamadas redes sociais.

O *marketing* digital impulsionou o alcance da reputação médica para além dos limites do convívio pessoal, da propaganda "boca a boca" e do *networking* tradicional. Trata-se, atualmente, de um canal indiscutivelmente eficiente de geração de demanda direta. De nada adianta, no entanto, toda a visibilidade e expectativa geradas se no momento da consulta não há uma estratégia de acolhimento e encantamento do paciente. Para gerar valor agregado percepítvel, é preciso realizar consultas estrategicamente planejadas para *acolher*, *encantar*, *converter* e *fidelizar*. A seguir, vamos detalhar cada um desses quatro pilares.

Acolhimento

Chamar o paciente pessoalmente e pelo primeiro nome na sala de recepção é uma excelente estratégia de conexão inicial na primeira consulta. Previamente, a equipe de *marketing* pode consultar se o novo paciente tem perfil aberto nas redes sociais. Em caso positivo vale o médico fazer algumas menções a valores como família, amizade, *hobbies* ou projetos que sejam conteúdo de postagens públicas. Não esqueça de deixar claro que a sua equipe de recepção buscou essas informações para ajudar na clareza de comunicação da entrevista médica. O valor agregado perceptível neste momento está na pessoalidade e na importância dada à individualidade do paciente.

Após as boas-vindas cordiais, você deve iniciar a anamnese demonstrando atenção e interesse autênticos nas queixas e no relato dos motivos e das demandas. Evitar desviar o olhar para a ficha ou para o monitor nos 5 minutos iniciais é parte importante da técnica de consulta acolhedora. Deve-se seguir, então, todo o roteiro preestabelecido de perguntas (antecedentes médicos, alergias, interrogatório sistemático, história familiar etc.), registrando todas as informações relevantes. Só depois você deve, iniciar o exame físico, sempre acompanhado de um assistente de sala.[4]

Tecnicamente, o tempo mínimo desse tipo de consulta acolhedora é de 30 minutos. Idealmente, recomenda-se que se gaste 1 hora, dentro da qual pode já estar incluído um exame não invasivo como o Doppler.

Encantamento

Concluída a fase de coleta de informações (sintomas e sinais), vem a fase final e decisiva da consulta, que inclui a conclusão diagnóstica e a apresentação do plano terapêutico. O valor agregado perceptível nessa etapa está no diagnóstico didático e compreensível, apresentado na linguagem da paciente, com exemplos, histórias ilustrativas e metáforas, se forem pertinentes. Tom de voz amigável e sereno (padrão comissária de bordo) para ser tranquilizador na medida do possível gera conforto e aumenta a confiança na experiência técnica do médico. Desfazer medos irreais e não alimentar o pânico são atitudes importantíssimas para reiterar o encantamento.

Igualmente clara deve ser a apresentação do plano diagnóstico complementar e/ou terapêutico. Todas as possibilidades plausíveis devem ser colocadas na mesa, com seus prós e contras ponderados da forma mais isenta possível. Nessa etapa, sua *expertise* técnica dá fundamento à imparcialidade. Tendenciosidades e viés de insegurança ou conflitos de interesse são perceptíveis ao paciente. Cada "porquê" deve ser dissecado. A decisão deve ser tomada pelo paciente consciente e esclarecido, por vezes, com a ajuda da família.

Conversão

Médico que é médico não vende. Indica e contraindica com base no melhor nível de evidência científica disponível.

Sabemos que a expressão "conversão" pode soar excessivamente mercadológica. A nossa intenção, no entanto, não é chocar ninguém. Tome o termo "converter" como a ação de seguir na prática a prescrição medicamentosa, a indicação cirúrgica e os cuidados com a doença.

A conversão é, portanto, uma consequência direta e natural dos dois primeiros passos da consulta com valor agregado perceptível.

Fidelização

Após a implementação das medidas terapêuticas, o clima de confiança e a força da relação médico-paciente chegam até o "pós-tratamento". São elas que fazem com que o acompanhamento clínico, exames de controle e ajustes demandados ao longo do tempo sejam mantidos. Nessa etapa, como nas outras, a comunicação direta com a equipe médica é um pilar fundamental. Recomendamos disponibilizar um canal de contato (número de WhatsApp, por exemplo) para o paciente e/ou seu familiar mais participativo.

Uma estratégia altamente eficaz nessa quarta etapa é apresentar um programa autoral de prevenção efetiva, com base em coisas simples e amplamente acessíveis, como hábitos domiciliares. Além de ser a pedra fundamental das estratégias de fidelização dos nossos pacientes, esse programa é uma fonte abundante e eficiente de geração de novos pacientes candidatos ao acolhimento na etapa inicial dessa corrente de geração de valor agregado perceptível.

Precificação

O termo "perceptível" foi intencionalmente agregado ao termo "valor" para deixar claro que, se esse valor diferenciado não for também percebido, o custo não será viável e o paciente não estará disposto a pagar o preço justo. Nesse caso, a roda gira no sentido negativo: corte de gastos, menor preço, menor qualidade na jornada e na consulta resultando em menos saúde para médicos e pacientes.

Aprofundar o estudo das técnicas de construção de preço compatível com o alto valor agregado perceptível não está no escopo deste capítulo. Mesmo assim, vale ressaltar que a precificação é um processo de gestão tão tecnicamente definido como outro qualquer. Sugerimos que você conheça a regra dos três "C" variáveis do preço de um serviço: custos, concorrência e clientes.

É claro que o mesmo valor agregado perceptível no serviço médico terá preços distintos dependendo do custo operacional do consultório, do nível de excelência e do preço dos concorrentes diretos, assim como do nível socioeconômico do público-alvo. Conhecer esses pilares e contratar um profissional especialista em gestão é altamente recomendável. Mesmo que o próprio médico tenha uma formação em gestão, seu envolvimento emocional com o consultório pode atrapalhar a tomada das melhores decisões necessárias.

A consulta médica baseada no valor agregado perceptível é uma técnica de comunicação médico-paciente que vem mostrando bons resultados na prática clínica.

Gerar valor agregado perceptível é uma estratégia que pode ser a salvação da boa prática da medicina moderna, conciliando ciência, tecnologia e humanização.

CONSIDERAÇÕES FINAIS

Oratória é clareza e carisma é confiança. Juntos, eles geram *autoridade*, que é o principal diferencial do profissional médico atualmente. Essas são as mais importantes ferramentas de defesa profissional e o caminho mais garantido para a restauração da dignidade do trabalho médico. Ética, aptidão técnica e conhecimento científico são agora requisitos básicos e obrigatórios. Já é hora de entender isso de uma vez por todas e virar o jogo do mercado da saúde, para o bem dos próprios pacientes.

REFERÊNCIAS

1. Bavelas JB, Black A, Lemery CR, Mullett J. "I show how you feel": motor mimicry as a communicative act. J Pers Soc Psychol. 1986;50(2):322-9.
2. Burgoon JK, Hale JL. Validation and measurement of the fundamental themes of relational communication. Commun Monogr. 1987;54(1):19-41.
3. Dabbs JM Jr., Ruback RB. Vocal accommodation and disharmony in dyadic communication. J Pers Soc Psychol. 1987;53(1):108-14.
4. Hall JA, Coats EJ, LeBeau LS. Nonverbal behavior and the vertical dimension of social relations: a meta-analysis. Psychol Bull. 2005;131(6):898-924.
5. Vogel WH, Viale PH. Presenting with confidence. J Adv Pract Oncol 2018;9(5):545-8.
6. Hill D, Jimenez J-C, Cohn SM, Price MR. Improving oratory skills: an "american idol" presentation competition for residents. Cureus. 2018;10(7):e3049.
7. Riggio RE. The charisma quotient: what it is, how to get it, how to use it. Dodd Mead; 1987.

13

Inteligência artificial, algoritmos e *machine learning* na Medicina e na saúde

Sidney Klajner

INTRODUÇÃO

Aumentar a acessibilidade, prevenir doenças, manter as doenças crônicas sob controle, reduzir desperdícios (incluindo o *overuse*, com realização de exames e procedimentos desnecessários) e ofertar padrões de cuidados de maneira mais equânime são apenas alguns dos desafios da área da saúde. Eles se amplificam com o envelhecimento da população (que no Brasil acontece de maneira mais acelerada, de acordo com o Censo de 2022), que aumenta doenças crônicas, oncológicas e neurodegenerativas, e com os impactos das mudanças climáticas, entre eles a insegurança alimentar resultante da queda da produtividade no cultivo de alimentos, a degradação das condições sanitárias, a disseminação de enfermidades infectocontagiosas e o agravamento de doenças associado às temperaturas extremas.

Nesse cenário, o Institute for Healthcare Improvement (IHI) estabeleceu cinco metas (*quintuple aim*) que devem ser buscadas para lidar com os desafios da saúde, adotadas pela Sociedade Beneficente Israelita Brasileira Albert Einstein como norteadoras de suas estratégias. O Quadro 1 apresenta os 5 objetivos para transformação na saúde.

Outro aspecto importante do contexto atual são as mudanças geradas pelas tecnologias digitais. Elas têm melhorado nossa vida em setores como varejo, bancário, educação, cultura, entretenimento, mobilidade, acesso à informação etc., com frequência promovendo a ampliação de acesso e a inclusão. Da mesma forma, já começaram a impulsionar transformações na saúde. Assim, o potencial de oportunidades a serem exploradas é enorme.

QUADRO 1 Quíntupla meta

Experiência do cuidado	Melhorar a qualidade, a segurança e a experiência do paciente e o desfecho clínico.
Saúde populacional	Ampliar o alcance das ações para parcelas maiores da população e coordenar o cuidado desde a atenção primária para reduzir a demanda pelos serviços de média e alta complexidade.
Redução de custo *per capita*	Aplicar os recursos de modo eficaz e eficiente, eliminando desperdícios.
Cuidado do trabalhador de saúde	Prover condições para que os colaboradores atuem com felicidade e significado.
Equidade	Viabilizar a todos padrões de cuidado equânimes, contribuindo para que atinjam seu pleno potencial de saúde.

AS BASES DA REVOLUÇÃO DIGITAL

Inteligência artificial (IA), *machine learning*, internet das coisas (IoT) e outros recursos que povoam a acelerada expansão do universo digital têm relação com o exponencial aumento da capacidade de processamento de informações acompanhado de uma enorme redução dos custos para fazê-lo.

Em meados de 2015, com 1 mil dólares, era possível processar em 1 segundo a capacidade do cérebro de um camundongo. Em 2023, o mesmo valor já permitia processar o equivalente ao cérebro humano e estima-se que em 2045, será possível processar um volume correspondente a todos os cérebros humanos juntos.[1] Essa aceleração na capacidade de processamento torna cada vez mais velozes os grandes saltos da humanidade. A Figura 1 apresenta um ritmo exponencial das transformações.

O que se observa nos mais diversos setores de atividade é o aproveitamento dessa capacidade de processamento e do seu barateamento para promover transformações gigantescas a um ritmo impressionante. Isso sem falar da computação quântica, tecnologia de informática emergente que utiliza aspectos da física quântica para resolver problemas complexos com uma rapidez e capacidade de processamento impossíveis aos mais modernos computadores atuais. Em palestra na edição de 2023 da South by Southwest (SxSW) – um dos maiores eventos de inovação do mundo –, William Hurley, uma das principais referências na área, previu que a computação quântica e a inteligência artificial juntas vão produzir nos próximos 7 anos transformações maiores e mais contundentes do que vimos em toda a história até os dias atuais.

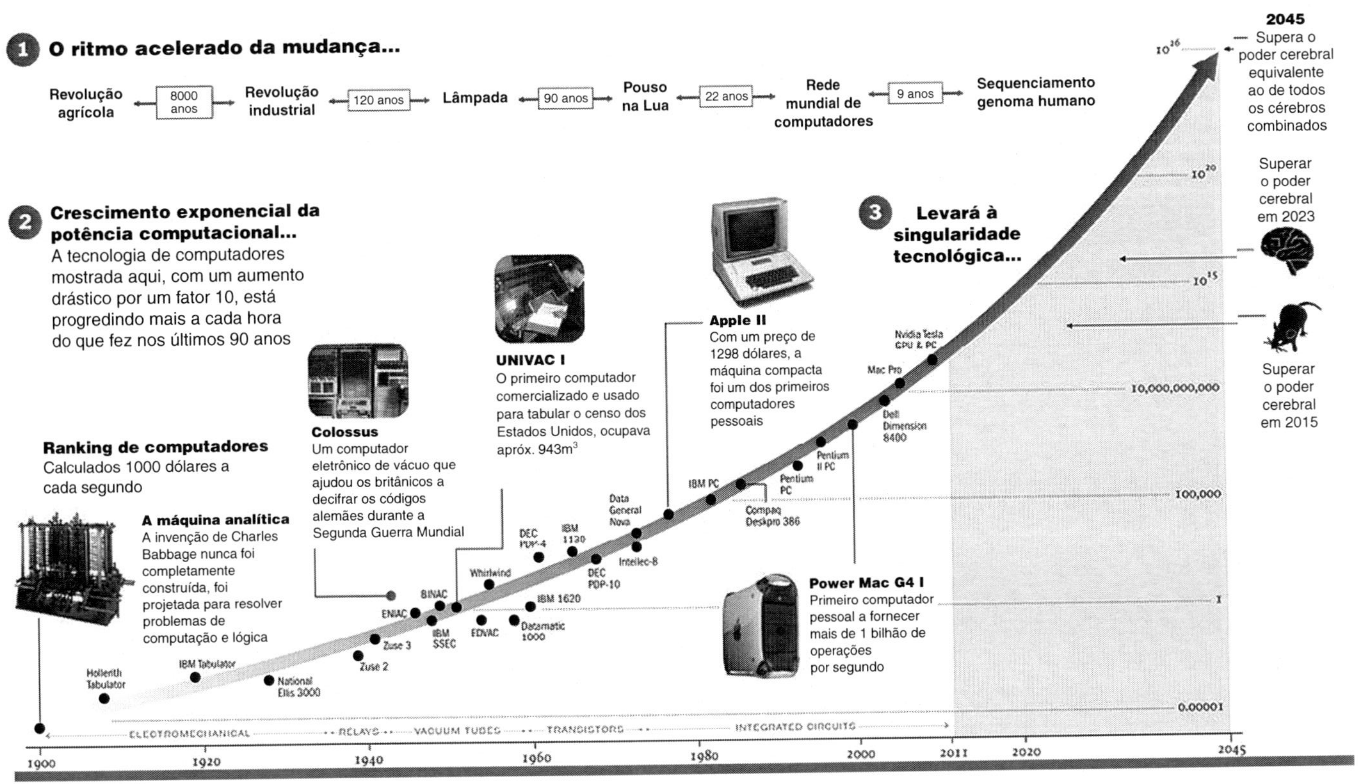

FIGURA 1 Infográfico publicado na *Time Magazine* mostra o exponencial crescimento da capacidade de processamento de informações e sua relação com a impressionante aceleração do ritmo de transformações.

Fonte: adaptada de Grossman L, 2011.[1]

SISTEMAS INTELIGENTES

Não é necessário esperar a computação quântica para explorar a tecnologia digital como impulsionadora das transformações em saúde. Sistemas inteligentes, cuja capacidade de processamento é imensamente superior à do cérebro humano, já têm demonstrado seus superpoderes para projetar novos horizontes na gestão, na qualidade e na segurança da assistência; bem como no direcionamento de políticas públicas; e em outras fronteiras – como será mostrado adiante com alguns exemplos. Antes, porém, serão apresentadas as definições de alguns termos que fazem parte desse "admirável mundo novo".

Big Data

Big data é um termo utilizado para descrever grandes volumes de dados, estruturados ou não estruturados, que são gerados em alta velocidade e com grande variabilidade. Esse conceito engloba a enorme quantidade de informações que são coletadas, armazenadas e processadas em diversas fontes, como redes sociais, sensores, dispositivos móveis, transações financeiras e registros de saúde, entre outros.

Inteligência artificial

Inteligência artificial (IA) é um campo da ciência da computação que se concentra no desenvolvimento de sistemas e algoritmos capazes de simular certas características da inteligência humana. O objetivo é permitir que máquinas realizem tarefas que, de outra forma, demandariam a intervenção humana e, em alguns casos, superem o desempenho humano em atividades específicas.

Inteligência artificial generativa (*generative artificial intelligence*)

Inteligência artificial generativa designa um subcampo da IA que se concentra na criação de modelos capazes de gerar novos dados ou conteúdos semelhantes aos dados para treinamento. Esses modelos são chamados de modelos generativos. Enquanto os modelos de IA tradicionais, como os modelos de aprendizado de máquina supervisionados, são usados principalmente para fazer previsões ou classificar dados com base em exemplos conhecidos, os modelos generativos vão além, pois têm a capacidade de criar dados realistas, como imagens, textos, áudio e vídeos.

Algoritmo

Algoritmo é uma sequência de instruções bem definidas e finitas que descrevem uma série de passos para resolver um problema ou realizar determinada tarefa. Em outras palavras, é uma receita ou um conjunto de regras que guiam o processo de resolução de um problema específico.

Machine learning (aprendizado de máquina)

Machine learning é uma subárea da IA que se concentra no desenvolvimento de algoritmos e técnicas que permitem que computadores aprendam padrões e tomem decisões com base em dados, sem serem explicitamente programados para realizar essas tarefas específicas. Os algoritmos de aprendizado de máquina são treinados usando conjuntos de dados e exemplos para melhorar seu desempenho em determinada tarefa.

Internet das coisas (IoT)

IoT é a sigla de *internet of things* (em português, internet das coisas). Refere-se a uma rede de dispositivos físicos interconectados capazes de coletar e trocar dados por meio da internet. Esses dispositivos podem incluir sensores, câmeras, medidores, atuadores e outros objetos do cotidiano que incorporam essa tecnologia, permitindo que se comuniquem entre si e com sistemas de computação.

Analytics (ou análise de dados)

Analytics é o nome que se dá ao processo de examinar, interpretar e obter *insights* significativos a partir de dados coletados. É uma disciplina que envolve a aplicação de técnicas estatísticas, matemáticas, computacionais e de modelagem para explorar dados em busca de padrões, tendências e informações úteis. Seu objetivo é transformar dados brutos em conhecimentos acionáveis que possam apoiar a tomada de decisões informadas e estratégicas em diversos campos, como negócios, ciência, saúde, *marketing* e finanças, entre outros.

OS CAMINHOS A PARTIR DO *BIG DATA*

Ter um sistema inteligente capaz de ajudar em qualquer etapa da prática assistencial ou da entrega de saúde para a população a partir de uma gestão mais eficiente e sustentável depende, antes de tudo, de gerar dados que componham uma base robusta, sejam facilmente acessíveis e permaneçam, armazenados em ambiente adequado (físico ou na nuvem) e seguro, respeitando a privacidade do paciente e a Lei Geral de Proteção de Dados (LGPD).

Em uma instituição de saúde, um prontuário eletrônico bem-estruturado é mais que um facilitador da gestão, da vida do médico e das equipes assistenciais e de apoio envolvidas no processo de cuidado. Na verdade, ele se torna uma fonte de informações valiosas das quais é possível extrair inteligência e a partir dela, desenvolver soluções inovadoras que agregam valor à qualidade da assistência, à segurança e à experiência do paciente, além de otimizar processos e reduzir desperdícios.

Na perspectiva da saúde pública, p. ex., os bancos de dados existentes ou que podem ser criados são terreno fértil para semear soluções capazes de fazer florescerem todos os eixos da quíntupla meta do IHI, criando pontes onde hoje há abismos. A tecnologia digital é possivelmente um dos trunfos mais importantes para enfrentar os desafios da saúde do momento atual e aqueles que espreitam os profissionais no futuro próximo, como os já citados impactos do envelhecimento da população e das mudanças climáticas.

TRANSFORMAÇÕES MEDIADAS PELA TECNOLOGIA

Central de Monitoramento Assistencial

A partir de meados dos anos 2010, começaram a ser publicados estudos científicos que mostravam que instituições de saúde com capacidade de captar dados e fazer intervenções de segurança em tempo real tinham um poder até dez vezes maior[2-5] de prevenir falhas e evitar eventos adversos para o paciente do que se as melhorias fossem trabalhadas apenas com base nas notificações dessas ocorrências ou nas auditorias de processos. A Figura 2 apresenta alguns dados de estudo comparativo sobre os métodos de detecção de eventos adversos graves em hospitais.

Foram essas evidências que levaram o Hospital Israelita Albert Einstein a criar a Central de Monitoramento Assistencial (CMOA), estrutura baseada no processamento de um grande volume de dados e algoritmos que monitoram, em tempo real, 24 horas por dia, os pacientes nas áreas de internação, salas cirúrgicas e unidades de pronto atendimento, emitindo alertas quando algum dos parâmetros acompanhados foge dos padrões de normalidade (*triggers*). Quando isso ocorre, os profissionais que acompanham os dados na sala da CMOA comunicam a equipe da linha de frente, que se encarrega da ação.

ERROS E EFEITOS ADVERSOS

By David C. Classen, Roger Resar, Frances Griffin, Frank Federico, Terri Frankel, Nancy Kimmel, John C. Whittington, Allan Frankel, Andrew Seger, and Brent C. James

A ferramenta global de gatilho mostra que os eventos adversos em hospitais podem ser até dez vezes maiores do que previamente medidos

EXIBIÇÃO 2

Características demográficas dos pacientes hospitalares pela presença ou ausência de eventos

Variação demográfica	Efeito adverso presente	Efeito adverso ausente
Média de idade	58.7	49.0
Sexo (porcentagem feminino)	61.8%	72.4%
Mortalidade	2.36%	0.56%
Tempo médico de permanência (dias)	7.73	3.45%
Índice de complexidade dos casos	1.78	1.18%

FIGURA 2 Dados de estudo que comparou três diferentes métodos de detecção de eventos adversos graves em três hospitais norte-americanos, abrangendo 795 pacientes.
Fonte: Classen DC et al., 2011.[2]

Com a completa implantação do prontuário eletrônico em janeiro de 2017, o hospital já tinha os dados dos pacientes em tempo real e poderia usá-los para estabelecer seu sistema de monitoramento e intervenção para colher esses benefícios. Foi nesse ano que tiveram início os estudos das oportunidades que culminariam com a criação da Central.

O passo inicial foi identificar os potenciais *triggers* (os disparadores que levariam a algum tipo de ação) e quais informações do prontuário poderiam alimentar esses *triggers*. Para isso, foram realizadas inúmeras reuniões das equipes assistenciais com a área de teconologia da informação; entrevistas com os gestores de áreas, médicos, pacientes e membros da equipe multiprofissional; e análise das queixas registradas no SAC para entender os principais pontos que comprometem a experiência do paciente.

A Central foi lançada em 2018. Inicialmente, foram desenvolvidos algoritmos e implantados 35 grupos de indicadores (*triggers*), como atraso na administração de medicamentos, paciente com dor sem prescrição ou sem administração do medicamento prescrito, alteração glicêmica significativa etc. Em 2023, o número de *triggers* já tinha sido triplicado. O Quadro 2 apresenta os principais marcos da CMOA, em ordem cronológica.

Nos primeiros tempos, a base para os alertas – cujos parâmetros são estabelecidos por cada área – eram apenas os dados do prontuário eletrônico. Depois

QUADRO 2 Linha do tempo: mapeamento, implantação e evolução da Central de Monitoramento Assistencial do Hospital Israelita Albert Einstein

2017		2018	2019		2020	2021	2022-2023
Mapeamento de oportunidades	Desenho e validação do primeiro protótipo	Início do funcionamento da Central	Início do monitoramento do bloco cirúrgico	2ª fase do projeto para atualização	Monitoramento em UTI; mapeamento dos *triggers*	Início das construções dos *triggers* e modelos preditivos	Desenho da visão de futuro para expansão das atividades

foram criados alertas e *triggers* que usam IA para identificar tendências, como os escores preditores de piora clínica. A IA consegue analisar um conjunto de dados e predizer uma evolução negativa do quadro de um paciente. Muitas vezes, isso permite adotar ações antes da percepção dos profissionais sobre a tendência de piora e acionar, p. ex., um time de resposta rápida (Código Azul, Código Amarelo).

No Centro Cirúrgico, além de *triggers* específicos que avaliam o momento anestésico (sinais vitais, saturação de oxigênio etc.), há câmeras que também transmitem as imagens para a CMOA, permitindo ao operador da Central entender o que está acontecendo e capturar movimentações anormais, como uma dificuldade de intubação. A partir da associação dos dados e imagens, torna-se possível comunicar a equipe de uma cirurgia sobre algum ponto de atenção. A Figura 3 mostra o funcionamento da CMOA. Esse cruzamento de imagens e dados do prontuário tem permitido também, entre outras intervenções, a

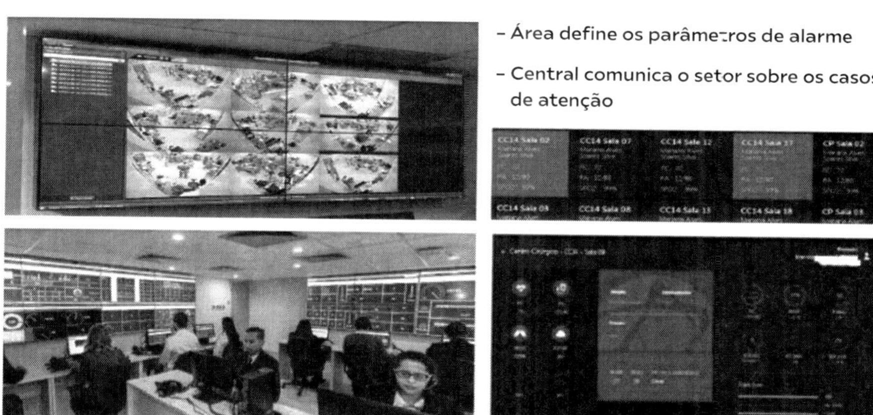

FIGURA 3 Funcionamento da Central de Monitoramento Assistencial do Hospital Israelita Albert Einstein.

Fonte: Sociedade Beneficiente Israelita Brasileira Hospital Albert Einstein, com permissão.

atuação da Central no protocolo de garantia de cirurgia no local correto em procedimentos que envolvem bilateralidade.

É importante destacar que a CMOA não tem caráter punitivo ou executor. Ela simplesmente acompanha os alertas e informa quem está na ponta da assistência para que adote a ação necessária. O papel dessa central é apoiar a assistência: ela é capaz de dizer o que está acontecendo, e não o que fazer. Em resumo, funciona como uma segunda camada da segurança do paciente.

Toda a CMOA foi desenvolvida em plataforma *web*, o que permite à instituição monitorar:

- Hospital e pronto atendimento da unidade Morumbi.
- Pronto atendimento nas unidades externas (Perdizes, Alphaville, Chácara Klabin e Ibirapuera).
- Unidade Goiânia.
- Hospital Municipal Vila Santa Catarina.

Em 2023, a CMOA realizava uma média de 10.800 intervenções por mês, ou seja, cerca de 360 por dia. Os Quadros 3 e 4 apresentam números que demonstram a alta capacidade de monitoramento da CMOA.

Alguns resultados da CMOA merecem destaque:

- Nenhum evento catastrófico relacionado à anestesia no Centro Cirúrgico desde o início do monitoramento pela CMOA (2019).
- Redução de 30% nos eventos adversos graves no Centro Cirúrgico.
- Adesão à repetição de antibiótico profilático 4 horas após a cirurgia passou de uma média de 42,1% em 2019 para 93% em 2022.
- Adesão ao *bundle* de normoglicemia passou de 21,3% em 2019 para 60% em 2022.
- Nenhum evento catastrófico relacionado à anóxia neonatal no Centro de Parto e no Centro Obstétrico.
- Aumento do número de acionamentos do time de resposta rápida (Código Amarelo – p=0,009 e Código Azul – p=0,044).

Cada vez mais, a CMOA incorpora recursos de IA e *machine learning* em prol da segurança do paciente. Uma das inovações, desenvolvida em parceria com a *startup* Hoobox (incubada na Eretz.bio, a incubadora de *startups* da instituição),

QUADRO 3 Número de leitos monitorados pela Central de Monitoramento Assistencial nas unidades hospitalares do Hospital Israelita Albert Einstein (dados de julho de 2023)

Unidade	Leitos monitorados
Unidade Morumbi	724
Unidade Goiânia	30
Hospital Municipal Vila Santa Catarina	215
Total	**969**

QUADRO 4 Número de passagens nas unidades de pronto atendimento do Hospital Israelita Albert Einstein (de janeiro a junho de 2023)

Unidade	Passagens
UPA Morumbi	67.008
UPA Alphaville	30.600
UPA Ibirapuera	33.740
UPA Perdizes	27.816
UPA Chácara Klabin	17.018
UPA Hospital Municipal Vila Santa Catarina	95.326
Total	**271.508**

incorpora um sistema de aprendizado de máquina capaz de interpretar imagens das câmeras de leitos de terapia intensiva e emitir alertas, p. ex., se um paciente com risco de queda se levantar sozinho. Nesse processo, não é preciso que ninguém fique acompanhando as imagens da câmara. O sistema "sabe" observar situações de risco e emite o alerta, e em seguida a equipe da CMOA informa a área para que adote a ação cabível no caso.

Central de Comando Operacional

As centrais de comando operacional são realidade em vários hospitais, principalmente nos EUA. Lá, uma das referências é o Capacity Command Center, do Johns Hopkins, lançado em 2016. Aqui no Brasil, uma das instituições pioneiras foi o Hospital Israelita Albert Einstein, que implantou a sua Central de Comando Operacional (CCO) em 2018 com a missão de fazer toda a gestão do fluxo do paciente de maneira centralizada, organizando e otimizando a assistência. Para isso, são captados dados dos sistemas de diferentes áreas da instituição, aos quais se aplicam tecnologias de IA e análise preditiva para que toda a "orquestra" de recursos físicos e humanos opere de maneira afinada e eficiente, agregando pontos para o atendimento, a segurança e a experiência do paciente.

Com enormes telas nas quais os dados se alternam em tempo real e sinais coloridos (verde, amarelo, vermelho), é possível verificar a disponibilidade ou não de uma estrutura ou serviço a cada momento. A CCO é um coração tecnológico que busca fazer o fluxo do paciente pulsar no ritmo mais adequado e com a melhor *performance* possível.

A gestão de leitos é um dos mais importantes focos da CCO do hospital. Ter o leito disponível para o paciente certo na hora certa envolve uma série de controles: tempos da manutenção e da higiene dos quartos, dos mensageiros que fazem o transporte de pacientes e das áreas responsáveis pela liberação dos leitos; estimativa de altas hospitalares; demanda de entrada de novos pacientes; tempo previsto de chegada da ambulância; cirurgias previstas etc. São centenas de dados e indicadores rastreados em tempo real, dos quais a tecnologia extrai informações que permitem previsibilidade e gestão adequada dos recursos.

O modelo de predição de leitos para pacientes da Unidade de Pronto Atendimento (UPA) do hospital que precisarão de internação é um exemplo. A CCO monitora em tempo real todos os pacientes em atendimento na emergência em quatro etapas:

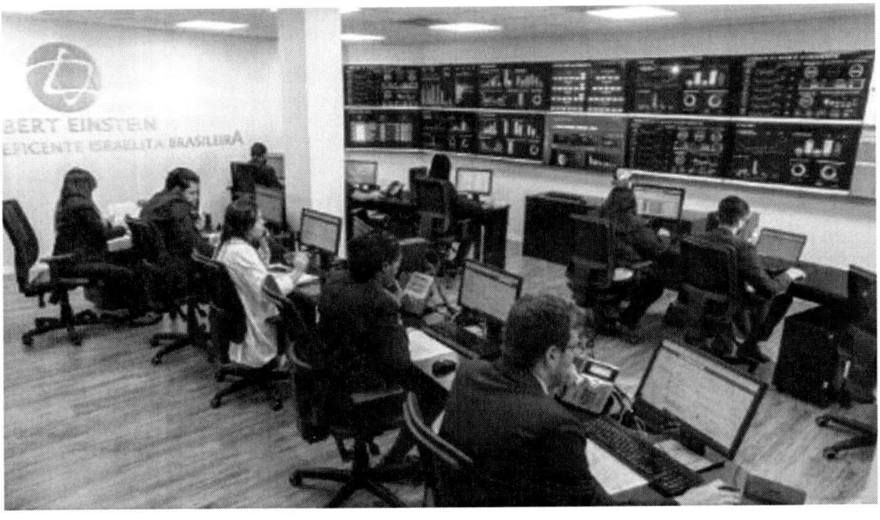

FIGURA 4 Central de Comando Operacional do Hospital Israelita Albert Einstein responsável pela gestão centralizada do fluxo do paciente.
Fonte: Sociedade Beneficiente Israelita Brasileira Hospital Albert Einstein, com permissão.

- triagem e avaliação do enfermeiro;
- avaliação do médico, pedido de exames e prescrição de medicamentos a serem usados no atendimento;
- resultado dos exames;
- reavaliação médica com diagnóstico final e direcionamento ao especialista.

Um modelo de escore que considera cada uma das etapas do atendimento na UPA aponta os pacientes com alta probabilidade de internação. Com isso, o sistema de gerenciamento de leito entra em ação para atender a essa potencial demanda, buscando preferencialmente a alocação do paciente na área da especialidade (paciente ortopédico no setor de ortopedia, p. ex.). A alocação do paciente de acordo com a especialidade tem impacto direto no tempo de permanência, ou seja, internar no setor da especialidade em questão reduz o tempo de permanência, dinamizando o giro de leitos. O índice de acerto das predições do sistema gira em torno de 90%.

Alguns resultados do modelo preditivo para a gestão de leitos no primeiro ano de implantação merecem destaque:

- Redução de 30% do tempo de espera dos pacientes da UPA que precisam de leito de internação.
- Aumento de 15% na alocação do paciente por especialidade.

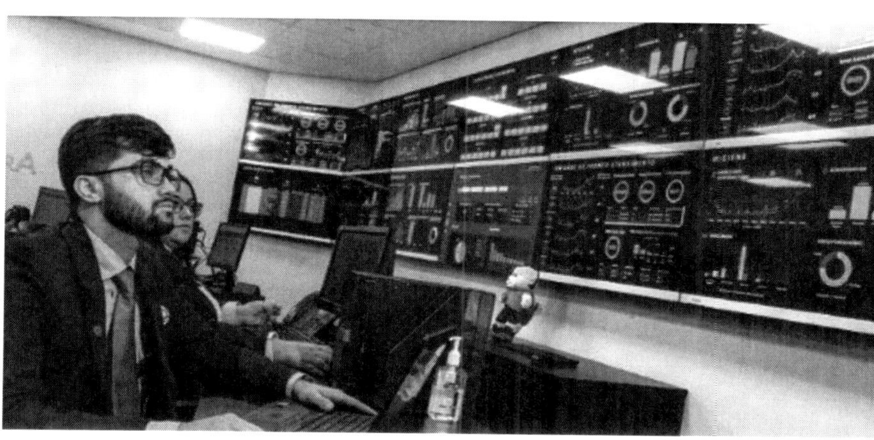

FIGURA 5 As telas da Central de Comando Operacional mostram centenas de dados e indicadores que podem ser acompanhados em tempo real.
Fonte: Sociedade Beneficiente Israelita Brasileira Hospital Albert Einstein, com permissão.

Ao se considerar a gestão de fluxo do paciente no hospital entre 2011 e 2023, foram obtidos os seguintes resultados:

- Redução de 20% no tempo médio de permanência.
- Aumento de 49% no giro de leitos, o que representa a criação de 182 leitos virtuais (sem necessidade de investimentos em expansão).

Outro modelo preditivo é adotado para o gerenciamento das escalas de enfermagem e fisioterapia. Com base em dados de toda a série histórica, o modelo projeta a ocupação do hospital em cada um dos dias do mês e ajusta a escala da equipe assistencial. Antes da centralização da gestão na CCO, os gestores costumavam elaborar a escala de sua área considerando 100% de ocupação todos os dias. Hoje, é a CCO ajusta o volume de profissionais com uma escala que visa não ter ociosidade nem sobrecarga de trabalho em cada unidade.

Impacto MR

Muitas soluções podem nascer a partir da construção de bancos de dados e do uso dessas informações para entender e enfrentar importantes desafios da saúde pública. É esse o caminho trilhado pelo projeto Impacto MR, plataforma nacional colaborativa focada no enfrentamento de um desses desafios: as infecções por bactérias multirresistentes em unidades de terapia intensiva (UTI), locais onde esses microrganismos costumam surgir por causa da maior necessidade de uso de antibióticos no tratamento de pacientes críticos.

Essa plataforma colhe dados das ocorrências de bactérias multirresistentes em UTI de cinquenta hospitais de diferentes regiões do Brasil, 70% deles públicos e 30%, privados. Armazenados em nuvem, eles oferecem um panorama dessas infecções no país. Esses dados compõem um arsenal de informações que ajuda a entender e analisar causas e também desenvolver estudos e pesquisas que apontem novos caminhos para lidar com o problema, como formas mais eficazes de higienização dos ambientes de UTI e alternativas para reduzir com segurança o uso de antibióticos.

O desafio das chamadas superbactérias e infecções por elas causadas é global. Em 2015, a Organização Mundial da Saúde (OMS) fez um chamamento para que os países desenvolvessem planos nacionais ou regionais para combatê-las.[6] O Brasil tem o seu. O Impacto MR é uma plataforma de apoio ao Plano Nacional para a Prevenção e o Controle da Resistência Microbiana nos Serviços de Saúde.[7]

O projeto é desenvolvido em parceria entre os hospitais-membro do Programa de Apoio ao Desenvolvimento Institucional do Sistema Único de Saúde (Proadi-SUS): Hospital Israelita Albert Einstein, Hospital Sírio-Libanês, Hospital Alemão Oswaldo Cruz, Hospital do Coração, Hospital Moinhos de Vento e Beneficência Portuguesa de São Paulo.

A coleta de dados dos pacientes internados nas UTI dos cinquenta hospitais participantes mantém um padrão comum e utiliza as mesmas variáveis. Essa padronização é essencial para uma análise adequada da situação da resistência bacteriana na UTI e de suas consequências. Entre outros, são coletados dados demográficos; de comorbidades; estado funcional; escores clínicos; diagnóstico de internação e diagnósticos secundários; dados laboratoriais, clínicos e microbiológicos; e uso de recursos como ventilação mecânica, cateter urinário e cateter venoso central durante a internação na UTI. Também é feito um cálculo dos custos fixos e variáveis por paciente. Para isso, foi desenvolvido um sistema original (e-Custos Impacto MR) para consolidar os dados em nível de paciente e de item e integrá-los à plataforma colaborativa por meio de uma interface de programação de aplicações.

Depois da primeira fase do projeto (2018 a 2020), uma nova etapa foi iniciada em 2021, quando a rede colaborativa se transformou em um laboratório para a realização de ensaios clínicos e análise de impactos de intervenções. Cada um dos hospitais coordenadores do Impacto MR é responsável por um eixo de pesquisa e os estudos são conduzidos em grupos de UTI que fazem parte da plataforma. Os resultados dessa etapa contribuirão para orientar futuras estratégias de prevenção e controle das infecções causadas pelas bactérias multirresistentes não apenas nos hospitais brasileiros, mas também do exterior.

Plataforma de armazenamento de imagens médicas e inteligência artificial do SUS

Mais conhecida como Banco de Imagens, é uma plataforma criada pelo Hospital Israelita Albert Einstein no âmbito do Proadi-SUS. Ela tem abrangência nacional e faz o armazenamento e o gerenciamento de imagens médicas do sistema público de saúde, além de incorporar recursos de IA.

Baseada na tecnologia Vendor Neutral Archive (VNA) e estruturada em nuvem, ela armazena imagens como radiografias, tomografias, ultrassonografias, de ressonância magnética e de densitometria óssea em vários formatos (fotos, vídeos, arquivos PDF etc.), possibilitando o acesso e o compartilhamento desses dados por diferentes profissionais de saúde e instituições de qualquer lugar do Brasil. Para o caso de exames impressos, como radiografias em chapa, um aplicativo de celular foi desenvolvido para que a imagem seja digitalizada e encaminhada para a plataforma na nuvem.

O objetivo dessa iniciativa pioneira no país é a interoperabilidade do sistema em nível nacional, com disponibilização e facilidade de acesso ao histórico de exames de imagem do paciente onde quer que eles tenham sido realizados e que a pessoa esteja sendo atendida. Essas informações agregam valor à assistência, conferem mais agilidade ao atendimento e otimizam o tempo no tratamento de doenças, reduzindo filas de espera e evitando desperdícios com a repetição desnecessária de exames.

Ao incorporar a tecnologia VNA no SUS, que já tem sua característica de ser universal, a plataforma pode integrar na nuvem exames de imagens realizados em centros públicos de todo o país, disponibilizando-os de maneira digital. Posteriormente, centros privados de saúde também poderão replicar o uso dessa tecnologia para alimentar o sistema em esfera nacional, integrando esse ecossistema colaborativo.

Em consonância com a LGPD, todas as informações dos pacientes são anonimizadas e somente as equipes médicas, mediante autorização, terão acesso a elas quando necessário. Para isso, foram criados dois modelos de VNA: um para produção, que detém os dados sensíveis e ficam centralizados nos centros diagnósticos, com acesso restrito à equipe médica ligada diretamente ao atendimento, e outro exclusivamente para pesquisa.

Paralelamente à criação do VNA, foram desenvolvidos algoritmos de IA capazes de analisar as imagens e sinalizar se o exame está normal ou alterado, com suspeita de alguma doença. É um exemplo da tecnologia dando suporte ao diagnóstico. A pedido do Ministério da Saúde, o foco dos algoritmos é buscar achados relacionados à tuberculose nas radiografias de tórax, possíveis alterações ou infecções em tomografias de crânio e câncer de pele por meio da análise de fotos/imagens da pele.

Mayo Clinic Platfom Connect

Lançada em 2019, a Mayo Clinic Platform Connect é uma rede distribuída em que dados clínicos de diferentes organizações são conectados em uma arquitetura fechada e segura, permitindo que sejam compartilhados para projetos de pesquisa e desenvolvimento de soluções inovadoras que visam melhorar a assistência, aprimorar processos e otimizar sistemas de saúde por meio de recursos avançados de IA e *machine learning*.

Estima-se que, do total de dados gerados mundialmente, um terço seja de saúde; no entanto, são "silos" de dados não conectados. A plataforma da Mayo Clinic quer construir pontes entre esses "silos", assegurando aos membros e usuários dessa rede uma imensa quantidade de dados clínicos (sempre sem identificação do paciente) sobre condições de saúde relacionadas a doenças (desde as comuns até as mais raras e complexas), dados de uma vasta gama de tratamentos e terapias e representação de comunidades de diferentes países, ou seja, populações de pacientes geográfica e etnicamente diversas.

Soluções desenvolvidas a partir dessa rede de dados podem contribuir para que sistemas de saúde tomem decisões clínicas com mais rapidez e precisão, para que profissionais inovadores criem melhores soluções que atendam todas as populações e médicos tenham acesso expandido ao conhecimento de outros especialistas e pesquisadores. Em 2023, compunham o grupo de parceiros da Mayo Clinic nessa rede de compartilhamento de dados: Hospital Israelita Albert Einstein (Brasil), Sheba Medical Center (Israel), Mercy Hospital (EUA) e University Health Network (Canadá).

Para garantir que a privacidade e a confidencialidade sejam preservadas em toda a rede de dados distribuída, os parceiros operam com o sistema Data Behind Glass da plataforma. Todos os dados são anonimizados e permanecem na plataforma de dados individual de cada parceiro, ou seja, eles podem ser acessados e usados no ambiente da plataforma global, mas não são retirados do ambiente da organização parceira proprietária.

CONSIDERAÇÕES FINAIS

Seja na perspectiva dos sistemas de saúde, das organizações, ou dos profissionais de saúde, as tecnologias digitais têm promovido transformações fascinantes, e essa é apenas uma fração do universo de possibilidades que existem pela frente.

Entre os médicos, ainda há uma parcela refratária ou temerosa de ser substituída pela IA e pelos algoritmos. Parte deles possivelmente fazia parte do grupo que até o advento da pandemia da Covid-19 abominava as teleconsultas e hoje as tem como parte de sua rotina. Descobriram que elas não os distanciam dos pacientes, ao contrário, aproximam e derrubam barreiras geográficas. Parte deles, aliás, nem se dá conta de que é a IA que está por trás das ferramentas de suporte à decisão ou das facilidades para a vida pessoal e profissional embutidas nos *apps* de seu *smartphone*.

Não vai demorar para que se desenvolva, p. ex., um assistente virtual capaz de acompanhar nossas consultas e registrar a nossa conversa com o paciente, filtrando o que é relevante como informação médica e já preenchendo os campos corretos. Também poderá ser possível levantar resultados de exames anteriores e compará-los com o mais recente, fazendo isso em segundos.

E as soluções de IA generativa, como ChatGPT, Google Bard, ChatSonic, Microsoft Copilot e várias outras certamente serão fontes de consulta para os pacientes. Os médicos também, se aprenderem a fazer bom uso dessas ferramentas e aplicar os filtros necessários e suas competências para separar o joio do trigo, poderão usá-las. É preciso questionar se essas soluções estão "roubando" o papel do médico ou dando a ele armas para cuidar melhor e dedicar mais tempo aos seus pacientes, fazendo aquilo que máquina nenhuma é capaz de fazer.

Há um bordão muito usado por este autor: médicos que temem a concorrência da IA correm, sim, o risco de serem substituídos – não por ela, mas pelos profissionais que abraçam os recursos da tecnologia digital para otimizar seu trabalho e aprimorar o cuidado aos pacientes. Esse raciocínio vale também para as organizações e os sistemas de saúde. Os exemplos citados neste capítulo dão uma ideia de como a inteligência humana pode criar inteligências artificiais para enfrentar os desafios da saúde, pavimentando os caminhos que nos aproximam do *quintuple aim*.

Entre o final dos anos 1980 e começo dos 1990, todo mundo ficou maravilhado com o celular, um tijolão acessível a poucos que fazia a proeza de permitir fazer e receber chamadas com mobilidade. Hoje, milhões de pessoas possuem *smartphones* e ninguém pensa em todos os recursos tecnológicos ali embutidos que tornaram o aparelho uma espécie de "faz-tudo", onipresente em nossas vidas. É isso que acontece com as tecnologias exponenciais, conceito explorado por autores como Salim Ismail e Peter Diamandis, da Singularity University. As tecnologias vão se desenvolvendo e se tornando visíveis, como acontece hoje com a IA e a Genômica. Depois, evoluem rapidamente e ficam tão presentes em tudo que se tornam invisíveis.

No começo deste século, nos deslumbramos com o primeiro sequenciamento do genoma humano. Levou 13 anos e custou cerca de 3 bilhões de dólares.

Hoje, o sequenciamento de um genoma é feito em 30 a 40 horas por menos de 1 mil dólares, utilizando potentes máquinas robóticas, alta capacidade de processamento de dados e *softwares* de IA e *machine learning*. Espera-se que progressos nessa linha continuem permitindo que os recursos da Genética, que andam de mãos dadas com a Medicina Personalizada, fiquem cada vez mais acessíveis. Chegará a hora em que também o sequenciamento do genoma e a crescente gama de sistemas inteligentes que permitem estabelecer relações da genética com doenças e tratamentos mais efetivos e de maneira individualizada também se tornarão "invisíveis" – tecnologias tão presentes na assistência que farão com que a Medicina Personalizada perca esse "sobrenome" e passe a ser, simplesmente, Medicina.

Não é possível saber se a previsão de William Hurley de que a computação quântica e a IA juntas vão produzir nos próximos 7 anos transformações maiores e mais contundentes do que vimos em toda a história até os dias de hoje. Apesar disso, é inegável que com a IA e a computação que já existe hoje é possível, de maneira acelerada, revolucionar a saúde. E isso depende, sobretudo, da inteligência humana.

REFERÊNCIAS

1. Grossman L. 2045: the year man becomes imortal. Time. [internet]. 10 de fevereiro de 2021. [acesso em janeiro de 2024]. Disponível em: https://www.thekurzweillibrary.com/time-2045-the-year-man-becomes-immortal
2. Classen DC, Resar R, Griffin F, Federico F, Frankel T, Kimmel N, et al. 'Global trigger tool' shows that adverse events in hospitals may be ten times greater than previously measured. Health Aff (Millwood). 2011;30(4):581-9.
3. Singh H, Sittig DF. Measuring and improving patient safety through health information technology: the Health IT Safety Framework. Qual Saf Health Care. 2016;25(4):226-32.
4. Bates DW, Levine D, Syrowatka A, Kuznetsova M, Craig KJT, Rui A, et al. The potential of artificial intelligence to improve patient safety: a scoping review. NPJ Digit Med. 2021;4(1):54.
5. Classen D, Li M, Miller S, Ladner D. An electronic health record-based real-time analytics program for patient safety surveillance and improvement. Health Aff (Millwood). 2018;37(11):1805-12.
6. World Health Organization. Global action plan on antimicrobial resistance. Genebra: WHO; 2015.
7. Brasil. Ministério da Saúde. Agência Nacional de Vigilância Sanitária. Plano Nacional para a Prevenção e o Controle da Resistência Microbiana nos Serviços de Saúde. Brasília: Anvisa; 2017.

14

Algoritmos em Medicina: do código aos bons desfechos clínicos

João Brainer Clares de Andrade

HISTÓRIA E EVOLUÇÃO

A integração de algoritmos automatizados na Medicina tem sido uma jornada progressiva, e é marcada por avanços significativos em tecnologia e ciência de dados. Inicialmente, a aplicação desses algoritmos era limitada, por conta da capacidade computacional restrita e da escassez de dados digitais.[1] Assim, desde a criação dos primeiros sistemas baseados em regras até os sofisticados modelos de inteligência artificial disponíveis hoje, pode-se dizer que a evolução foi notável.

O advento dos computadores pessoais e da internet nas décadas de 1980 e 1990 representou um marco crucial, permitindo o armazenamento digital de registros médicos e o início da era dos sistemas de informação em saúde.[1,2] Essa digitalização facilitou a primeira onda de algoritmos automatizados, focados principalmente em tarefas administrativas e de gestão de dados.[2]

Com o início do século XXI, a explosão do *Big Data* transformou esse panorama. A acumulação de vastos repositórios de dados médicos eletrônicos, imagens diagnósticas e dados genômicos proporcionou um terreno fértil para o desenvolvimento de algoritmos mais avançados.[3] Depois, esses algoritmos começaram a empregar técnicas de aprendizado de máquina e inteligência artificial, permitindo análises mais complexas e predições mais precisas.[1-3]

Por sua vez, o surgimento da computação em nuvem e o armazenamento escalável de dados, permitiu o processamento de quantidades de dados antes inimagináveis. Isso não só acelerou a pesquisa e o desenvolvimento de novos algoritmos, mas também facilitou a colaboração entre instituições médicas e científicas ao redor do mundo.[3,4]

A serialização de dados, ou a capacidade de analisar dados médicos sequenciais, como registros de eletrocardiograma ou monitoramento contínuo de sinais vitais, abriu novas frentes para o monitoramento em tempo real e a intervenção precoce em condições críticas.[1,2] Simultaneamente, o processamento avançado de imagens médicas, impulsionado por técnicas de aprendizado profundo, revolucionou a Radiologia, a Patologia e outras áreas diagnósticas, proporcionando *insights* sem precedentes.[3,4]

Hoje, a Medicina é impulsionada por algoritmos que aprendem com vastos conjuntos de dados, aprimorando continuamente sua precisão e eficácia. A inteligência artificial não só automatiza tarefas repetitivas, mas também fornece suporte à decisão clínica, promovendo uma nova era de diagnóstico e tratamento personalizado.[2,3]

A confluência dessas tecnologias digitais e o constante avanço da computação e da análise de dados têm solidificado o papel dos algoritmos automatizados como pilares na Medicina moderna.[1,5] Eles otimizam processos existentes e pavimentam o caminho para inovações disruptivas no cuidado e no tratamento de pacientes.

CAMPOS DE INCORPORAÇÃO

Algoritmos automatizados encontraram aplicação em quase todos os campos da Medicina, transformando práticas e melhorando a eficiência.[1-5] Na área diagnóstica, p. ex., a inteligência artificial e o processamento de imagens têm revolucionado a radiologia, permitindo a detecção precoce de condições como câncer, anormalidades cardíacas e doenças neurodegenerativas com uma precisão surpreendente.

Na Genômica, algoritmos complexos analisam sequências de DNA para identificar variantes genéticas responsáveis por doenças, abrindo caminho para terapias personalizadas e Medicina de precisão. Essa capacidade de personalizar o tratamento com base no perfil genético de um indivíduo é uma das mais promissoras aplicações da inteligência artificial na Medicina.[5]

Na gestão de cuidados de saúde, os algoritmos são usados para otimizar a alocação de recursos, o agendamento de consultas e procedimentos e o gerenciamento de fluxos de pacientes. Além de promover a eficiência operacional, tudo isso aumenta a satisfação do paciente ao reduzir tempos de espera e melhorar o acesso aos cuidados.

Nos cuidados críticos e na monitorização contínua de pacientes, algoritmos processam sinais vitais em tempo real para alertar a equipe médica sobre deteriorações potenciais no estado do paciente, possibilitando intervenções rápidas – e muitas vezes salvando vidas.[5]

Na pesquisa clínica, algoritmos automatizados são fundamentais para a análise de grandes conjuntos de dados para identificar padrões, tendências e associações. Isso acelera a descoberta de novos tratamentos, a compreensão das doenças e o desenvolvimento de estratégias preventivas.[6]

IMPACTO NA SAÚDE PÚBLICA

Os algoritmos automatizados têm um impacto profundo na saúde pública, principalmente por conta da capacidade de analisar grandes volumes de dados de saúde populacionais. Essa capacidade permite a identificação de surtos de doenças em estágio inicial, a monitorização de tendências de saúde pública e a avaliação da eficácia de intervenções e políticas de saúde.[7]

Na esfera do planejamento estratégico de recursos, algoritmos ajudam a prever a demanda por serviços de saúde, otimizar a distribuição de recursos e planejar a capacidade hospitalar. Isso é crucial para garantir que os sistemas de saúde respondam de maneira eficaz a emergências, epidemias e às necessidades em constante mudança da população.[7]

Algoritmos também desempenham um papel vital na análise de determinantes sociais da saúde, possibilitando que os planejadores identifiquem populações em risco e desenvolvam intervenções direcionadas para melhorar os resultados de saúde em comunidades desfavorecidas.[7,8]

A utilização do *Big Data* em estudos populacionais, apoiada por algoritmos automatizados, já está revelando *insights* sobre a etiologia de doenças crônicas, padrões de transmissão de doenças infecciosas e eficácia de vacinas e outras intervenções de saúde pública.[9]

Por fim, os algoritmos estão facilitando a transição para modelos de saúde preventiva, nos quais os dados podem ser usados para prever riscos individuais e populacionais, o que favorece intervenções mais precoces capazes de prevenir doenças e reduz o fardo sobre os sistemas de saúde.[1-9]

SUPORTE À DECISÃO CLÍNICA

A incorporação de algoritmos em plataformas de suporte à decisão representa uma das mais significativas transformações na prática médica.[1,10] Essas ferramentas analisam informações complexas de pacientes, incluindo histórico médico, resultados de exames e literatura científica atualizada, e têm como objetivo fornecer recomendações de diagnóstico e tratamento.

Em diagnósticos clínicos, algoritmos de inteligência artificial complementam a experiência do médico, ajudando a identificar padrões sutis em sintomas e resultados de testes que podem indicar condições raras ou emergentes.[10,11] Isso não só melhora a precisão diagnóstica, como também acelera o processo, permitindo intervenções mais rápidas.

Na radiologia, os algoritmos de processamento de imagens médicas são usados para analisar radiografias, tomografias e ressonâncias magnéticas, identificando anormalidades com uma precisão muitas vezes superior à da análise humana.[11] Além de aumentar a detecção precoce de doenças, isso também reduz a carga de trabalho dos radiologistas, possibilitando-lhes focar em casos mais complexos.[11]

Essas plataformas de suporte à decisão também promovem uma abordagem mais personalizada na prática clínica, ajustando recomendações de tratamento com base nas características únicas de cada paciente.[1] Isso é particularmente relevante em campos como a oncologia, em que a terapia pode ser ajustada com base no perfil genético do tumor do paciente.[10,11]

MELHORA DOS DESFECHOS CLÍNICOS

Na vanguarda da inovação em saúde, os algoritmos automatizados estão revolucionando a prática médica, prometendo uma era de Medicina personalizada, em que tratamentos e prevenções são feitos sob medida para as necessidades individuais.[12] Essa abordagem *data-driven* permite diagnósticos mais acurados, pois identifica padrões que muitas vezes escapam ao olho humano. Ao analisar grandes conjuntos de dados, esses algoritmos podem prever a progressão de doenças, otimizar escolhas terapêuticas e identificar os pacientes que mais se beneficiarão de intervenções específicas, melhorando significativamente os desfechos.[1,12]

A personalização do tratamento médico guiada por algoritmos abre portas, portanto, para terapias mais eficazes e menos invasivas. A capacidade desses sistemas de aprender com uma vasta gama de dados clínicos e genéticos permite a identificação de terapias mais efetivas para perfis genéticos específicos, reduzindo o risco de reações adversas e aumentando a eficácia do tratamento.[1,12,13]

Essa abordagem não apenas melhora a qualidade de vida do paciente, como também contribui para a redução da carga nos sistemas de saúde, ao evitar tratamentos desnecessários e hospitalizações.[13]

Por exemplo, ao monitorar constantemente os sinais vitais e outros indicadores de saúde por meio de dispositivos *wearable*, esses sistemas podem alertar para a necessidade de intervenções precoces, prevenindo complicações e promovendo uma recuperação mais rápida e eficiente.[1] Essa monitorização contínua associada a análises preditivas pode prolongar a sobrevida de pacientes com condições crônicas e melhorar significativamente sua qualidade de vida.[13]

Ferramentas preditivas podem antecipar exacerbações de doenças crônicas, como insuficiência cardíaca ou diabetes, favorecendo intervenções precoces capazes de prevenir desfechos fatais.[13,14] Essa capacidade de prever e prevenir complicações antes que elas se tornem graves reduz a mortalidade e prolonga a vida dos pacientes ao mesmo tempo em que alivia a pressão sobre hospitais e unidades de cuidados intensivos.[13]

A integração de algoritmos automatizados nos cuidados de saúde também promete uma significativa redução de custos para os sistemas de saúde público e privado. Ao otimizar a alocação de recursos, evitar procedimentos desnecessários e reduzir a duração das estadias hospitalares, essas tecnologias podem diminuir os custos operacionais e aumentar a eficiência do atendimento.[14] Além disso, a detecção precoce e a prevenção de doenças por meio de análises preditivas podem resultar em economias significativas em longo prazo, ao reduzir a necessidade de tratamentos intensivos e prolongados.[14]

Apesar de todas essas oportunidades e benefícios potenciais, a implementação de algoritmos na Medicina não está livre de desafios. Além disso, a dependência de algoritmos pode levar a uma desumanização do atendimento, em que a tecnologia assume um papel mais central que a interação médico-paciente *side-to-side*.[1,13-15]

A transparência dos algoritmos também é crucial para sua aceitação tanto pela comunidade médica quanto pelos pacientes. A caixa-preta de muitos sistemas de inteligência artificial, cujos processos de tomada de decisão não são facilmente compreendidos, pode gerar desconfiança e resistência à sua adoção. Portanto, é essencial que os desenvolvedores desses sistemas trabalhem para torná-los tão transparentes e explicáveis quanto possível. Analisar, descrever e validar essas ferramentas dentro do contexto clínico é essencial para garantir a segurança e a confiança desses recursos.[1,12]

A integração efetiva dessas tecnologias requer avanços técnicos e uma mudança cultural dentro da Medicina. A formação médica deve evoluir para incluir competências em informática em saúde e análise de dados, preparando os profissionais para trabalhar lado a lado com esses sistemas avançados. A colaboração entre médicos, cientistas de dados e engenheiros será fundamental para concretizar todo o potencial dos algoritmos automatizados na Medicina.[1,12-15] No Brasil, são raras as iniciativas que incluem informática médica ou informática em saúde nos currículos de graduação.[16] A geração que está sendo formada já nasceu na explosão da saúde 4.0, mas não conhece o minimamente necessário sobre informática.[16]

LIMITES ÉTICOS E REGULAMENTAÇÃO

A ascensão dos algoritmos automatizados na Medicina, apesar de promissora, é acompanhada por uma série de questões éticas e regulatórias complexas. A capacidade desses sistemas de influenciar decisões clínicas coloca em destaque a necessidade de uma regulamentação rigorosa e de diretrizes éticas claras para garantir que seu uso beneficie os pacientes sem comprometer seus direitos ou sua segurança.[17]

Um dos principais desafios éticos é a questão da responsabilização. Quando um algoritmo automatizado desempenha um papel crítico em uma decisão clínica, a linha entre a responsabilidade da máquina e a do profissional de saúde pode se tornar turva. Determinar quem é responsável por erros ou falhas – seja o médico, o desenvolvedor do algoritmo ou o próprio sistema – é complexo e exige uma reflexão cuidadosa sobre as implicações legais e éticas.[18] Até para questões mais simples como a teleinterconsulta – em que um médico presta assistência do tipo "tira-dúvidas" com outro médico –, ainda não há resolução clara no Conselho Federal de Medicina.[17]

A falta de regulamentação específica para o uso de algoritmos na Medicina pode levar a uma implementação inconsistente e potencialmente perigosa dessas tecnologias. A ausência de padrões claros e de um quadro regulatório robusto aumenta o risco de erros e de uso indevido, o que pode resultar em danos aos pacientes e minar a confiança no sistema de saúde.

A privacidade e a confidencialidade dos dados dos pacientes são outra grande preocupação ética. Os algoritmos necessitam de acesso a grandes volumes de dados para aprender e fazer previsões precisas.[18,19] Isso levanta questões sobre como esses dados são coletados, armazenados e utilizados e também sobre quem tem acesso a eles. A proteção dessas informações sensíveis é fundamental para manter a confiança dos pacientes e para o sucesso em longo prazo da integração dos algoritmos na prática médica.[19]

A questão da equidade também é premente. É importante questionar se algoritmos são tão bons quanto os dados com os quais são treinados. Se esses dados forem tendenciosos ou não representativos de toda a população, os algoritmos podem perpetuar ou até exacerbar desigualdades existentes no acesso e na qualidade dos cuidados de saúde. Garantir que essas ferramentas sejam justas e imparciais é um desafio significativo que requer atenção constante.[18]

A adoção de algoritmos na Medicina requer, ainda, uma evolução na formação médica, como citado na seção anterior.[17-19] Os profissionais de saúde precisam não apenas de competências clínicas, mas também de uma compreensão básica sobre como os algoritmos funcionam, suas limitações e como interpretar seus resultados. Sem essa formação, existe o risco de uma dependência excessiva ou de uma confiança irrestrita nesses sistemas, o que pode levar a decisões clínicas inadequadas e ao estrangulamento da relação humana entre médico e paciente.[19]

ALGORITMOS E O FUTURO DA MEDICINA: UM PASSO PARA TRÁS, DOIS PASSOS PARA A FRENTE

À medida que nos aproximamos do horizonte de uma nova era na Medicina, impulsionada pelo avanço sem precedentes dos algoritmos automatizados, estamos à beira de uma transformação que redefinirá a prática médica e as relações intrínsecas entre médicos, pacientes e a tecnologia.[20] A promessa desses algoritmos de melhorar a eficiência, a precisão e a acessibilidade dos cuidados de saúde é imensa, mas também suscita questões fundamentais sobre a evolução do papel dos profissionais de saúde e a natureza da interação médico-paciente.[1,2,20]

Primeiramente, a adoção crescente de algoritmos automatizados na Medicina promete aumentar significativamente a precisão diagnóstica e a personalização dos tratamentos.[1-4,21] Com a capacidade de analisar grandes volumes de dados em frações de segundo, esses algoritmos podem identificar padrões e correlações que escapam à capacidade humana, possibilitando diagnósticos mais precisos e intervenções terapêuticas mais eficazes. Esse avanço poderá diminuir as taxas de erro médico, um dos principais desafios da prática médica contemporânea, e otimizar os resultados para os pacientes.[2,3-21]

Nesse sentido, a integração de algoritmos automatizados na prática médica tem o potencial de democratizar o acesso à saúde de alta qualidade. Ao automatizar tarefas rotineiras e análises complexas, a tecnologia pode permitir que os profissionais de saúde se concentrem em aspectos mais humanísticos do cuidado, como a empatia e a comunicação, tornando a Medicina mais acessível e personalizada.[22] Isso será particularmente significativo em regiões carentes, onde a escassez de especialistas limita o acesso a cuidados especializados.

Por outro lado, essa transformação implica desafios éticos e práticos. A relação médico-paciente, o cerne da prática médica, poderá ser afetada pela intermediação dos algoritmos.[23] A confiança e a comunicação, elementos fundamentais dessa relação, precisarão ser recontextualizadas em conformidade com um cenário no qual decisões clínicas podem ser significativamente influenciadas ou até determinadas por máquinas. A humanização do cuidado nesse ambiente cada vez mais tecnológico emergirá como um desafio primordial.[23]

Ademais, a relação médico-máquina enfrentará o desafio da confiabilidade e da transparência.[24] À medida que os algoritmos se tornam mais complexos e autônomos, garantir a explicabilidade de suas decisões será essencial para manter a confiança dos profissionais de saúde e dos pacientes. A capacidade de interpretar e validar as recomendações dos algoritmos será um componente crítico na formação médica futura, exigindo uma nova competência em literacia digital e ética em inteligência artificial.[21]

Em longo prazo, é provável que testemunhemos uma redefinição do papel dos médicos. Longe de serem substituídos, mas sem extinguir completamente essa discussão, os médicos precisarão ser capacitados por ferramentas que ampliam suas capacidades, permitindo um foco maior em aspectos do cuidado que requerem uma compreensão profunda do contexto humano, como a tomada de decisões compartilhada, a comunicação de más notícias e o apoio emocional.[24]

Em suma, os algoritmos automatizados estão configurados para serem catalisadores de uma era dourada na Medicina, em que a precisão, a eficiência e a personalização do cuidado alcançam patamares sem precedentes. No entanto, para que esse futuro se concretize de forma ética e sustentável, será essencial manter um diálogo contínuo entre tecnologia, ética e humanismo.[23] A Medicina do futuro será marcada não apenas pelo que os algoritmos podem fazer, mas pelo que escolhemos fazer com eles, em busca de um equilíbrio harmonioso e indissociável entre inovação e empatia, eficiência e compaixão, e tecnologia e humanidade.[24]

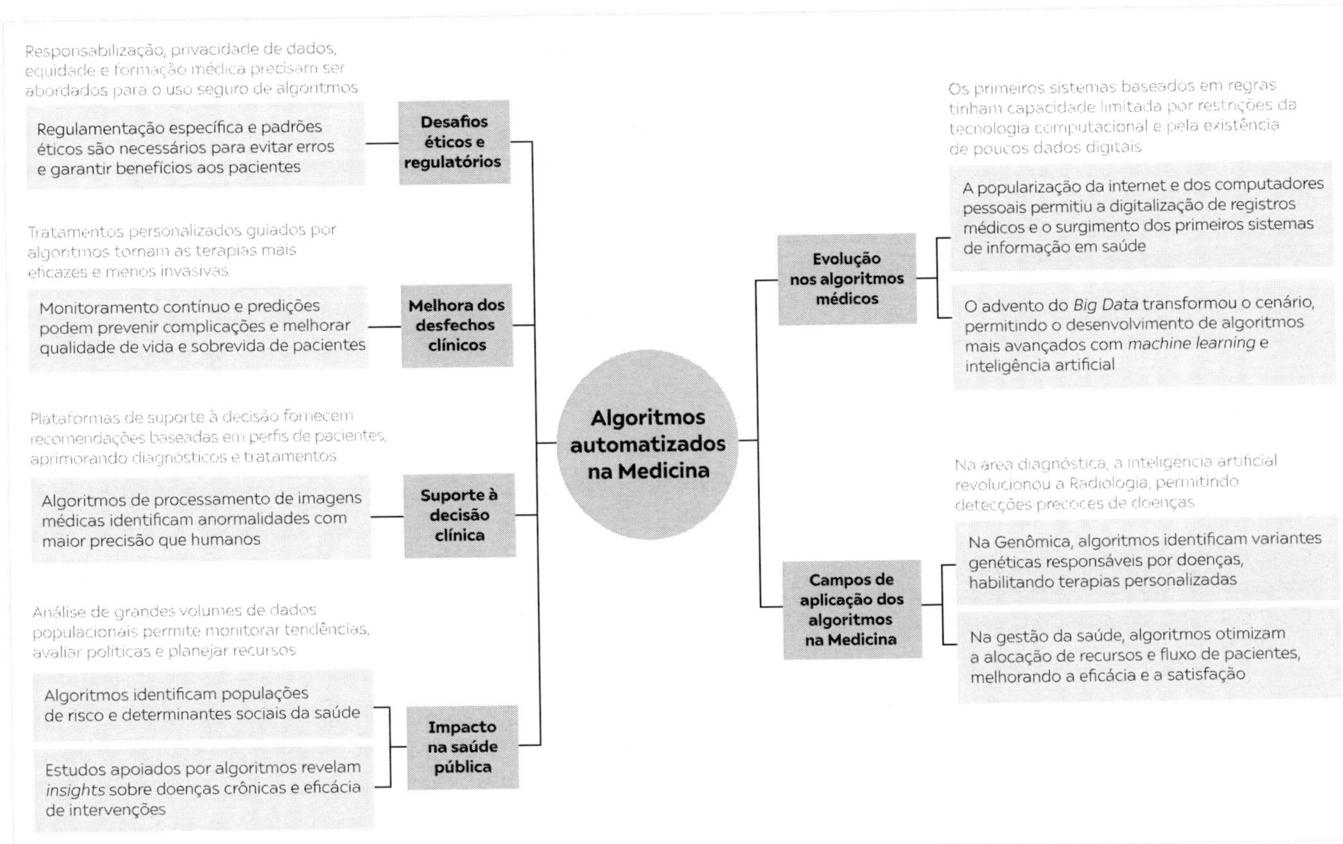

FIGURA 1 Mapa mental da evolução, do papel e das perspectivas envolvendo os algoritmos automatizados e a Medicina.

REFERÊNCIAS

1. Alowais SA, Alghamdi SS, Alsuhebany N, Alqahtani T, Alshaya AI, Almohareb SN, et al. Revolutionizing healthcare: the role of artificial intelligence in clinical practice. BMC Med Educ. 2023;23:689.
2. King MR. The Future of AI in medicine: a perspective from a chatbot. Ann Biomed Eng. 2023;51(2):291-5.
3. Lanzagorta-Ortega D, Carrillo-Pérez DL, Carrillo-Esper R. Inteligencia artificial en medicina: presente y futuro. Gac Med Mex. 2022;158(Suplement 1):17-21.
4. Maassen O, Fritsch S, Palm J, Deffge S, Kunze J, Marx G, et al. Future medical artificial intelligence application requirements and expectations of physicians in german university hospitals: web-based survey. J Med Internet Res. 2021;23(3):e26646.
5. Ahmad Z, Rahim S, Zubair M, Abdul-Ghafar J. Artificial intelligence (AI) in medicine, current applications and future role with special emphasis on its potential and promise in pathology: present and future impact, obstacles including costs and acceptance among pathologists, practical and philosophical considerations – a comprehensive review. Diagn Pathol. 2021;16(1):24.
6. Rajpurkar P, Lungren MP. The current and future state of AI interpretation of medical images. N Engl J Med. 2023;388(21):1981-90.
7. Jungwirth D, Haluza D. Artificial intelligence and public health: an exploratory study. Int J Environ Res Public Health. 2023;20(5):4541.
8. Olawade DB, Wada OJ, David-Olawade AC, Kunonga E, Abaire O, Ling J. Using artificial intelligence to improve public health: a narrative review. Front Public Health. 2023;11:1196397.
9. Fisher S, Rosella LC. Priorities for successful use of artificial intelligence by public health organizations: a literature review. BMC Public Health. 2022;22(1):2146.
10. Vincent JL. How artificial intelligence will affect the future of medical publishing. Crit Care. 2023;27:271.
11. Us Saba N, Faheem M. Types of artificial intelligence and future of artificial intelligence in medical sciences. In: Stawicki SP, editor. Artificial intelligence. In medicine and surgery, vol. 1. IntechOpen; 2023.
12. Jayakumar P, Moore MG, Furlough KA, Uhler LM, Andrawis JP, Koenig KM, et al Comparison of an artificial intelligence-enabled patient decision aid vs educational material on decision quality, shared decision-making, patient experience, and functional outcomes in adults with knee osteoarthritis: a randomized clinical trial. JAMA Netw Open. 2021;4(2):e2037107.
13. Khera R, Butte AJ, Berkwits M, Hswen Y, Flanagin A, Park H, et al. AI in medicine: JAMA's focus on clinical outcomes, patient-centered care, quality, and equity. JAMA. 2023;330(9):818-20.
14. Busnatu Ș, Niculescu AG, Bolocan A, Petrescu GED, Păduraru DN, Năstasă I, et al. Clinical applications of artificial intelligence: an updated overview. J Clin Med. 2022;11(8):2265.
15. Mercuri Chapuis S. Artificial intelligence and quality of life: four scenarios for personal security and safety in the future. In: Wac K, Wulfovich S, editores. Quantifying quality of life: health informatics. Cham: Springer; 2022.
16. Lobo LC. Inteligência artificial, o futuro da medicina e a educação médica. Rev Bras Educ Med. 2018;42(3):3-8.
17. Jassar S, Adams SJ, Zarzeczny A, Burbridge BE. The future of artificial intelligence in medicine: medical-legal considerations for health leaders. Healthc Manage Forum. 2022;35(3):185-9.
18. Farhud DD, Zokaei S. Ethical issues of artificial intelligence in medicine and healthcare. Iran J Public Health. 2021;50(11):i-v.
19. Tang L, Li J, Fantus S. Medical artificial intelligence ethics: a systematic review of empirical studies. Digit Health. 2023;9:20552076231186064.
20. Gennatas ED, Chen JH. Artificial intelligence in medicine: past, present, and future. Artif Intell Med. 2021;3-18.

21. Briganti G, Le Moine O. Artificial intelligence in medicine: today and tomorrow. Front Med (Lausanne). 2020;7:27.
22. Handelman GS, Kok HK, Chandra RV, Razavi AH, Lee MJ, Asadi H. eDoctor: machine learning and the future of medicine. J Intern Med. 2018;284(6):603-19.
23. Sunarti S, Fadzlul Rahman F, Naufal M, Risky M, Febriyanto K, Masnina R. Artificial intelligence in healthcare: opportunities and risk for future. Gac Sanit. 2021.
24. Kulkova J, Kulkov I, Rohrbeck R, Lu S, Khwaja A, Karjaluoto H, et al. Medicine of the future: how and who is going to treat us? Futures. 2023;146:103097.

15

Marketing e o médico do futuro

Ítalo Eugênio Souza Gadelha de Abreu
Daniel Coutinho de Souza
Matheus Eugênio de Sousa Lima

INTRODUÇÃO

A internet, emergiu nos primórdios dos anos 1970 como um projeto desenvolvido pelo Departamento de Defesa dos Estados Unidos. Atualmente, ela é uma realidade inescapável para muitos de nós que crescemos nesse novo mundo digital; entretanto, trata-se ainda de um fenômeno recente para as gerações anteriores.

Originalmente, a internet foi projetada para facilitar a comunicação e a troca de dados entre cientistas e acadêmicos dispersos geograficamente. Em vez de ser ligada a uma única entidade ou instituição, ela foi estruturada como uma rede descentralizada, independente de qualquer organização formal específica.[1,2] O objetivo dessa descentralização foi torná-la mais resiliente a potenciais cenários de guerra ou ataques terroristas. A ideia era garantir que a rede permanecesse funcional mesmo em condições adversas, assegurando a continuidade da comunicação e da troca de informações entre seus usuários.

Com o passar do tempo, essa rede conseguiu transcender seu propósito inicial de compartilhar dados de pesquisa. Hoje, é uma plataforma global que conecta bilhões de pessoas ao redor do mundo, oferecendo uma variedade de serviços e recursos, desde comunicação instantânea e acesso a informações até comércio eletrônico e entretenimento.[1]

Sua popularidade explodiu na década de 1990, com a introdução do *browser*, uma tecnologia que permitiu o acesso a um universo de informações graficamente ricas na internet, apropriadamente chamado de *World Wide Web* ou www.[1]

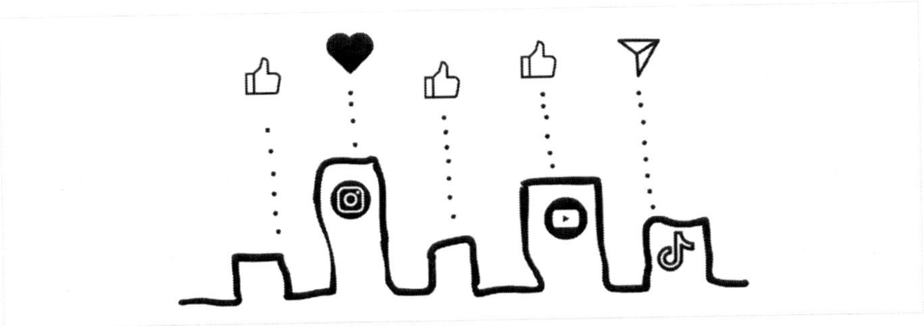

FIGURA 1 Disseminação da informação por algoritmos.

Mais recentemente, no "pós-pandemia", a internet deu um salto quântico, acelerando anos de evolução em apenas alguns meses. Telemedicina, telecirurgia, *e-commerce* e avanços gerais na saúde eram mudanças esperadas, mas não com tanta velocidade. Nassim Nicholas Taleb, no livro *A lógica do Cisne Negro*, ressalta que eventos inesperados ocorrem periodicamente na sociedade.[3-5] Quem poderia prever que um psiquiatra estaria realizando uma grande parcela de suas consultas de casa, ou que a prescrição digital aceleraria a adoção de certificados digitais, reduzindo o contato direto entre médicos e pacientes na era da covid-19? Ignorar essas possibilidades, bem como a inovação na Medicina, é um erro que não podemos nos dar ao luxo de cometer.

Ao observar a internet pela lente do *marketing* digital e compará-la com a mídia tradicional, é notável a velocidade com que os dados são transmitidos, atravessando grandes distâncias em segundos. A ciência pode ser disseminada globalmente em instantes (Figura 1).[4] Como tudo na vida, esse cenário traz benefícios e malefícios. Neste capítulo, vamos explorar as nuances e intersecção com o *marketing* digital na paisagem atual da Medicina, abordando: a estratégia de *marketing* de serviços e suas táticas.

O QUE É, EXATAMENTE, *MARKETING* DIGITAL?

O *marketing*, conforme definido por McCarthy em 1960, envolve a tomada de decisões sobre variáveis controláveis com o objetivo de alcançar um mercado-alvo específico.[1,2] Embora esse conceito possa parecer antiquado, é na verdade bastante atual e aplicável à era moderna do *marketing*.

Philip Kotler, muitas vezes considerado o "pai do *marketing*", argumenta que a formulação de uma estratégia de *marketing* envolve dois componentes centrais: a identificação do mercado-alvo e a definição do *mix* de *marketing*. Com relação a este último, houve uma importante evolução nos conceitos, com as decisões partindo dos 4 Ps tradicionais (preço, praça, produto e promoção), para os 4 Cs (cliente, custo, conveniência e comunicação) e também para os 4 As (análise, adaptação, ativação e avaliação).[3,6]

Preço se refere à determinação do valor monetário que será cobrado pelo produto ou serviço. Praça diz respeito à distribuição do produto, ou seja, onde e como ele será disponibilizado ao consumidor. Produto se refere às características tangíveis e intangíveis daquilo que está sendo vendido. E promoção diz respeito às táticas de comunicação usadas para informar, persuadir e lembrar os clientes sobre o produto ou serviço. O *marketing* não está mais limitado a esses quatro elementos.

Pessoas, ou o "quinto P", são um componente vital, pois se referem tanto aos clientes quanto aos funcionários envolvidos no processo de produção e entrega do produto ou serviço. Processos, ou o "sexto P", referem-se aos sistemas e procedimentos usados para auxiliar a empresa na oferta de produtos ou serviços. Posicionamento, ou o "sétimo P", está relacionado à maneira como a marca é percebida na mente do consumidor. Por fim, *performance*, ou o "oitavo P", refere-se à avaliação do sucesso do produto ou serviço em termos de metas de negócios e satisfação do cliente.

Agora, na era digital, todas essas dimensões do marketing têm de ser consideradas e adaptadas para o ambiente *online*, no qual a interação com o cliente e a entrega de valor ocorrem de forma significativamente diferente do que no ambiente físico. Isso é o que constitui o coração do *marketing* digital.

Umas das melhores definições de *marketing* seria uma "estratégia" (Figura 2) associada a um conjunto de táticas (mídias sociais, *blogs*, *e-mails*, *sites*, entre outros). Dificilmente você terá sucesso em algo se não tiver as duas coisas juntas.

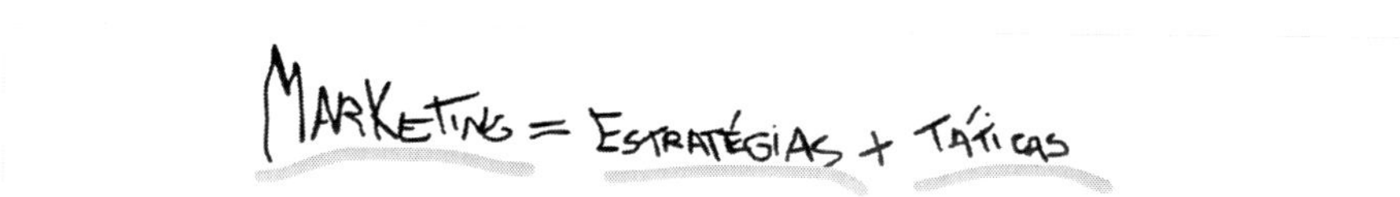

FIGURA 2 Definição de *marketing*.

Outro ponto interessante: na era do *marketing* digital, o produto ou serviço continua sendo algo importante, contudo, sem uma boa experiência na experiência do cliente (no caso dos médicos, na jornada do paciente), tudo pode falhar. Vamos para um exemplo prático: um paciente vai no seu perfil do Instagram e é direcionado para seu *site*, porém o *site* não carrega, por problemas de velocidade na conexão ou por estar fora do ar. O paciente tenta entrar em contato com sua secretária pelo WhatsApp, mas ela leva 2 dias para responder. Esse mesmo paciente tem uma grande probabilidade de desistir do seu serviço. Então, surge o pensamento: "se eu sou um bom médico, não preciso de estratégia". Errado; você precisa. Pense nas grandes marcas: Gillette, Apple, Nike, Hospital Albert Einstein. Se você tiver um bom produto ou serviço, mas oferecer uma péssima experiência com ele, seus pacientes não irão indicar você para outras pessoas. Soma-se a isso o fato de que, na Medicina, ética e segurança são os princípios básicos; não se pode oferecer soro vitamínico e ozonoiterapia para a cura de doenças a um paciente, mesmo que seja uma boa experiência, afinal enganar pacientes é crime.

PRINCIPAIS SIGLAS E TERMOS DO *MARKETING* DIGITAL

Você já ouviu falar sobre as siglas e termos do *marketing* digital? Se você está começando no mundo do *marketing* digital, pode ser um pouco assustador se deparar com este novo vocabulário. Esses termos e siglas descrevem diferentes aspectos do mundo do marketing digital. Desde entender o que é SEO até a importância dos *leads*, esse vocabulário é crucial para o sucesso de sua estratégia de *marketing*. Mas não se preocupe! A seguir, vamos explorar o mundo das siglas e termos do *marketing* digital e explicar como elas podem ajudar em seus objetivos de negócio.

Leads

Leads podem ser definidos como contatos que, por meio de uma estratégia de *marketing*, coletam informações-chave dos clientes potenciais para que seja possível identificá-los e nutri-los com conteúdos relevantes até que estejam prontos para uma possível compra. *Leads* não são clientes.

SEO

SEO, do inglês *search engine optimization*, significa otimização para os motores de busca. É um conjunto de técnicas que influenciam os algoritmos dos buscadores a definirem o ranqueamento de uma página entre os resultados de determinada pesquisa.[7]

Persona

Persona é o perfil fictício de um cliente considerado ideal usado para definir a comunicação. O termo foi criado por Alan Cooper.[8] Um exemplo de persona seria: mulher, 42 anos, com dois filhos, *workaholic*, trabalha em uma empresa de *software*, frequenta *shows* de *rock* e usa bastante Instagram e LinkedIn.

Público-alvo

Público-alvo é uma definição ampla dos potenciais clientes. Diferente da persona, não inclui os hábitos. Um exemplo de público-alvo seria: sexo masculino, trabalha no setor de vendas, com salário de 5 mil a 10 mil reais.

CTA

CTA, do inglês *call to action*, é a famosa chamada para ação. São frases ou botões que estimulam a ação do cliente em uma página ou rede social para realizar uma compra ou contratar um serviço. Um exemplo de CTA seria: "Marque sua consulta agora".

CPC

CPC é a sigla para custo por clique. É uma métrica usada em *marketing* digital que indica o valor pago por cada clique em um anúncio *online*. Ou seja, é o custo que um anunciante paga toda vez que um usuário clica em seu anúncio e é redirecionado para o *site* ou página de destino. Essa é uma das formas mais comuns de cobrança em plataformas de anúncios como o Google Ads e o Facebook Ads. Quanto maior for o número de cliques, maior será o valor gasto.

CTR

CTR, do inglês *click through rate*, é a taxa de cliques. Refere-se à métrica usada para medir a eficácia de um anúncio *online*. É calculado dividindo-se o número de pessoas que clicaram no anúncio pelo número total de vezes que o anúncio foi exibido. Quanto for maior o CTR, maior é a probabilidade de o anúncio ter um bom desempenho.

ROI

ROI, do inglês *return of investment*, é uma métrica usada no *marketing* digital para medir o retorno financeiro obtido a partir de investimentos em campanhas de *marketing*. É calculado dividindo-se o lucro obtido pelo custo total do investimento, e geralmente é expresso como uma porcentagem.

O ROI é uma das métricas mais importantes em *marketing* digital, pois permite avaliar a efetividade e a rentabilidade das estratégias e ajustá-las para obter melhores resultados.

BENEFÍCIOS DO *MARKETING* DIGITAL

O *marketing* digital é um processo ou meio que empresas usam em diversos canais, como mídias sociais, *e-mails*, *blogs* e *sites* de busca para solucionar problemas, estabelecer uma comunicação e/ou atender aos desejos do seu público e comunidade. Um dos principais pontos e privilégios do *marketing* digital é seu poder de mensuração a partir dos dados que ele pode gerar.

Vamos aos exemplos práticos: você acabou de montar seu consultório em um espaço de *coworking* na Faria Lima, em São Paulo, após seis anos de residência em outro estado. Para ser reconhecido, você decidiu imprimir panfletos e distribuí-los nas quatro esquinas do quarteirão da clínica. Essa pode ser uma boa estratégia, mas não permite mensurar quantos pacientes leram o panfleto ou se realmente precisavam dele.

Com anúncios em meios de *marketing* digital, você pode mensurar o sucesso da sua campanha usando diversas métricas. Assim como um avião precisa de combustível e de uma pista para decolagem, você deve escolher o caminho e a distância que deseja percorrer. Se seu objetivo é ser conhecido apenas no bairro, sua pista de decolagem será menor. Seja realista em relação às suas expectativas.

Destacamos, no entanto, que não há garantia de que uma estratégia específica terá sucesso. As plataformas de anúncios funcionam como leilões, e é importante testar diferentes abordagens para ver o que funciona melhor. Isso requer tempo e dinheiro.

Tráfego orgânico

Tráfego orgânico, ou tráfego de pesquisa, refere-se às pessoas que visitam um *site* depois de fazer uma pesquisa em um mecanismo de busca como Google, Yahoo ou Bing. Pode envolver o direcionamento para seu *site* em forma de *blog*, canal no YouTube ou para outras redes sociais de forma geral. Para que isso aconteça, o *blog* precisa estar otimizado com táticas de SEO.

Uma possível metáfora para tráfego orgânico seria um jardim. Nada acontece do dia para a noite: vai levar meses e até anos para se obter resultados, porém, no final, montar um jardim de rosas pode deixar sua casa bonita por séculos, e a casa deve sempre ser cuidada. Entre os grandes benefícios do tráfego orgânico estão escalabilidade, relevância e custo-benefício. Existem também outras formas de atrair:

- **Tráfego direto:** proveniente de fontes diretas.
- **Tráfego de referência:** proveniente de outros *links*.
- **Tráfego social pago:** referenciado nas redes sociais.

Otimização para SEO

Quando os usuários realizam pesquisas *online*, a maioria prefere utilizar mecanismos de busca e, em geral, limita sua navegação aos resultados que aparecem na primeira página. De acordo com Gunjan Kumar (2012),[17] somente 2-3% dos usuários, excluindo-se os pesquisadores, optam por ir além da primeira página de resultados. Isso implica que, se a página de um negócio estiver listada na terceira ou quarta página de resultados, as chances de obter um retorno significativo do investimento serão drasticamente reduzidas.

Por esse motivo, as empresas estão cada vez mais investindo em SEO, projetando estratégias para aumentar a visibilidade de uma página da *web* nos resultados de pesquisa orgânicos.

Neil Patel, renomado especialista em *marketing* digital, destaca que um componente essencial de uma boa estratégia de SEO é a criação de conteúdo relevante e de fácil leitura que proporcione uma experiência positiva ao usuário. Ele enfatiza que oferecer conteúdo de qualidade não só melhora a posição de uma página nos resultados de pesquisa, mas também contribui para a retenção e a satisfação do usuário, aumentando a probabilidade de conversões e o retorno do investimento.

Destacamos, no entanto, que a otimização para motores de busca não é um processo rápido. Os motores de busca levam tempo para rastrear e indexar o conteúdo, e demora mais tempo ainda para que as mudanças no *ranking* se tornem aparentes. Além disso, os algoritmos dos motores de busca estão em constante evolução, por isso é essencial manter-se atualizado sobre as últimas tendências e práticas recomendadas de SEO. Portanto, uma abordagem eficaz de SEO requer planejamento estratégico, paciência e um compromisso contínuo com a qualidade e a relevância do conteúdo.

O tráfego orgânico é um excelente meio de atrair clientes *online*. É uma estratégia escalável, que pode gerar uma total confiança da sua marca e com alta durabilidade.

Tráfego pago

Diferente do tráfego orgânico, no universo do tráfego pago a comunicação clara com seu gestor sobre metas, foco e nicho é imprescindível. Lembre-se da analogia da pista de decolagem: é um experimento, não uma garantia. Abordar um nicho e persona bem definidos é muito mais provável de render resultados do que atirar para todos os lados. Imagine que você está a bordo de um avião particular e diz ao piloto: "Quero explorar todas as belas praias do Nordeste em 3 dias com apenas mil reais de combustível". Isso é impreciso. Seria mais eficiente especificar: "desejo visitar Fernando de Noronha em 3 dias, dedicando a maior parte do tempo à praia da Cacimba do Padre". Seja preciso, tenha um objetivo bem definido. Várias plataformas podem ser usadas para isso, como Instagram, TikTok, Pinterest, YouTube, Google, Bing, entre outras. Pense: qual é o objetivo do seu anúncio? E o foco? Entender esses elementos é essencial.

Como explicamos anteriormente, o CTR é uma métrica que avalia a eficácia do seu anúncio. Um alto CTR indica que seu anúncio é atraente, mas não indica, necessariamente, que você terá um retorno positivo sobre o investimento (ROI) ou está atingindo o público certo. Isso apenas pode indicar que o anúncio é de qualidade.

Para desenvolver uma estratégia eficaz, sugerimos:

- Estabeleça sua presença nas redes sociais.
- Compreenda a fundo o seu público.
- Conte uma história e seja genuíno.

- Elabore uma estratégia de conteúdo e mantenha a consistência.
- Observe e aprenda com o que está funcionando para seus concorrentes.
- Aprenda com seus erros e métricas.
- Repita o processo e mantenha a consistência.

Alguns colegas podem pensar em se tornar famosos como o primeiro passo de sua estratégia, na esperança de se tornarem médicos conhecidos ou "espalharem" seu nome. Eles podem justificar isso apontando para estratégias usadas por grandes empresas, como Apple ou Nike. No entanto, é importante lembrar que você não é a Nike. Ter objetivos claros e um plano de ação específico é essencial para o sucesso.

Nas redes sociais, a qualidade do conteúdo é a chave. Seja transparente e conte histórias. As redes sociais têm um poder imenso de venda para produtos específicos ou serviços. Com o aumento da competição e do número de usuários nas redes sociais, o crescimento orgânico está em declínio e a publicidade está em ascensão — o que é de se esperar, já que o objetivo principal das empresas é o lucro.[10]

Gary Vaynerchuk, autor e empresário, destaca que as redes sociais são voláteis e evoluem rapidamente. Isso pode trazer desafios e frustrações, mas, no final, o esforço vale a pena. Nada de valor é construído da noite para o dia, especialmente em um mundo em constante evolução como ocorre atualmente. É uma questão de sobrevivência se adaptar à realidade do mercado e não culpar fatores externos. Como Vaynerchuk diz, "espero que você lute por um lugar no ringue das redes sociais".[11]

Sabemos que infelizmente, as redes sociais também têm um lado sombrio, repleto de desinformação e *fake news*. Por isso, é sempre necessário ter cautela, pois muitas vezes não temos controle sobre as ações de terceiros.

Quanto ao foco, quando se trata de estratégia de *marketing*, tenha clareza sobre o que você quer alcançar. É tentador querer ser o próximo médico famoso, mas lembre-se: você não é a Nike. O simples geralmente funciona melhor. Pense em quem você quer atingir: pacientes, outros médicos ou ambos. Cada público tem suas próprias necessidades e interesses, e entender isso é a chave para o sucesso.

Por fim, quando se trata de estratégia de conteúdo, lembre-se de que a consistência é vital. Postar regularmente ajuda a manter a sua marca na mente dos seguidores e aumenta a probabilidade de engajamento. Observe o que seus concorrentes estão fazendo e aprenda com eles, mas não deixe de aprender com seus próprios erros e métricas. O *marketing* digital é um processo de constante aprendizado e adaptação.

Em resumo, então, mantenha-se autêntico, seja consistente e esteja sempre disposto a aprender e se adaptar. Isso é o que constitui uma estratégia de *marketing* digital eficaz.

ESTRATÉGIAS E TÁTICAS DE *MARKETING* DIGITAL

Customização

A customização é um dos instrumentos mais poderosos de *marketing*, potencializado em grande parte pela internet. A utilização da internet em conjunto com bancos de dados e técnicas de coleta de informações permite que as empresas tratem cada cliente de forma individualizada. Isso significa que os consumidores podem ter produtos customizados, desenvolvidos especificamente para atender às exigências pessoais do cliente.

Com o avanço da tecnologia e o aprimoramento da análise de dados, as empresas estão ganhando maior controle sobre as variáveis necessárias para desenvolver o produto certo para o consumidor certo. A personalização gera a percepção de valor para o cliente, permitindo que ele encontre soluções que atendam melhor às suas necessidades e economizando seu tempo na busca por essas soluções.

Na área médica, a customização nada mais é do que ter conhecimento sobre três elementos: valor do paciente, linguagem de comunicação e o motivo de contratar o seu serviço. É realizado com jogo das probabilidades como um conjunto de perguntas com as possíveis respostas mais próximas do seu público-alvo e nicho:[9]

- **Valor:** primeiramente, você deve ter em mente o que pode oferecer de diferente para o seu paciente. Pense em algo que justifique o valor do seu serviço, e não o preço. Este último é apenas uma medida monetária.[9]
- **Linguagem:** esqueça a linguagem médica complicada, ela só deve ser usada se o seu nicho e público-alvo forem médicos. Você precisa entender a dor e anotar os termos que seus pacientes usam nas consultas – algo bem simples, como "vermelhidão", quando alguns pacientes se referem à erisipela.

Qual é a dor e a solução para isso? Cuidado, tenha ética e cuidado com os determinismos na Medicina.[9]

- **Motivo:** quando você tem uma boa oferta, precisa justificar o valor do seu serviço. Pense no que você faz que os outros não fazem; algo como ligar para um paciente posteriormente à consulta, enviar um *e-mail*, dar atenção especial durante a consulta etc.[9] Veja este exemplo: se você está com uma grande enxaqueca em uma cidade que você conhece, mas gostaria de aliviar a dor imediatamente e, ao virar para o lado, encontra uma farmácia onde a medicação é cara. Provavelmente, você não vai checar o preço por saber da boa reputação da farmácia (afinal, você precisa de um alívio). Essa farmácia resolveu a dor do cliente (paciente). Essa expressão vem do inglês *pain relief*.

Prova social

A prova social é uma estratégia poderosa no *marketing*, que utiliza a influência de terceiros para alcançar os clientes em potencial.[12] Em outras palavras, é a ideia de que, quando estamos indecisos sobre a compra de um produto ou serviço, tendemos a procurar avaliações e opiniões de outros consumidores. Isso é comum em *sites* como a Amazon, onde podemos ver as avaliações de outros compradores. Quando vemos que um grande número de pessoas avaliou positivamente um produto ou serviço, isso pode nos dar confiança para fazer a compra. Da mesma forma, quando vemos uma pessoa que respeitamos ou um profissional conhecido usando determinado serviço, essa também é uma forma de prova social.

Esta estratégia é poderosa para construir a confiança do cliente e aumentar as vendas de um produto ou serviço. Ela se baseia em princípios do *neuromarketing*, a ciência que estuda como o cérebro humano responde a estímulos de *marketing*.[13] O *neuromarketing* nos mostra que uma das principais motivações do ser humano é a busca por pertencimento e aceitação social. Quando vemos que outras pessoas estão usando um determinado produto ou serviço, isso nos dá uma sensação de pertencimento a um grupo que pode nos motivar a fazer a compra.

Assim, ao utilizar a prova social em suas estratégias de marketing, você pode criar uma conexão emocional com seus clientes em potencial e aumentar a confiança deles com relação ao seu produto ou serviço. Por exemplo, você pode incluir depoimentos positivos de clientes satisfeitos em seu *site* ou em suas redes sociais. Também pode utilizar influenciadores digitais ou celebridades para promover seu produto ou serviço.

Lembre-se de que, ao utilizar a prova social em suas estratégias de *marketing*, você precisa ser transparente e honesto com seus clientes. Não utilize avaliações falsas ou manipuladas para enganar seus clientes em potencial. Isso pode prejudicar a imagem da sua marca e afastar clientes, em vez de atraí-los. Uma dica final é que você deve responder a todos seus *reviews* independentemente de serem bons ou ruins.

E-mail marketing

O *marketing* por *e-mail* é uma tática altamente eficaz para empresas que desejam alcançar seus clientes de maneira direta e personalizada. Consiste em enviar mensagens promocionais ou informativas por *e-mail* para um grupo específico de pessoas que optaram por receber essas mensagens. Isso significa que as empresas podem se comunicar com seus clientes de maneira mais direta e personalizada, mantendo-os sempre atualizados sobre produtos, serviços e promoções.

Uma das maiores vantagens do *marketing* por *e-mail* é a facilidade de automatização. As empresas podem usar ferramentas de automação de *marketing* para criar campanhas de *e-mail* personalizadas e enviá-las para grandes listas de contatos com pouco esforço manual. Isso economiza tempo e dinheiro, permitindo que se concentrem em outras tarefas importantes de *marketing*.

Além disso, essa tática oferece a capacidade de rastrear o desempenho das campanhas. Com ferramentas analíticas, as empresas podem ver quantas pessoas abriram suas mensagens, quantos cliques foram gerados e quantas conversões foram realizadas. Isso permite que elas ajustem e melhorem continuamente suas campanhas de *marketing* por *e-mail*.

Além disso, com a possibilidade de personalizar as mensagens enviadas por *e-mail*, as empresas podem se conectar com seus clientes de maneira mais eficaz, aumentando a probabilidade de conversões e fidelização. Por exemplo, as empresas podem usar dados de clientes, como histórico de compras ou preferências de produtos, para criar mensagens personalizadas que se conectam com as necessidades e interesses individuais de cada cliente.

Outra vantagem do *marketing* por *e-mail* é a facilidade de segmentação de público. As empresas podem segmentar sua lista de contatos com base em vários critérios, como idade, sexo, localização geográfica, histórico de compras ou interesses. Isso permite que as empresas criem mensagens altamente relevantes para cada segmento de público, aumentando a probabilidade de conversões, lembrando que tudo deve estar em conformidade com as regras da LGPD (lei geral de proteção de dados).

Blog

O *blog* é um dos modelos de comunicação mais populares para se alcançar os usuários hoje em dia. É feito com *posts*, geralmente em ordem cronológica, e tem como objetivo principal estabelecer uma proximidade com o público.

A ideia é criar uma conexão com as pessoas que estão lendo, utilizando um tom mais informal para que elas se sintam mais próximas e engajem mais com o conteúdo. É como se você estivesse conversando com um amigo, no lugar de falar com um grande público.

Uma grande vantagem desse tipo de comunicação é sua flexibilidade. Você pode usar diferentes formatos, como textos, imagens, vídeos, GIFs e o que mais sua imaginação permitir. Isso ajuda a manter o conteúdo interessante e variado, o que é importante para manter a atenção dos usuários.

Além disso, o modelo de comunicação em forma de *post* é ótimo para manter um registro cronológico de tudo o que você publica, o que é útil para quem quer acompanhar seu trabalho ao longo do tempo. É também uma maneira fácil de organizar seu conteúdo em categorias, definidas a partir dos temas, assuntos, ou qualquer outra característica que faça sentido para a empresa.

Enfim, esse modelo é muito popular e eficaz para se comunicar com o público de forma mais próxima e informal. Assim, você pode usar sua criatividade e adaptá-lo para o que funciona melhor para você e para sua audiência.[14]

Podcast

Para desenvolver uma estratégia de *podcast*, é importante considerar o objetivo e o público-alvo. O *podcast* pode ser utilizado para educar, entreter ou informar, então é importante identificar qual desses objetivos é mais importante para o seu público-alvo.

Uma vez definido o objetivo, é preciso pensar no formato do *podcast*. Pode ser apresentado por uma ou mais pessoas; pode ser uma entrevista, um bate-papo, uma discussão ou uma narração. O formato escolhido deve estar alinhado com o objetivo do *podcast* e com o público-alvo.

Outra consideração importante é a frequência de lançamento dos episódios. É importante manter uma regularidade para que os ouvintes saibam quando esperar um novo episódio. Além disso, é preciso definir a duração do *podcast*, que deve ser adequada ao conteúdo apresentado e ao tempo que o público-alvo tem disponível para ouvir.

Para promover o *podcast*, é importante divulgá-lo nas redes sociais, no *site* da empresa ou em outras plataformas de distribuição de *podcast*.

Em resumo, para desenvolver uma estratégia de *podcast*, é preciso definir o objetivo, o público-alvo, o formato, a frequência de lançamento e a duração dos episódios. Também é importante promover o *podcast* nas redes sociais e outras plataformas de distribuição de *podcast*, além de envolver convidados especiais.

"*Marketing* boca a boca"

Com a evolução da internet, a forma como as pessoas consomem informações mudou drasticamente. Hoje, a maioria das pessoas busca informações sobre produtos e serviços na internet antes de tomar uma decisão de compra. Isso é especialmente verdadeiro para a área da saúde. Os pacientes estão cada vez mais conscientes de sua saúde e buscam informações confiáveis sobre diagnósticos, tratamentos e médicos.

Por isso, é importante que os profissionais de saúde estejam presentes na internet e tenham uma estratégia de *marketing* digital eficaz para alcançar novos pacientes e promover seus serviços. O "*marketing* boca a boca" é uma das estratégias mais poderosas que um médico pode usar.

A seguir, compartilhamos uma breve história que reforça o poder do *marketing* simples e eficaz. Uma vez, um dos autores atendeu um paciente do norte do Brasil que já havia passado por um tratamento em sua cidade natal, Belém. Ele encontrou esse autor na internet.

Durante a consulta, o paciente expressou sua insatisfação com o médico anterior, que cobrava um valor alto pelo tratamento. O novo médico notou, então, que o paciente tinha alto grau de exigência. O desafio, especialmente para um jovem médico recém-formado, era como inspirar confiança nesse paciente. A primeira etapa foi uma consulta detalhada, explicando todos os prós e contras, além das probabilidades associadas ao novo tratamento proposto. A segunda etapa foi, durante o exame físico, explicar detalhadamente o que o paciente tinha e reforçar a informação. No final da consulta, ele parecia satisfeito, mas precisava viajar a trabalho e decidiria depois sobre o tratamento.

No dia seguinte, um domingo, o autor decidiu enviar um *e-mail* pessoal ao paciente com todos os detalhes da consulta, cirurgia, *links* para artigos e vídeos relevantes. Depois de 2 dias sem resposta, o autor temeu que tudo estivesse perdido. Então, para sua surpresa, o paciente ligou para ele, dizendo que decidira se operar em Fortaleza e que estava encantado com todas as explicações. A lição que o jovem médico tirou dessa história é que a transparência gera confiança. Encante seus pacientes. Deixe uma marca.

Esse caso ilustra a importância de um atendimento personalizado e transparente. Ao ser transparente e fornecer informações relevantes e úteis, é possível encantar os pacientes e criar uma relação de confiança.

CONSIDERAÇÕES FINAIS

Em resumo, o *marketing* digital é uma ferramenta poderosa capaz de ajudar médicos e profissionais de saúde a criar uma presença *online* forte e eficaz, alcançar novos pacientes e promover seus serviços. Mas não é apenas isso. Ele pode ser também uma jornada emocionante e estimulante capaz de impulsionar grandes conquistas e realizações.

Ao se aventurar no mundo do *marketing* digital, você estará abrindo portas para novas possibilidades e oportunidades. Estará se permitindo ser criativo e inovador, experimentando diferentes estratégias e táticas para alcançar seus objetivos. Essa jornada estimula a mente e o espírito e desafia a sair da zona de conforto e a se superar a cada dia.

O melhor de tudo é que não há limites para o que você pode alcançar. Com dedicação, perseverança e mente aberta para novas possibilidades e aprendizado constante, você pode transformar sua clínica em um verdadeiro sucesso. Imagine a satisfação de ver sua clínica crescer e prosperar, graças à sua estratégia de *marketing* digital bem-sucedida.

Apesar de tudo isso, sempre tenha cautela. Essa jornada não é fácil. Ela requer esforço constante, comprometimento e resiliência. Você pode enfrentar obstáculos e desafios ao longo do caminho, mas isso faz parte do processo de crescimento e desenvolvimento. Aprenda com seus erros, ajuste sua estratégia e continue avançando.

Vá em frente e comece sua jornada no mundo do *marketing* digital. Acredite em si mesmo, confie em suas habilidades e saiba que o céu é o limite! Com o estímulo dopaminérgico que você pode obter de cada conquista, cada novo paciente, cada elogio, cada meta alcançada, você pode se sentir ainda mais motivado a seguir em frente. E lembre-se: o sucesso não é uma linha reta. Haverá altos e baixos, mas cada desafio superado o tornará mais forte e mais preparado para o próximo passo.

Segundo o autor Sílvio Meira, o *marketing* do futuro e presente pode ser chamado de *figital*, uma interseção entre social, digital e físico, uma conexão entre o presente e o futuro associada a comunidades que redesenham produtos, serviços e organizações da nossa sociedade.[15]

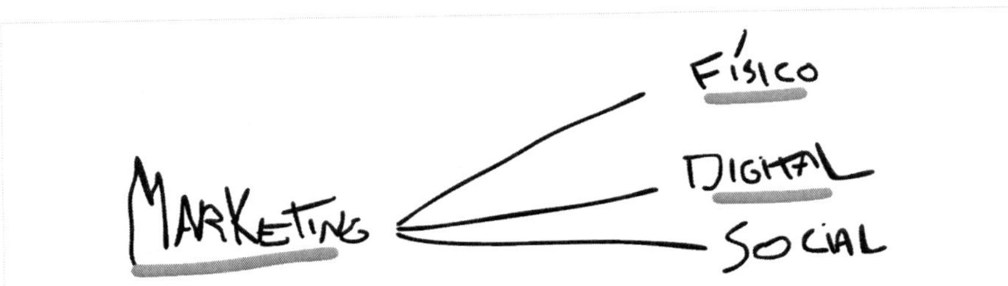

FIGURA 3 Marketing do futuro.

A jornada no mundo do *marketing* digital pode ser longa e cheia de desafios, mas vale a pena. Então, coloque suas habilidades em prática, experimente novas ideias, estratégias e nunca pare de aprender. Com paciência, dedicação e perseverança, você pode alcançar grandes conquistas e transformar sua clínica em um verdadeiro sucesso digital. Lembre-se: o paciente tem uma coisa que vale muito mais que dinheiro, a opinião sobre o seu serviço.

Listamos a seguir as atualizações da Resolução CFM nº 2.236/2023,[16] que atualiza as regras para divulgação de preços das consultas, realização de campanhas promocionais e uso de imagem de pacientes:

- Está permitida a divulgação do "antes" e do "depois".
- Está permitida a divulgação de preços e campanhas promocionais.
- O médico pode divulgar pós-graduação.
- Está permitida a divulgação de depoimentos de pacientes que não induzem promessa de resultados.

REFERÊNCIAS

1. Toledo GL, Nakagawa MH, Yamashita SS. O composto de marketing no contexto estratégico da Internet. RAM. Rev Adm Mackenzie. 2022;3:33-78.
2. Brunswick GJ. A chronology of the definition of marketing. J Bus Econ Res. 2014;12(2):105-14.
3. Rabaça CA, Barbosa G. Marketing: segredos e estratégias. São Paulo: Saraiva; 1996.
4. Taleb NN. A lógica do cisne negro: o impacto do altamente improvável. São Paulo: Best Seller; 2015.
5. Hoffman SS. Make elephants fly: the process of radical innovation. Hachette UK; 2017.
6. Kotler P, Armstrong G. Princípios de marketing. Porto Alegre: Bookman; 2023.
7. Fierro I, Cardona Arbelaez DA, Gavilanez J. Digital marketing: a new tool for international education. Pensamiento & Gestión. 2017;(42):241-60.
8. Almeida MISD, Costa M, Coelho RLF, Scalco PR. "Engaja-me e atraia-me, então eu compartilharei": uma análise do impacto da categoria da postagem no marketing viral em uma rede social. Rev Bras Gest Neg. 2016;18:545-69.
9. Dib A, Richards J. The 1-page marketing plan: get new customers, make more money, and stand out from the crowd. 2018.
10. Number of monthly active Facebook users worldwide as of 3rd quarter 2023. Statista. [Internet]. [acesso em dezembro de 2023]. Disponível em: https://www.statista.com/statistics/264810/number-of-monthly-active-facebook-users-worldwide/.
11. Vaynerchuk G. Nocaute: como contar sua história no disputado ringue das redes sociais. Rio de Janeiro: Alta Books; 2019.
12. Cialdini RB. Influence: the psychology of persuasion. HarperCollins; 2006.
13. Renvoisé P, Morin C. Neuromarketing: Understanding the Buy Buttons in Your Customer's Brain. HarperCollins Leadership; 2007.
14. Martín E. Ler, escrever e publicar no mundo das ciências sociais. Soc Estado. 2018;33:941-61.
15. Marketing do futuro. [Internet]. [acesso em dezembro de 2023]. Disponível em: https://marketingdofuturo.org/.
16. CFM moderniza resolução da publicidade médica. CFM. [Internet]. 12 de setembro de 2023. [acesso em dezembro de 2023]. Disponível em: https://portal.cfm.org.br/noticias/cfm-atualiza-resolucao-da-publicidade-medica/.
17. Gunjan VK, Kumari M, Kumar A, Rao AA. Search engine optimization with Google. International Journal of Computer Science Issues (IJCSI). 2012;9(1):206.

16

Imagem médica: a influência da aparência e do comportamento na carreira

Patricia Santos

INTRODUÇÃO

Nos últimos tempos, o mercado de Medicina passou por mudanças significativas, relacionadas a uma série de fatores. Um dos principais impulsionadores dessas mudanças foi o avanço da tecnologia médica. O uso de equipamentos médicos de última geração, telemedicina e sistemas eletrônicos de registros de saúde transformou a maneira como os profissionais de saúde diagnosticam, tratam e monitoram os pacientes. Isso não apenas melhorou a precisão dos diagnósticos, como também ampliou o alcance dos serviços médicos, permitindo que pacientes em áreas remotas passassem a ter acesso a cuidados de alta qualidade.

Por conta disso, a dinâmica do relacionamento médico-paciente também evoluiu. Os pacientes agora têm acesso a uma abundância de informações médicas *online* e estão mais envolvidos em suas próprias decisões de saúde. Isso exigiu dos médicos uma comunicação mais eficaz, com empatia e habilidades de educação do paciente. Além disso, a pandemia da covid-19 acelerou a adoção da telemedicina e destacou a importância da flexibilidade e da adaptação no mercado de Medicina.

As mudanças impulsionadas pela tecnologia, o empoderamento dos pacientes e a adaptação às novas realidades de saúde global levaram os médicos a enfrentarem uma série de novos desafios e responsabilidades. É essencial, então, que se adaptem a essas mudanças para oferecer cuidados de saúde eficazes e éticos.

A seguir, são abordadas algumas das principais preocupações e papéis que os médicos devem considerar em suas carreiras nestes novos tempos:

- **Aprimorar a educação continuada:** a Medicina está em constante evolução por causa dos avanços científicos e tecnológicos. Os médicos devem se comprometer com a educação continuada para se manterem atualizados e oferecerem tratamentos baseados em evidências.
- **Cultivar o carisma:** envolve aprimorar habilidades interpessoais, como empatia, escuta ativa e expressão positiva. Diante de uma pessoa carismática, é comum observar reações positivas por parte dos outros. As pessoas tendem a sentir-se mais à vontade, inspiradas e inclinadas a estabelecer uma conexão significativa. Evoca confiança, e admiração.
- **Promover a comunicação e a empatia:** a comunicação eficaz com os pacientes é crucial. Os médicos devem aprimorar suas habilidades de comunicação para garantir que os pacientes compreendam os diagnósticos e planos de tratamento. Além disso, ter empatia e compaixão é fundamental para construir confiança e relacionamentos sólidos com os pacientes.
- **Adotar a telemedicina e outras tecnologias:** a pandemia da covid-19 acelerou a adoção da telemedicina. Os médicos devem estar preparados para fornecer cuidados virtuais eficazes e garantir a segurança e a privacidade dos pacientes nas consultas *online*.
- **Manter padrões éticos elevados:** a ética médica é uma prioridade. Os médicos devem aderir aos mais altos padrões éticos em todas as interações com os pacientes, colegas e sistemas de saúde. Isso inclui a confidencialidade dos pacientes e a tomada de decisões baseadas no melhor interesse dessas pessoas.
- **Cuidar da saúde mental:** a saúde mental dos médicos é uma preocupação crescente. Considerando-se as demandas intensas da profissão, é importante que os médicos também cuidem de sua própria saúde mental e busquem apoio quando necessário.
- **Promover a saúde pública:** os médicos têm um papel vital na promoção da saúde pública, seja por meio da conscientização sobre questões de saúde, da vacinação, ou do engajamento em esforços para combater doenças e epidemias.
- **Gerenciar a carreira de forma estratégica:** planejar o desenvolvimento da carreira, buscar oportunidades de liderança e considerar diferentes especialidades ou áreas de atuação são aspectos importantes para a gestão da carreira de um médico.
- **Advogar por políticas de saúde:** participar do debate político e advogar por políticas de saúde que melhorem o acesso e a qualidade dos cuidados de saúde é uma maneira importante como os médicos podem contribuir para a sociedade.

Além de tudo isso, neste mundo cada vez mais conectado e competitivo, desenvolver uma marca pessoal sólida é fundamental. Em primeiro lugar, marca pessoal forte é o que permite que você se destaque em um mercado saturado. Como profissional, a marca é o que diferencia um médico dos outros, aliando habilidades, experiência e valores únicos. A marca não apenas atrai a atenção de empregadores, pacientes e clientes, mas também constrói uma base de confiança sólida. Além disso, uma marca pessoal sólida é essencial para estabelecer credibilidade e confiança. Quando as pessoas podem confiar na sua marca pessoal, elas estão mais inclinadas a buscar seus serviços, seguir seus conselhos ou contratar você. Essa confiança é especialmente importante para profissionais como os médicos, cujas decisões podem impactar diretamente a saúde e o bem-estar das pessoas.

Uma marca pessoal forte também facilita o *networking* e a criação de relacionamentos profissionais duradouros, pois torna você memorável e mais atraente para colaborações e oportunidades de carreira. Em um mundo onde a construção de relacionamentos é tão importante quanto o conhecimento e as habilidades, uma marca pessoal bem desenvolvida pode abrir portas e promover o sucesso em longo prazo. Portanto, investir na construção e no fortalecimento da marca pessoal é um passo essencial para alcançar objetivos profissionais e pessoais.

Para desenvolver uma marca pessoal sólida, é essencial definir valores e princípios pessoais, criar uma declaração de missão profissional e destacar os seus atributos únicos.

Você pode estar se perguntando: por onde começar? Sugerimos que olhe para o espelho. Observe o que aparece nele quando você se arruma antes de sair para trabalhar. Sua imagem ativa confiança dos pacientes para acreditar no que você irá informar e propor de tratamento. Seu conhecimento aparece de alguma forma? Você acredita que conseguiria muitas indicações?

Você pode pensar que nada disso importa; que você estudou e sabe muito, então não será escolhido ou levado a sério só pela aparência. Então você não precisaria ter passado noites sem dormir, evitado todos os convívios sociais para chegar até aqui? Era só ter passado em uma boa loja de *shopping*, em um cabelereiro e pronto? Ledo engano. Esta é a magia do *e*. Capacidade *e* aparência são a combinação perfeita para abraçar o sucesso.

Capacidade, aqui, engloba conhecimentos, habilidades e atitudes. Você já deve ter contratado alguém por causa do currículo e despedido por causa da atitude.

COMEÇANDO PELA APARÊNCIA

Causando uma boa impressão

Você sabia que temos somente 9 segundos para causar uma impressão?

A percepção humana é uma faculdade complexa e fascinante que molda a nossa compreensão do mundo que nos cerca. Ela é o portal pelo qual interpretamos estímulos sensoriais, atribuímos significados a eventos e objetos, e construímos nossas próprias realidades. A percepção está longe de ser um processo objetivo e invariável.

Ela é influenciada por uma infinidade de fatores internos e externos que, juntos, criam um caleidoscópio cognitivo único para cada indivíduo. A nossa percepção é profundamente moldada pela nossa experiência pessoal. Cada experiência anterior age como um filtro que molda a interpretação de eventos futuros.

Você já deve ter ouvido a expressão "*dress to impress*". Vestir para impressionar é um princípio que se aplica não apenas ao mundo dos negócios, mas também à profissão médica. A maneira como um médico se veste pode influenciar a percepção dos pacientes sobre sua competência e profissionalismo. Usar roupas apropriadas, como jalecos limpos e bem-cuidados, e manter os cabelos limpos e arrumados transmitem uma imagem de higiene, organização e respeito pelos pacientes. Além disso, roupas profissionais podem ajudar a criar uma atmosfera de confiança no consultório, o que é fundamental para o relacionamento médico-paciente.

Embora o foco principal dos médicos deva ser a qualidade do atendimento, a aparência desempenha um papel importante. Isso não significa que você precisa adotar um estilo extravagante, mas sim que deve se esforçar para manter um visual limpo e respeitável. Vestir-se adequadamente é uma maneira de mostrar consideração e cuidado com os pacientes, que frequentemente associam a aparência profissional à competência médica.

A importância da primeira impressão

Por que julgamos um livro pela capa? Um filme pela imagem do menu?

A resposta a esta pergunta está na neurociência, em especial no livro *Regras do cérebro*,[1] de John Medina, renomado neurocientista e pesquisador de diversos aspectos do funcionamento do cérebro humano. Uma das afirmações notáveis de Medina é a ideia de que a visão aciona metade do cérebro. Essa afirmação se baseia no fato de que a visão é um dos sentidos mais poderosos e complexos do ser humano, e o cérebro dedica uma quantidade significativa de recursos para processar as informações visuais.

A visão desempenha, ainda, um papel fundamental na maneira como percebemos e interagimos com o mundo ao nosso redor. John Medina explica que a visão é uma das principais portas de entrada para o cérebro e argumenta que a complexidade do sistema virtual requer essa parcela substancial dos recursos cerebrais.

Quando você olha para um objeto ou cena, os olhos capturam uma vasta quantidade de informações visuais, incluindo cores, formas, movimentos e detalhes. Essas informações são transmitidas ao cérebro através dos nervos ópticos. No cérebro, o processamento da visão não se limita apenas à região visual; ela se espalha por várias áreas do córtex cerebral.

Como você deve saber, a visão está intimamente ligada a funções cognitivas como a memória e a tomada de decisões.

Além disso, ela está intrinsecamente ligada à nossa capacidade de processar e assimilar informações de forma eficaz e desempenha um papel fundamental na captura da atenção do público.

Portanto, de acordo com a perspectiva de John Medina, a visão desempenha um papel extraordinário na atividade cerebral, influenciando nosso aprendizado, comunicação e compreensão do mundo ao nosso redor. Por outro lado, sabemos que ela pode nos enganar ou nos levar a julgamentos precipitados e errôneos. Agimos conforme o que sentimos e entendemos do que estamos vendo e lembrando. A compreensão desse fenômeno pode nos ajudar, então, que ela a otimizar nossa abordagem para diversas atividades e interações.

No campo das lembranças, Lisa Genova, autora do livro *Memória*,[2] oferece *insights* valiosos sobre como recordamos situações e pessoas. Sua obra, baseada em pesquisas científicas e histórias emocionantes, nos ajuda, então, a compreender melhor o funcionamento da memória e como ela molda nossa percepção do mundo.

A memória é como uma teia intricada de experiências, emoções e conexões cerebrais que molda nossa compreensão do passado e do presente. Lisa Genova destaca que lembrar situações e pessoas não é apenas um processo mecânico de recuperação de informações, mas uma reconstrução ativa baseada em nosso histórico individual.

Genova enfatiza a influência das emoções na formação e na recuperação de memórias. Situações e pessoas emocionalmente carregadas tendem a ser lembradas com mais vivacidade. As emoções atuam como marcadores que destacam eventos significativos, tornando-os mais propensos a serem lembrados no futuro.

A autora também ressalta a importância das conexões e associações na memória. O cérebro humano é mestre em associar informações. Quando recordamos uma situação ou pessoa, frequentemente ativamos uma série de associações que nos ajudam a recriar a experiência completa. Isso pode incluir detalhes sensoriais, como cheiros, sons e cores, e também emoções e pensamentos relacionados.

Ela argumenta que a memória não é um registro estático e infalível, mas sim um processo dinâmico e flexível. Nossas memórias podem ser influenciadas por sugestões externas, pelo contexto atual e até mesmo pela nossa disposição emocional no momento da recordação.

Quando se trata de recordar pessoas, Genova destaca que nossa memória não se limita a reconhecer rostos ou nomes, pois este processo é profundamente ligado às experiências compartilhadas com essas pessoas. Os relacionamentos e as interações que temos com os outros são parte essencial de como recordamos e valorizamos as pessoas em nossas vidas. Isso nos encoraja a cultivar experiências ricas em emoções, a construir conexões significativas com outras pessoas e a reconhecer a flexibilidade da memória ao lidar com situações de esquecimento ou distorção da memória.

É uma tendência humana peculiar focar em aspectos que se destacam, sejam eles positivos ou negativos. Na Medicina e em muitos outros campos, tendemos a lembrar e comentar o que é fora do comum, que destoa da norma. Enquanto o que está bom, limpo e lindo frequentemente é o esperado e passa despercebido. Com isso, os aspectos que desafiam as expectativas, como roupas inusuais ou atendimento insatisfatório, se destacam na memória. Esse fenômeno ressalta a importância de manter um profissionalismo notável, não apenas no atendimento médico, mas também na aparência e nas interações com os pacientes, uma vez que qualquer desvio da norma é mais provável de ser lembrado, seja positivo ou negativo.

Pablo Neruda disse que somos livres para escolher, mas prisioneiros das consequências do que escolhemos. As suas escolhas de vestuário não são apenas superficiais, mas sim um componente significativo que afetará a confiança, a percepção e a memória dos pacientes.

Por tudo isso, reafirmamos importância de prestar atenção à sua forma de se vestir e de se apresentar, àquilo que comenta nas redes sociais e, como se comporta em todos os ambientes, pois, sempre que você sair de qualquer jeito, mesmo que seja só para comprar pão na padaria no final de semana, alguém pode aparecer e falar com você. Quando isso acontecer, você com certeza vai lembrar das recomendações que apresentamos neste capítulo.

A escolha de um médico

A escolha de um médico é uma decisão altamente pessoal, influenciada por uma variedade de fatores. A imagem do médico desempenha papel significativo nesse processo, pois é uma das formas pelas quais os pacientes avaliam a confiabilidade, a competência e empatia do profissional de saúde. Portanto, médicos que cuidam de sua imagem, tanto no consultório quanto *online*, podem impactar positivamente a arquitetura da escolha, atraindo pacientes que valorizam essas características em um profissional de saúde.

A seguir, discutimos como um paciente escolhe o seu médico ou o recomenda:

1. **Referências pessoais e recomendações:** uma das maneiras mais comuns de escolher um médico é por meio de referências pessoais e recomendações de amigos, familiares ou colegas. A opinião de alguém em quem confiamos pode ser altamente influente. Portanto, a imagem que você projeta em sua prática e em suas interações com pacientes desempenha um papel fundamental na geração dessas recomendações.
2. **Reputação profissional e experiência:** a reputação profissional e a experiência de um médico também são fatores-chave que moldam a escolha. Os pacientes tendem a preferir médicos com um histórico sólido, especializações relevantes e realizações notáveis. A imagem de um especialista confiável e competente é vital para atrair pacientes.
3. **Comunicação e empatia:** a forma como um médico se comunica com os pacientes e demonstra empatia também é crítica. A empatia, a capacidade de ouvir atentamente e a disposição para responder às preocupações dos pacientes contribuem para uma imagem positiva. Pacientes geralmente preferem médicos que os fazem sentir-se ouvidos e cuidados.

4. **Presença *online* e marketing:** atualmente, a presença *online* de um médico desempenha um papel crescente na formação da escolha. *Sites* profissionais, avaliações *online* e presença nas mídias sociais podem influenciar as percepções dos pacientes. Uma imagem *online* positiva pode atrair novos pacientes em busca de cuidados médicos.
5. **Localização e acessibilidade:** a localização da clínica ou do consultório médico também é um fator que influencia a escolha. A acessibilidade geográfica pode ser determinante, e apresentar-se como alguém que oferece conveniência e facilidade de acesso também pode atrair pacientes.
6. **Estilo de vida e valores pessoais:** os valores pessoais e o estilo de vida do médico podem ser importantes para alguns pacientes. Alguns podem preferir médicos que compartilhem suas crenças religiosas, filosofia de vida ou estilo de tratamento, o que pode ser percebido por meio da imagem que o médico projeta em sua prática.
7. **Redes sociais e associações profissionais:** a presença em redes sociais e a participação ativa em associações profissionais podem construir uma imagem de credibilidade e comprometimento com a profissão médica. Isso pode influenciar pacientes que buscam médicos engajados e bem-informados.

Construindo sua imagem

> "Vista-se mal e notarão a roupa. Vista-se bem e notarão a pessoa."
> Coco Chanel

Se você deseja ter sucesso na carreira médica, é essencial estar sempre elegante. A elegância é uma qualidade que transcende o vestuário e se estende à atitude e à confiança. Na Medicina, ser *chic* não se resume à escolha de roupas de alta qualidade; trata-se de transmitir profissionalismo e confiança por meio de sua aparência e comportamento. Ser *chic* na vestimenta médica envolve um equilíbrio entre o formal e o confortável, entre o clássico e o moderno. A seguir, apresentamos algumas dicas sobre como alcançar essa elegância no ambiente clínico:

1. **Jalecos e vestimenta profissional:**

- Use jalecos limpos, bem cuidados e de tamanho adequado.
- Lembre-se de bordar seu nome no bolso. Para mulheres, existem alguns com aplicações de renda e bordados que trazem elegância e sofisticação.

- Opte por cores neutras e atemporais, como preto, branco, cinza e azul. Essas cores são clássicas e transmitem um senso de profissionalismo.
- Para homens:
  - Ternos em cores neutras (preto, cinza ou azul-marinho).
  - *Blazer* preto, azul-marinho ou marrom.
  - Calças *jeans* escuras e necessariamente com camisa.
  - Camisas: preferencialmente de manga longa.
  - Ao usar gravata, ela deve chegar até a altura do cinto, com estampas clássicas.
  - Os homens devem procurar trabalhar sempre de barba feita ou com a barba sempre aparada.
  - Gravatas com estampas de personagens dos quadrinhos só devem ser usadas se você for pediatra.
  - Bermudas não devem ser usadas, a menos que você seja médico de clube e esteja realizando exames da piscina.
  - Camisetas de time não devem ser consideradas como opção.
- Para mulheres:
  - Evite roupas muito justas, curtas ou casuais, como as roupas esportivas (calça de moletom, regatas muito cavadas, *tops*) no ambiente clínico.
  - Também devem ser evitadas transparências, decotes cavados, fendas, barriguinha de fora, calças muito baixas, calças *legging* (principalmente as brancas), bermudas e *shorts*.
  - Cuidado com os sutiãs para que as alças não fiquem aparecendo e nem fiquem em evidência abaixo da roupa.
- Opte por roupas simples e bem ajustadas, que não distraiam os pacientes. Um toque de estilo, como um lenço elegante ou um relógio sofisticado, pode adicionar elegância sem ser excessivo.

2. **Sapatos e acessórios:**

- Escolha sapatos fechados e confortáveis, ideais para longas horas de trabalho.
- Hoje há diversas marcas de tênis para serem usadas no dia a dia, mas não devem estar sujos nem malcuidados.
- Para homens:
  - Sapatos e cintos em cores neutras, engraxados e limpos.
  - Sapatênis de bom gosto e clássicos estão liberados.
  - A meia é uma extensão da calça, que deve ser da mesma cor (preta, azul-marinho ou marrom).

- Para mulheres:
  - Rasteirinhas, chinelos e mules não proporcionam elegância ao caminhar.
  - Evite bijuterias grandes, barulhentas, com muito brilho e em cores berrantes; bem como acessórios em cor flúor ou muito chamativos e aqueles que atrapalhem o movimento.
  - Evite acessórios excessivos; mas um cinto de qualidade, sapatos bem polidos ou uma bolsa profissional podem elevar seu visual.

3. **Higiene e cuidado pessoal:**

- Mantenha as unhas curtas e limpas.
- Cuide da higiene pessoal e evite o uso excessivo de perfumes ou colônias.
- Mantenha os cabelos sempre bem-cortados, limpos e bem-cuidados.
- Cuide para não estar com mau hálito ou odores de transpiração. Mesmo que o plantão seja intenso, com pouco tempo para comer ou ir ao banheiro, quem chegou para ser atendido não levará nada disso em consideração. Na hora do *show*, você tem que estar impecável.
- Invista em um perfume de marca, uma boa caneta e um bom relógio. São itens que trazem elegância.

4. **Tatuagens e *piercings*:**

- Se optar por ter tatuagem(ns), é interessante evitar o pescoço, o rosto e os dedos, bem como desenhos assustadores ou polêmicos.
- Se tiver tatuagens visíveis, considere o uso de roupas de manga longa para cobri-las.
- *Piercings* faciais ou corporais podem ser minimizados ou removidos durante o trabalho clínico ou cirúrgico.

5. **Penteado e maquiagem:**

- Mantenha os cabelos limpos e bem-cuidados. Para quem pinta o cabelo, a pintura deve cobrir inclusive a raiz. Se tiver mechas, elas não devem estar manchadas.
- A maquiagem usada no trabalho deve ser discreta, sem cores fortes e sem muito brilho.
- Unhas e cabelos sempre bem-cuidados garantem um visual polido e elegante. Evite desenho nas unhas, mantenha-as em tamanho moderado (médio) a curto e atente-se para manter o esmalte sempre intacto.

6. **Moderação nas estampas:**
   - Evite estampas extravagantes ou muito chamativas em roupas e acessórios.

7. **Uniformidade na equipe:**
   - Considere uniformizar o *dress code* com outros membros da equipe médica, se aplicável.

8. **Adequação ao ambiente:**
   - Adapte seu vestuário ao ambiente clínico, levando em conta a especialização, o tipo de paciente e a política do local de trabalho.

9. **Qualidade acima de quantidade:**
   - Invista em peças de qualidade em vez de ter um guarda-roupa muito cheio. Roupas de alta qualidade tendem a durar mais e têm melhor caimento.

10. **Confiança e postura profissional:**
    - A verdadeira elegância vem da confiança. Mantenha uma postura ereta e demonstre respeito pelos pacientes com uma comunicação atenciosa. Lembre-se de que sua vestimenta é uma extensão do seu profissionalismo.

> "*Chic* mesmo é ser discreto. Quem não procura chamar atenção com suas risadas muito altas, nem por seus imensos decotes e nem precisa contar vantagens, mesmo quando estas são verdadeiras."
> Glória Kalil

AVALIAÇÃO DA IMAGEM PROFISSIONAL DO MÉDICO – SUA *CHECKLIST*

Esta *checklist* pode servir como um guia útil para quem deseja avaliar e aprimorar sua imagem profissional. Ao considerar esses itens e situações, você pode fortalecer sua reputação, melhorar o relacionamento com os pacientes e garantir que sua prática médica seja ética e eficaz:

1. **Comunicação eficaz**
   - ☐ Minha comunicação com os pacientes é clara, acessível e empática.
   - ☐ Ouço atentamente as preocupações dos pacientes e respondo apropriadamente.
   - ☐ Comunico-me de forma eficaz com outros profissionais de saúde envolvidos no cuidado do paciente.

2. **Apresentação pessoal**
   - ☐ Mantenho uma aparência profissional e bem-cuidada.
   - ☐ Minha vestimenta é adequada ao ambiente de trabalho e reflete um padrão de higiene elevado.

3. **Ética e integridade**
   - ☐ Pratico Medicina de forma ética, respeitando os direitos e a privacidade dos pacientes.
   - ☐ Minha conduta está alinhada com os padrões éticos da profissão médica.
   - ☐ Evito conflitos de interesse e tomo decisões baseadas no melhor interesse do paciente.

4. **Atualização e educação continuada**
   - ☐ Estou empenhado em manter meu conhecimento atualizado por meio de educação continuada e treinamento.
   - ☐ Participo de conferências, cursos e *workshops* relevantes para minha especialização.

5. **Empatia e relacionamento com os pacientes**
   - ☐ Demonstro empatia e compaixão ao lidar com pacientes em situações difíceis.
   - ☐ Estou aberto ao *feedback* dos pacientes e procuro melhorar meu atendimento com base em suas opiniões.

6. **Presença *online***
   - ☐ Tenho uma presença *online* profissional, incluindo um *site* ou perfil em redes sociais.
   - ☐ Meu conteúdo *online* é consistente com minha imagem profissional e não compromete minha reputação.

7. **Avaliação de risco e tomada de decisão informada**
   - ☐ Minhas decisões médicas são baseadas em evidências científicas sólidas e na avaliação de riscos e benefícios.
   - ☐ Sempre informo os pacientes sobre suas opções de tratamento e os envolvo no processo de tomada de decisão.

8. **Comunicação com a equipe de saúde**
   - ☐ Mantenho uma comunicação eficaz com outros profissionais de saúde envolvidos no tratamento dos pacientes.
   - ☐ Colaboro de forma construtiva com a equipe multidisciplinar.

9. **Gerenciamento de tempo**
   - ☐ Gerencio meu tempo de forma eficaz para minimizar atrasos e esperas dos pacientes.
   - ☐ Priorizo consultas e procedimentos de acordo com a urgência e a importância.

10. ***Feedback* e avaliação**
    - ☐ Solicito *feedback* de colegas, funcionários e pacientes para melhorar minha prática.
    - ☐ Realizo avaliações periódicas da minha própria *performance* e busco oportunidades de crescimento profissional.

EQUILÍBRIO EMOCIONAL

O equilíbrio emocional desempenha um papel central na construção de uma imagem profissional respeitável e confiável na prática médica.

Na carreira médica, a capacidade de gerenciar nossas emoções e compreender as dos outros se revela essencial para oferecer um cuidado eficaz e construir relações de confiança duradouras.

A autogestão emocional, uma habilidade valiosa discutida no livro, *Raiva, quem não tem?*[3] e corroborada por pesquisas, desempenha um papel crítico na maneira como os profissionais são percebidos e como se relacionam com seus pacientes, colegas e superiores. Em um mundo em que a amígdala, em apenas 6 segundos, pode acionar uma resposta raivosa, a capacidade de controlar impulsos, refletir, adaptar-se e inovar é crucial para evitar reações intempestivas que possam prejudicar relacionamentos e reputações.

A falta de controle emocional pode levar a comportamentos irracionais que, na maioria das vezes, resultam em mal-estar e arrependimento. Como profissionais, a capacidade de gerenciar as emoções é uma competência-chave que marca o início do caminho em direção à aprendizagem e ao desenvolvimento emocional e profissional. Situações estressantes, como falta de recursos, pressão de tempo e demandas constantes, são comuns em muitos campos, incluindo a Medicina. No entanto, é a habilidade de manter a calma, a paciência e a tolerância em meio a essas pressões que distingue os profissionais bem-sucedidos. Quando cedemos à raiva ou à frustração, podemos prejudicar relacionamentos e a qualidade de nossos serviços. Portanto, o equilíbrio emocional não é apenas benéfico para o bem-estar pessoal, mas um alicerce essencial para a construção de uma imagem profissional respeitável e confiável.

A ativação do cérebro reptiliano, muitas vezes desencadeada pelo "rapto da amígdala", é uma resposta primitiva do nosso sistema nervoso em situações de ameaça ou estresse. Nesses momentos, o cérebro reptiliano assume o controle, deixando o córtex pré-frontal, sede do pensamento lógico e da autorregulação, temporariamente desconectado. Sabemos que sete fatores ativam a amígdala: ansiedade, cansaço extremo, dor, ou mal estar substâncias como álcool e drogas, estresse e, mais comumente, fome.

É importante reconhecer que, frequentemente, tanto os médicos quanto a maioria dos pacientes, e até mesmo seus acompanhantes, podem estar vivenciando essas condições de estresse e desconforto. Nesse contexto, a ansiedade, frequentemente definida como o medo do futuro, pode se manifestar intensamente. Os pacientes podem estar, então, com dor e medo de um diagnóstico; o acompanhante pode estar cansado e estressado; o enfermeiro do hospital que tem três empregos não dorme direito; e você pode estar há horas no plantão e às vezes não conseguiu se alimentar no horário correto porque não conseguiu parar.

Entender que todos estão passando por suas próprias lutas emocionais é fundamental. Saber controlar nossas próprias emoções, bem como demonstrar empatia e compreensão pelas emoções dos outros, é um passo crucial para reativar o córtex pré-frontal e promover uma maior conectividade emocional.

Por isso, é essencial compreender como o cérebro reage sob estresse para evitar que o "rapto da amígdala" exerça impacto negativo na sua imagem profissional. O autoconhecimento e o desenvolvimento de estratégias de autogerenciamento emocional são ferramentas valiosas. Nesse contexto, a capacidade de gerenciar suas emoções permite construir relações baseadas na confiança e na compreensão mútua, o que, por sua vez, promove um cuidado de saúde mais eficaz e satisfatório. Dessa forma, os profissionais podem manter um equilíbrio emocional saudável, promovendo sua imagem profissional, seu bem-estar e a qualidade de sua prática.

Quando médicos, pacientes e acompanhantes conseguem ativar o córtex pré-frontal, estreitam os laços de relacionamento e criam um ambiente mais colaborativo e compassivo. Essa transformação não apenas melhora o bem-estar de todos os envolvidos, mas também contribui para tornar o mundo um lugar mais empático e solidário.

FELICIDADE E BEM-ESTAR

A imagem médica transcende a escolha de roupas e a aparência física. Ela também inclui a atitude e a expressão facial. Um aspecto frequentemente subestimado, mas fundamental da imagem médica, é a capacidade de irradiar felicidade e positividade. O Dr. Tal Ben-Shahar, também conhecido como "o professor mais querido de Harvard", é amplamente reconhecido por seu trabalho de ensinar os princípios da felicidade e do bem-estar em uma das universidades mais prestigiadas do mundo. Ele destaca a importância de encontrar alegria e satisfação na profissão. Essa abordagem não só beneficia o próprio médico, como também impacta profundamente a experiência do paciente.[4]

O ato de estar feliz e adotar uma postura positiva é uma habilidade cultivável. Quando um médico expressa felicidade e otimismo, ele cria um ambiente mais acolhedor e tranquilizador para os pacientes. Os médicos que mostram positividade tendem a estabelecer relacionamentos mais fortes com seus pacientes, o que pode resultar em maior adesão ao tratamento, menor ansiedade e sensação geral de bem-estar. Além disso, a positividade pode influenciar a forma como o médico lida com os desafios profissionais, melhorando sua resiliência e sua capacidade de gerenciar situações difíceis. A disposição de irradiar felicidade e positividade cria um ambiente mais acolhedor e contribui para uma prática médica mais eficaz e satisfatória.

CONSIDERAÇÕES FINAIS

Este capítulo destacou a importância da vestimenta médica e como ela pode impactar sua carreira e a confiança de seus pacientes. Ao buscar conhecimento e aprimorar sua compreensão sobre esse tema, você demonstra um compromisso com a excelência e o profissionalismo na prática médica. O objetivo é que obtenha conhecimentos para trilhar um caminho repleto de sucesso, pelo qual sua imagem profissional aliada à sua habilidade e dedicação, possam abrir portas para relações médico-paciente mais sólidas e confiáveis. Que sua jornada na medicina seja marcada pelo respeito, empatia e excelência, contribuindo para a saúde e o bem-estar daqueles a quem você dedica sua vocação. É importante sempre buscar o aprimoramento constante, e que seu sucesso na Medicina continue a crescer, influenciando positivamente a vida daqueles que cruzarem o seu caminho.

REFERÊNCIAS

1. Medina J. Regras do cérebro: dois princípios para estimular sua memória e aprendizado. Rio de Janeiro: Sextante; 2010.
2. Genova L. Memória: a arte de lembrar o que importa. Rio de Janeiro: Nova Fronteira; 2015.
3. Stepanski I, Belczak ME, Santos P. Raiva, quem não tem?. São Paulo: Senac; 2020.
4. Ben-Shahar T. Seja mais feliz: aprenda a ver a alegria nas pequenas coisas para uma satisfação permanente. Academia; 2018.

17

Gatilhos mentais aplicados à Medicina

Sergio Quilici Belczak

INTRODUÇÃO

Os gatilhos mentais de vendas são técnicas e estratégias que exploram os aspectos psicológicos e emocionais das pessoas para influenciar suas tomadas de decisão e comportamentos. Utilizar gatilhos mentais para atrair pacientes e demonstrar seu trabalho pode ser uma estratégia eficaz para o crescimento de seu empreendimento médico, influenciando a decisão dos pacientes consumir os serviços que você oferece. Destacamos, no entanto, que é necessário que esses gatilhos sejam aplicados de maneira responsável e ética.[1,2]

A maioria das pessoas tem padrões de pensamento e comportamento comuns. Com o estímulo correto, ocorre a ativação do inconsciente, que pode definir o comportamento e a tomada de decisões de forma automática e rápida. Os gatilhos mentais são técnicas eficazes dessa persuasão. Eles podem ser utilizados para a venda de um produto ou serviço, por isso dominá-los pode ser um *game changer* na carreira profissional de um médico.

Existem vários gatilhos mentais conhecidos e praticados no mundo de *marketing* e vendas, muitos deles aplicáveis à área da saúde. Vamos pormenorizar os principais gatilhos que podem ser usados para a construção de uma carreira médica de sucesso.

GATILHO DA AUTORIDADE

O gatilho da autoridade é um dos mais aplicados pelos médicos. Quando você pendura seus diplomas na parede do consultório para que seus pacientes observem o quanto você se dedicou aos estudos, está utilizando esse gatilho. Os pacientes naturalmente tendem a agendar consulta ou procedimentos com um médico em quem eles confiem, e nada melhor do que uma "autoridade" na especialidade para isso.

Quando um médico é indicado por outro, há uma valorização deste nome porque gera forte impressão de autoridade. Então lembre-se: você precisa divulgar a qualidade do seu trabalho não somente para os pacientes, mas também para outros médicos que são possíveis encaminhadores. Para isso, saber fazer *networking* é fundamental. O capítulo 4 aborda este tema.

Um bom caminho para ganhar autoridade em um tema da sua especialidade é se utilizar do *marketing* digital estratégico. Ao fazer diversas postagens em suas mídias sociais abordando aspectos de determinada doença, você evidencia um conhecimento elevado, o que o posiciona como uma autoridade no tema e atrai pacientes com a doença. Da mesma forma, é importante divulgar a participação em eventos como congressos e simpósios, em especial se for palestrante de determinado tema no qual pretenda se destacar.[1]

Destacamos, no entanto, que não é somente o médico que deve se utilizar desse gatilho em sua clínica. As recepcionistas e secretárias, por exemplo, devem ser treinadas para transmitir segurança e conhecimento sobre os serviços oferecidos pela clínica, mostrando que a equipe é especializada e está pronta para atender às necessidades dos pacientes. Um bom exemplo disso é ter uma rotina organizada de agendamento de procedimentos com um cirurgião. Se o paciente receber orientações pré- e pós-operatórias prontas por escrito e também por vídeos bem editados, ele vai ficar impressionado com a organização da clínica e concluir que o médico realiza aquele procedimento frequentemente, passando a ter confiança nele.

GATILHOS DE ESCASSEZ E URGÊNCIA

Os gatilhos de escassez e urgência caminham juntos, pois ambos trabalham com o sentimento de perda. Temos medo de perder uma oportunidade, o que nos faz, muitas vezes, tomar decisões impulsivas. No mundo do varejo, isso é muito utilizado. São as promoções válidas até tal data/horário ou até acabar o estoque – lembre-se dos preços da Amazon.

No mercado da saúde, também podemos utilizar esses gatilhos. Como exemplo, você pode reservar um dia especial na clínica para anunciar que certo procedimento terá valores diferenciados só praticados naquela data ("dia do botox", "dia do *laser*"), o que fará com que o paciente que estava pensando em fazer um procedimento, sem ponderar muito, reserve um horário porque não quer perder a oportunidade. Nesse mesmo sentido, quando o médico tem os horários limitados, o paciente tende a agendar na primeira oportunidade, pois a seguinte poderá ser muito distante.[1,2]

GATILHO DO COMPROMISSO

O princípio subjacente ao gatilho do compromisso é a tendência das pessoas de alinhar pensamentos, crenças e ações com o que foi afirmado ou feito anteriormente. No contexto médico, quando um profissional se compromete com algo, há uma propensão a honrar essa proposta para evitar contradições ou desconforto. Essa demonstração de comprometimento permite que médicos e suas equipes transmitam credibilidade e confiança aos clientes, algo fundamental para estabelecer confiança no serviço e no atendimento. Comprometer-se com resultados realistas, sem fazer promessas falsas, por exemplo, é essencial para gerar confiança no serviço e influenciar a adesão dos pacientes a procedimentos propostos. Além disso, a criação de canais de comunicação acessíveis e responsivos reflete o compromisso de auxiliar os pacientes diante de eventuais desafios durante o curso de suas doenças ou tratamentos.

GATILHO DA PROVA SOCIAL

O gatilho da prova social é formidável para atrair pacientes até sua clínica, pois ele se baseia na tendência humana de seguir o comportamento de outras pessoas quando estamos inseguros sobre o que fazer. A partir de uma prova social, você poderá gerar confiança e demonstrar que outras pessoas se beneficiaram dos seus serviços.

Uma boa estratégia é solicitar a pacientes satisfeitos que compartilhem seus depoimentos e avaliações sobre seus serviços. Isso constrói confiança e demonstra que outras pessoas já confiaram e se beneficiaram com seus tratamentos. Esses depoimentos podem surgir espontaneamente em mídias sociais, no *site* de sua clínica, em *sites* de busca ou no Google (Figura 1). Mesmo sem serem espontâneos, eles podem ser verdadeiros ao se solicitar que pacientes mais próximos os façam. Avaliações dos seus serviços também podem ser colhidas por meio de pesquisas de satisfação enviadas por *e-mail* ou WhatsApp, as quais, com o consentimento do paciente, podem ser publicadas em suas mídias sociais.

Atualmente, com as mudanças de normas éticas do Conselho Federal de Medicina para a publicidade médica, é permitido mostrar imagens com o chamado "antes e depois", desde que de maneira ética, sem expor o paciente de maneira indesejada. Quer prova social maior do que demonstrar seus bons resultados?

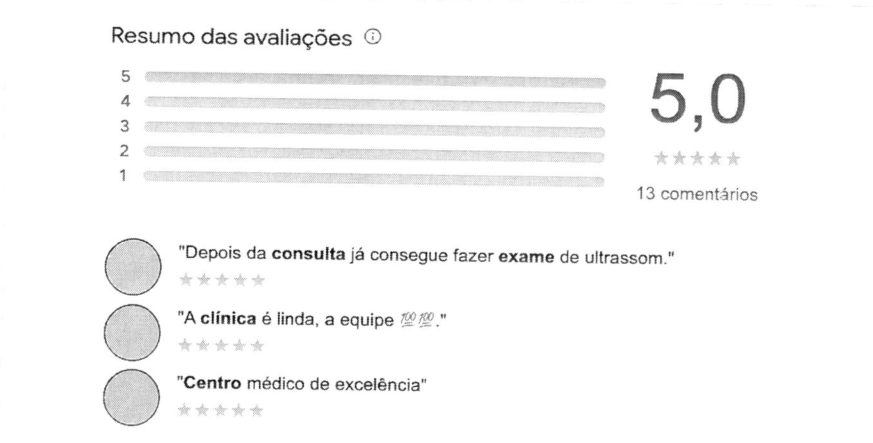

FIGURA 1 Exemplo de avaliações no Google. Se positivas, elas podem funcionar como gatilho mental de prova social, influenciando a conversão de futuros clientes.

GATILHO DA RECIPROCIDADE

A reciprocidade acontece quando as pessoas se sentem compelidas a retribuir um favor recebido. Nesse sentido, os gatilhos mentais de reciprocidade podem ser usados de forma eficaz para atrair pacientes para sua clínica, pois exploram o princípio de que os indivíduos têm uma tendência natural a retribuir quando recebem algo de valor. Atente-se: a reciprocidade deve ser genuína e oferecida sem expectativas ocultas. Ao fornecer valor e cuidado aos pacientes, você constrói um relacionamento sólido e duradouro, aumentando a chance de eles escolherem sua clínica para serviços de saúde.

Uma estratégia para utilizar o gatilho de reciprocidade é oferecer conteúdo relevante e útil de forma gratuita, como *e-books*, vídeos educacionais ou artigos. Isso pode ser feito mediante a utilização de mídias sociais, *blogs* e *sites*. Fornecendo informações de qualidade sem cobrar nada, você cria um senso de reciprocidade e aproximação nos clientes.[6]

Nesse mesmo sentido, é importante demonstrar valorização, gratidão e apreço pelos seus pacientes. Envie mensagens personalizadas de agradecimento, ou no aniversário, ou faça outros pequenos gestos de reconhecimento. Ao valorizar seus pacientes, você fortalece o relacionamento e cria um senso de reciprocidade.

Outra forma de estimular esse senso é criando algum tipo de programa de fidelidade, com vantagens exclusivas, benefícios ou descontos para aqueles que retornam regularmente ou indicam novos pacientes. Recompensando a fidelidade, você estimula o sentimento de reciprocidade e fortalece o vínculo, aumentando a permanência dos pacientes no negócio.

GATILHO DA CURIOSIDADE

O gatilho mental da curiosidade explora o desejo natural das pessoas de buscar informações e descobrir novidades. Ao estimular a curiosidade dos seus pacientes, você os incentiva a explorar sua clínica e descobrir o que você tem a oferecer. Nesse contexto, você pode despertar a curiosidade por meio de anúncios ou conteúdos que deixem perguntas em aberto. Instigando o interesse dos pacientes, você cria oportunidades de engajamento e de obtenção de mais informações sobre seus serviços.

Mas atenção: ao utilizar esse gatilho, certifique-se de entregar o conteúdo prometido ao despertar a curiosidade dos pacientes. Seja criativo e original, e entregue informações relevantes e valiosas para construir confiança e engajamento.

Você pode fazer isso por meio de táticas específicas. Ao fazer uma postagem em mídia social, inicie, por exemplo, com uma pergunta: "Você sabia que existe um exame para detecção de determinada doença que todas as pessoas com mais de 50 anos deveriam fazer?". Ao iniciar uma postagem com um questionamento como esse, você provavelmente vai aguçar a curiosidade de quem está assistindo, e a tendência é que o indivíduo fique até o final do vídeo para saber a resposta. Fazer *posts* interativos, com enquetes, por exemplo, mantém os pacientes envolvidos e interessados em explorar mais sobre determinado assunto e sua clínica.[3]

GATILHO DA NOVIDADE

Hoje, as pessoas têm uma inclinação natural para explorar o que é novo. Mesmo que as tire da rotina e da zona de conforto, a novidade costuma despertar interesse nas pessoas. A Medicina está em constante evolução e a tecnologia na área de saúde evolui de forma exponencial, então sempre há algo novo para divulgar.

Ao aprender uma nova técnica ou adquirir uma nova tecnologia em seu consultório, é imprescindível divulgar de forma ampla e inteligente a novidade. Isso vai atrair seus pacientes, que desejarão saber mais, gerando potenciais consumidores para esse novo produto ou serviço. Pacientes que já há anos não procuravam a sua clínica podem se sentir atraídos a voltar a frequentá-la. Lembre-se sempre com ética e ciência.[4]

GATILHO DO *STORYTELLING*

Desde a Antiguidade, o ser humano transmite ensinamentos e se conecta com os demais por meio de boas narrativas. Compartilhe, por exemplo, tramas que se relacionem com o perfil de sua clínica e tratamentos oferecidos por ela de forma a reforçar a necessidade de realizá-los e sua proposta de qualidade diante dos concorrentes. Evidenciar histórias envolvendo personalidades conhecidas gera identificação, e a evolução dessa identificação promove um aprendizado que pode influenciar a tomada de decisão de um paciente para consumir determinado serviço.

Um bom exemplo é a experiência do autor como cirurgião vascular. Muitos pacientes portadores de aneurisma de aorta com indicação cirúrgica são assintomáticos, por isso convencê-los da necessidade de realizar um procedimento cirúrgico que envolve algum risco nem sempre é tarefa fácil. Nesse contexto, o gatilho do *storytelling*, pode ser aplicado contando a história da morte de Albert Einstein.

Einstein descobriu-se portador de aneurisma de aorta abdominal em meados de 1950, e, na época, não havia muitas opções de tratamento. Ele foi operado envolvendo sua aorta com papel celofane, procedimento aceitado como alternativa na época, que infelizmente acabou evoluindo para óbito anos depois. Nesse momento, o paciente entende a potencial gravidade do aneurisma e a necessidade de operá-lo. Então, abre-se espaço para o discurso de que felizmente a Medicina evoluiu e, atualmente, temos técnicas modernas e minimamente invasivas para tratar o aneurisma – justamente a área em que o cirurgião é especialista e tem experiência. Ao fazer essa narrativa, fica muito mais fácil convencer o paciente de realizar o procedimento, e com a equipe deste médico.

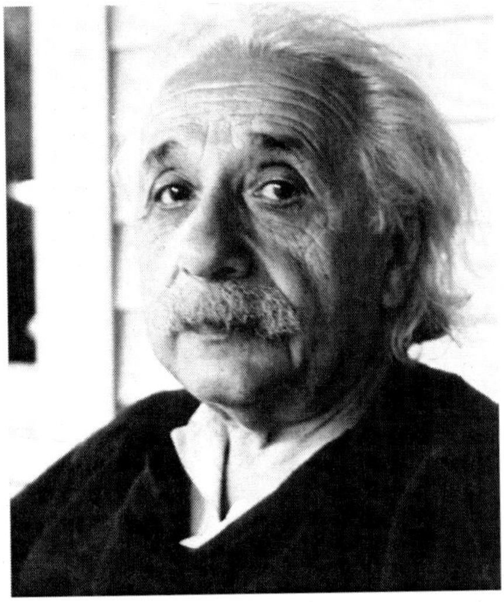

FIGURA 2 Albert Einstein em seus últimos anos de vida. Um exemplo de *storytelling* aplicado a medicina.
Fonte: John D. Schiff. Disponível em: http://hdl.loc.gov/loc.pnp/cph.3c06042

GATILHO DA IDENTIFICAÇÃO

O gatilho da identificação tem como objetivo primordial despertar o sentimento de afinidade e empatia. Na área médica, ele é utilizado para criar uma maior conexão do paciente com o médico e aumentar o nosso poder de convencimento. Há vários níveis de identificação, que podem permear localidade, profissões, experiências de vida etc. Todas as pessoas se identificam com algum rótulo: mãe, pai, brasileiro, trabalhador, atleta etc. Logo, quando você se conecta com o paciente com algum interesse em comum, é provável que ele dê mais atenção ao que você está dizendo. Essa conexão também pode ser realizada com o acompanhante. Se o acompanhante for um filho levando seu pai para a consulta, por exemplo, e você deixar claro que o que você está propondo para o pai dele é o mesmo que você proporia para o seu, isso certamente vai gerar uma identificação que pode influenciar a tomada de decisão dele.[3]

Esse gatilho não precisa, necessariamente, ser um interesse em comum. Problemas em comum também geram conexão. Ao relatar que você ou algum familiar seu passou por algo semelhante ao que o paciente está passando, você cria um vínculo com ele. Conforme dito pelo Prof. Pedro Puech-Leão: "Nada une mais duas pessoas do que um problema em comum; nada as separa mais do que dois problemas diferentes".[4,6]

GATILHO DA SIMPLICIDADE

Tentar entender a complexidade exige muita energia, por isso preferimos os caminhos mais simples e rápidos. Assim, se algum serviço médico parece muito complexo, difícil de entender e que dá trabalho parar executar, isso tende a afastar os pacientes. O gatilho da simplicidade se baseia nessa preferência.

Um exemplo prático disso é: se por exemplo, para autorizar a realização de uma cirurgia ou o reembolso de uma consulta, demanda-se muito trabalho do paciente, este tende a desistir. Por isso, ter uma estrutura e uma equipe treinada para simplificar todos os processos envolvidos na realização de algum serviço é fundamental e certamente vai aumentar, e muito, a taxa de conversão desse serviço no seu estabelecimento de saúde.

Além disso, sabendo dessa preferência pela simplicidade, o médico tem de tomar cuidado ao se comunicar com os pacientes, pois muitos tendem a deixar tudo mais complexo para tentar impressioná-los. Simplificar, reduzir e organizar são as melhores formas de se comunicar com o seu público.[5-7]

GATILHO DA EXCLUSIVIDADE

O gatilho da exclusividade explora a necessidade humana de obter vantagens únicas em comparação com os demais. Comumente usada no *marketing* de produtos de luxo, essa estratégia destaca condições especiais para cada cliente, criando um senso de diferenciação e valor individual e proporcionando uma sensação de privilégio.[8,9]

CONSIDERAÇÕES FINAIS

A utilização de gatilhos mentais para divulgação da sua clínica ou como técnica de persuasão para um paciente realizar determinado serviço do seu estabelecimento é uma excelente estratégia. Ao lançar mão dessas estratégias, não podemos esquecer de agir de forma ética e responsável, levando em consideração o bem-estar e a integridade dos pacientes. Certifique-se de que as informações fornecidas sejam transparentes e precisas, evitando exageros ou falsas promessas sobre resultados ou benefícios dos tratamentos. Não pressione ou manipule os pacientes para que tomem decisões precipitadas ou não alinhadas às suas necessidades e desejos.

Nesse contexto, obter um consentimento informado dos pacientes é importante. Explique claramente os procedimentos, os riscos e os possíveis resultados, para que possam tomar decisões informadas sobre sua saúde. O ideal é, sempre que possível, fundamentar seus gatilhos mentais em evidências científicas. Utilizando gatilhos mentais de forma ética, o médico fortalece o relacionamento de confiança com seus pacientes, ajudando-os a tomar decisões responsáveis no cuidado de sua saúde.

REFERÊNCIAS

1. Ferreira G. Gatilhos mentais: o guia completo com estratégias de negócios e comunicações provadas para você aplicar. DVS Editora; 2019.
2. Lindstrom M. A lógica do consumo. HarperCollins Brasil; 2017.
3. Shen W, Bai H, Ball LJ, Yuan Y, Wang M. What makes creative advertisements memorable? The role of insight. Psychol Res. 2021;85(7):2538-52.
4. Vulczak J, Machado JA. Neuromarketing com aplicabilidade de técnicas de gatilhos mentais para atração e persuasão de clientes: o caso de uma organização privada em Boa Vista/RR. Ambiente: Gestão e Desenvolvimento. 2023;63-86.
5. Ariztia T. Unpacking insight: How consumers are qualified by advertising agencies. J Consum Cult. 2015;15:143-62.
6. Casagrande EP, Fachinetto F. O uso dos gatilhos mentais para influência e persuasão sobre consumidores. In: Salão do Conhecimento, Unijuí, Ijuí, 2018.
7. Oliva FA, Moço LM. A importância dos gatilhos mentais como dispositivo estratégico para aumentar as vendas. Alomorfia. 2023;7(3):717-28.
8. Krishna A. An integrative review of sensory marketing: engaging the senses to affect perception, judgment and behavior. J Consum Psychol. 2012;22(3)332-51.
9. Do Prado AF. Marketing digital completo com estratégias e gatilhos mentais. Clube de Autores; 2020.
10. Silva BF. A aliança entre storytelling, gatilhos mentais e branding, para a geração de lembrança e desejo de marca no consumidor. Trabalho de Conclusão de Curso (Graduação em Administração) – Faculdade de Economia, Administração, Contábeis e Atuariais, Pontifícia Universidade Católica de São Paulo, 2022.

18

Educação financeira para o médico

Ítalo Eugênio Souza Gadelha de Abreu
Aleixo Abreu Tanure

INTRODUÇÃO

Educação financeira é essencial para qualquer indivíduo que deseja ter uma vida tranquila, saudável e livre. Para o médico, em especial, ela é ainda mais importante, pois essa é uma profissão com essência liberal e autônoma. Muitos de nós trabalham em regime de pessoa jurídica em dois ou três empregos sem estabilidade ou somos remunerados por produtividade. Nesse contexto, a educação financeira tão necessária quanto a disciplina e a organização; caso contrário, arriscamos viver acima das nossas possibilidades financeiras, preocupados com dinheiro e sem possibilidade de tirar férias, viajar ou desfrutar de momentos de lazer com a família.

Mas para que serve a tal educação financeira? Para começar, serve para aprender a gastar menos do que se ganha, ou seja, poupar de forma consistente. Além disso, nos ajuda também a conhecer os instrumentos financeiros disponíveis no mercado para aplicar o dinheiro poupado. A teoria é bem simples; aplicá-la na prática, no entanto, é mais difícil. Este capítulo está dividido, em dois grandes blocos: poupar e investir.

POUPAR

Para gastar menos do que ganhamos, podemos seguir dois caminhos: gastar menos ou ganhar mais. Ambos os caminhos são válidos, a depender do estilo de vida de cada médico. De maneira geral, no entanto, combinar os dois caminhos parece ser o mais adequado. Por isso, nosso conselho inicial é: nos primeiros passos de sua carreira como médico (leia-se: na faculdade, na residência e nos primeiros anos após a residência médica), o melhor investimento possível é investir em si mesmo – tornar-se um profissional de excelência, dedicar-se aos estudos, fazer cursos e estágios dentro e fora do Brasil, frequentar congressos etc. Tudo isso irá maximizar as suas chances de ser um profissional acima da média, com maiores ganhos e mais qualidade de vida que o médico que não se especializou.

Teoricamente, sempre é possível ganhar mais, o que torna o trabalho de poupar mais fácil. Entretanto, ganhar mais não depende só de nós. Depende de fatores que vão desde o mercado de trabalho e a concorrência enfrentada até as nossas condições de saúde no momento. A grande maioria dos médicos vende a sua hora de trabalho (e o dia só tem 24 horas!), e, na busca por ganhar cada vez mais, algum aspecto da vida pode sair prejudicado, como a saúde, o lazer e a família – muitas vezes, todos eles. Quantos profissionais você conhece que estão com sobrecarga de trabalho e com dificuldade de conciliar a vida pessoal e profissional?

Para equilibrar essa balança, também devemos tentar gastar menos. Esse ponto é o mais difícil para a maioria das pessoas, porque elevar o padrão de vida é muito fácil e gera muito prazer. Somos induzidos pelo marketing o tempo todo a gastar, em nível consciente ou inconsciente. O médico, visto na sociedade como um profissional bem remunerado, é alvo fácil desse mercado. Os preceitos da educação financeira e da disciplina, são importantes justamente para não cair em armadilhas mentais.

Quando se pensa em gastar muito, logo vêm à mente imagens de ostentação (e você comumente vê recém-formados esbanjando carros, iPhones e viagens para a Europa). Entretanto, não é preciso ostentar para elevar nossos gastos. A química cerebral dopaminérgica tende a querer sempre mais, melhor e maior. Gastos que inicialmente são inocentes, pensando no bem-estar do indivíduo ou da família, como uma casa maior, a melhor escola, as melhores viagens e gastos supérfluos que muitas vezes não são contabilizados. Assim, quando se dá conta, o médico está gastando tudo o que ganha, independentemente do quanto ele ganha. Para completar, gastos em longo prazo, como financiamentos, são capazes de comprometer seus ganhos por um período longuíssimo.[5]

Uma pesquisa realizada pelo Medscape em 2020, com mais de 1.300 médicos, mostrou alguns dados que refletem essa realidade. Somente metade dos entrevistados (53%) afirmou gastar menos do que ganha. Além disso, 26% afirmaram ter dívidas de financiamento de imóvel; 20%, financiamento de automóvel; e 15%, dívidas no cartão de crédito.[1]

Gastar mais e elevar o padrão de vida é algo automático, passivo, tentador e às vezes até intencional. Manter os gastos controlados é algo que necessita de esforço consciente. Para facilitar esse processo, é recomendável estabelecer um percentual que gostaria de poupar por mês e, depois disso, planejar os gastos mensais para cumprir metas preestabelecidas. Dessa forma, é colocada uma prioridade na poupança mensal a ser investida (o que lhe trará segurança), e só depois são adequados os gastos mensais.

Observe, aqui, que não estamos recomendando um percentual específico a ser poupado. Isso é individual, pois a vida é dinâmica e nossos gastos variam muito. Não se pode querer que um casal com três filhos pequenos poupe o mesmo que uma médica solteira, por exemplo. Ao longo da vida, os percentuais de gastos variam. Isso é o esperado. O importante, na verdade, é munir-se do entendimento de que se deve sempre gastar menos do que se ganha e, de que quanto maior for o percentual poupado, mais rápido e fácil será tomar decisões que irão propiciar tranquilidade para viver.

O princípio básico da educação financeira é poupar para poder investir e construir um patrimônio financeiro que lhe dará tranquilidade para viver livre da necessidade de rendimentos mensais ou de necessitar da ajuda de familiares após não conseguir mais trabalhar. Ou seja, construir um patrimônio para que o dinheiro trabalhe para você.

Dívida é quase a antítese desse pensamento. É viver com dinheiro que não é seu, pagando a mais por isso. Não se engane: quem vive com dívidas dificilmente conseguirá construir um patrimônio para ser livre. A dívida é estimulada muito pelo imediatismo inerente ao ser humano, mas também pela própria sociedade (com grande influência da mídia e do mercado). Por que esperar para comprar a sua casa dos sonhos, se você pode financiar e tê-la agora? Essa é uma narrativa muito fácil de aceitar e é enganosa. Lembre-se de que a casa só é sua depois que você quitar o financiamento; até lá, a casa é do banco. Financiamentos imobiliários com prazo de 20 ou 30 anos acabam custando o dobro ou o triplo do valor à vista. Por um impulso ou desejo, você pode acabar com um patrimônio duas ou três vezes menor – considerando-se que o financiamento será pago até o final do prazo (caso contrário, o prejuízo financeiro será enorme!).

Financiar carros é uma armadilha ainda maior. Por que comprar à vista esse carro popular, se eu posso financiar um carro importado e ter mais "conforto e segurança"? Assumir uma dívida para adquirir um automóvel é uma péssima escolha, já que carros, diferentemente de imóveis, são bens que não geram renda e cujo valor tende a desvalorizar no longo prazo. Ao financiar um automóvel mais caro do que o seu orçamento permite, você irá pagar o dobro do valor por conta dos juros inerentes ao financiamento. Os gastos com manutenção, impostos e seguro aumentarão ainda mais esse número. Pesquisas mostram que, na maioria dos lares brasileiros, o custo de um automóvel está entre os três maiores gastos anuais.

A seguir, resumimos os principais ensinamentos para você conseguir poupar:

1. Evite ao máximo fazer dívidas.
2. Estabeleça uma meta de economia mensal e adapte seus gastos mensais a ela.
3. Não fique preso a essa meta. Na vida, é preciso ter flexibilidade. Se está passando por um período difícil, poupe menos e depois tente compensar. Caso esteja sobrando mais do que o planejado, ótimo: seu caminho para a tranquilidade financeira será mais curto.
4. Caso esteja insatisfeito com o seu padrão de vida e queira aumentá-lo, planeje-se e busque aumentar o seu rendimento anual. Gastar tudo que ganha ou gerar dívidas não é o caminho.
5. Tenha cuidado com os números mágicos e metas não realistas, pois são muitas as variáveis pelo caminho. Esses discursos se apresentarão para você a todo instante!

FIGURA 1 Jogo do milhão.

INVESTIR

Depois de explicar como e por que fazer sobrar dinheiro no fim do mês, vamos discutir formas de colocar esse dinheiro para trabalhar a nosso favor. Investir significa justamente colocar seu dinheiro em algum instrumento financeiro para que não perca valor ao longo do tempo pela inflação – e existem diversas formas de fazê-lo. Esse tema é muito complexo e controverso, pois a maioria das informações que existem são conflitantes, enviesadas e tendenciosas.

O ponto de partida, então, sempre deve ser a educação. Somente com um mínimo conhecimento na área podemos discernir quais investimentos são vantajosos para nós e quais são vantajosos para o gerente do banco ou analista da corretora famosa do momento. Caso você deseje terceirizar o gerenciamento do seu patrimônio, não há problema nenhum, mas preste muita atenção. É aconselhável ter um mínimo de conhecimento para compreender o que está sendo feito com o seu dinheiro. Pense como se você fosse permitir que alguém atenda pacientes usando o seu nome: se houver qualquer problema, será você quem pagará a conta.

No cenário prático, a primeira coisa de que o médico necessita antes de começar a investir é montar uma reserva de emergência. Separe um valor para ser utilizado em casos de gastos fora do habitual (que podem ser muitos!). Essa reserva vai ser importante para você não precisar alterar seus investimentos em casos de imprevistos e lhe dará a segurança de não ter dificuldades financeiras em casos de intempéries. De forma geral, recomenda-se que essa reserva seja de, pelo menos, seis vezes o seu gasto mensal, valor com o qual conseguiria se sustentar por um semestre sem trabalhar. Novamente: esse valor é flexível e depende das peculiaridades de cada um. Alguns fatores que podem influenciar são empregos estáveis ou instáveis, quem é o principal provedor do lar, a existência de redes financeiras de apoio, o número de dependentes, entre outros. A reserva de emergência, como o nome já diz, é uma reserva, não um investimento, portanto não se deve pensar em rentabilidade para esse dinheiro.

Outro ponto de atenção é: a liquidez da reserva de emergência deve ser imediata, ou seja, deve-se contar com a possibilidade de acessá-la a qualquer momento. Uma boa opção com essa característica é a poupança.

Em seguida, tendo já constituído uma reserva de emergência, você deve iniciar os investimentos para a construção de um patrimônio com visão de longo prazo. Existem, basicamente, dois tipos de investimentos: renda fixa e renda variável. Investimentos de renda fixa são aqueles que pagam juros fixos pré-acordados ao serem contratados. Alguns exemplos desses instrumentos financeiros são: poupança, títulos públicos, debêntures e certificado de depósito bancário (CDB). Explicamos a seguir como funcionam:

- **Poupança:** é o investimento mais tradicional do Brasil, criado no século XIX pelo imperador Dom Pedro II. Na prática, o banco paga juros mensais ao investidor deixar seu dinheiro lá. O valor desses "juros" é igual para qualquer banco e costuma ser próximo de 0,5% ao mês.
- **Títulos públicos:** ao comprar títulos públicos, empresta-se dinheiro para o Governo Federal, que paga esse empréstimo dentro de algum tempo. Existem várias modalidades de títulos, alguns com prazo de poucos anos e outros, com décadas de prazo. São tidos como investimentos seguros, pois, quando um governo deixa de pagar seus títulos públicos, a situação financeira naquele país está muito crítica e provavelmente todos os outros investimentos estarão comprometidos. No Brasil, os títulos públicos são acessados pela plataforma Tesouro Direto e qualquer pessoa pode investir facilmente por meio de bancos ou corretoras. Lembramos que os títulos públicos têm risco de oscilações.
- **CDB:** por meio do CDB, empresta-se dinheiro a um banco específico, que irá pagar esse empréstimo com juros. Geralmente, os prazos giram em torno de 2 anos, com tendência a pagar mais juros que a poupança.
- **Debêntures:** são títulos emitidos por empresas. Nesse investimento, portanto, você pode emprestar seu dinheiro a uma empresa. Ela é que irá pagar o investimento, com juros preestabelecidos (não confunda com comprar ações de uma empresa).

Observe que a renda "fixa" se refere ao potencial ganho com juros, que é algo fixo e preestabelecido. Isso não significa ausência total de risco. Bancos podem quebrar, governos podem dar calotes na dívida pública, empresas podem falir e poupanças podem ser congeladas ou confiscadas. Não existe nenhum investimento sem risco, e pode-se perder dinheiro mesmo investindo em renda fixa. Esse tipo de investimento é considerado de "baixo risco".

Investimentos de renda variável, por sua vez, são aqueles que não têm valor previsto de rendimento. Os ganhos dependem de diversos fatores. Seu valor pode subir ou descer, a depender de flutuações de mercado. Os principais investimentos de renda variável são ações de empresas listadas na bolsa de valores, fundos imobiliários, fundos de investimentos e câmbio. Esses investimentos são considerados de "alto risco", pois podem perder todo o seu valor (em caso de falências, por exemplo). Por outro lado, no longo prazo, eles tendem a trazer melhores resultados do que os investimentos de renda fixa. O gráfico da Figura 2, compara a valorização de ações, títulos públicos, ouro e dólar no mercado americano em um horizonte de 200 anos.

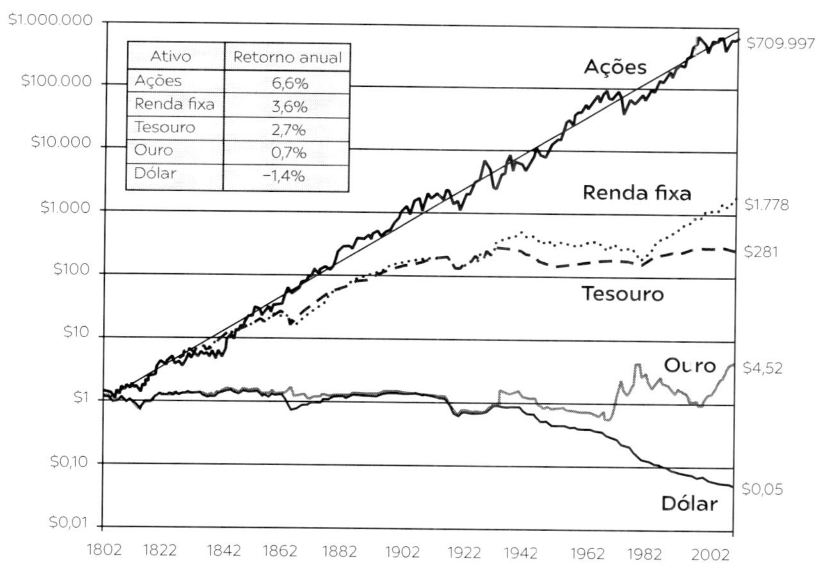

FIGURA 2 Gráfico ilustrativo da bolsa americana.
Fonte: Siegel JJ, 2015.[2]

As ações tiveram uma *performance* expressivamente melhor do que os demais investimentos. Apesar disso, por conta do risco elevado e de sua elevada volatilidade, elas podem ser comparadas até mesmo com jogos de aposta! Em um horizonte de curto prazo, as ações variam bastante, por isso aqueles que tentam acertar para qual direção será o movimento do mercado podem amargar prejuízos. Para o investidor consciente e que tem uma visão de longo prazo, por outro lado, geralmente são investimentos muito interessantes.[3]

Para ter sucesso com investimentos de renda variável, é preciso ter conhecimento, saber avaliar quais empresas são lucrativas e tendem a dar bons resultados para o investidor, ter visão de longo prazo e diversificar. Diversificar dilui o risco e diminui a volatilidade. Investidores experientes na bolsa de valores não investem em uma ou duas empresas; em vez disso, montam uma carteira de ações com dezenas de empresas.

Lembre-se: investir sempre estará associado a risco. É imprescindível entender os riscos, aceitá-los e gerenciá-los de forma a não comprometer tudo aquilo que conquistamos com nosso trabalho. Podemos aceitar riscos grandes de perdas pequenas, mas não podemos jamais aceitar riscos pequenos de perdas catastróficas. Assim, por exemplo, se investirmos 1% do nosso patrimônio em um ativo de altíssimo risco, na pior das hipóteses perderemos 1% do nosso patrimônio. Em comparação, se investirmos 90% do nosso patrimônio em um só investimento com 5% ou até 1% de perda completa, existe a possibilidade de perdermos um valor alto. Apesar de ser um risco baixo, é algo que não devemos fazer de forma alguma.

Por fim, o enriquecimento vem de uma fórmula matemática na qual o patrimônio final será o seu investimento multiplicado pelos rendimentos elevados ao tempo (medida exponencial). Ou seja, o tempo é a variável mais importante! De nada adianta ter pressa. No fim das contas, o que leva à riqueza é ter investimentos bons aplicados por muito tempo. Quem tenta enriquecer rápido buscando rentabilidades fora da realidade assume riscos desproporcionalmente altos e pode acabar com bem menos do que começou. O preço da ganância e do imediatismo pode ser alto![4]

$$M = C(1+i)^t$$

FIGURA 3 Fórmula dos juros compostos.

A seguir, resumimos os principais ensinamentos para você conseguir investir:

1. Conheça e estude os principais investimentos existentes de renda fixa e renda variável.
2. Tente compor uma carteira de investimentos diversificada, de forma a gerenciar os riscos dos investimentos.
3. Faça seus investimentos com uma visão de longo prazo. Dinheiro para gastos de curto prazo não deve ser investido em renda variável.

4. Aposente sua bola de cristal: ninguém acerta o futuro. Aceite a volatilidade do mercado e aprenda a se beneficiar dela.
5. Não existe fórmula mágica para enriquecer rápido. O processo é feito de forma lenta e consistente, por isso o tempo é seu melhor aliado.
6. A melhor maneira de investir e administrar o seu dinheiro é a que traz tranquilidade e paz para você.

BENEFÍCIOS DA EDUCAÇÃO FINANCEIRA

O maior benefício da educação financeira, ou seja, de poupar e investir para montar um patrimônio, é ter maior controle sobre o seu tempo e a capacidade de fazer o que quiser sem ser escravo de horas trabalhadas. À medida que vai alcançando um patrimônio que proporciona segurança financeira, o médico pode abdicar de certos trabalhos que não lhe trazem satisfação – por condições insalubres, por serem desgastantes fisicamente ou por serem mal remunerados.

Tudo isso abre um caminho para o que chamamos de ciclo virtuoso do médico. Aquele profissional que não perde tempo realizando trabalhos ruins só pelo salário no fim do mês se torna um médico mais realizado profissionalmente e tem mais tempo para estudar e se aperfeiçoar, o que muitas vezes pode até levá-lo a ganhar mais. Assim, ele tende a ser um melhor profissional. Além disso, ele terá mais tempo para se dedicar à saúde, realizar atividades físicas e se dedicar à família, o que gera maiores índices de felicidade e satisfação pessoal e se reflete também no trabalho. Ninguém quer ser atendido por um médico cansado, mal-humorado e estressado. Ter investimentos, portanto, pode trazer a confiança necessária para um médico sair de um plantão que não lhe traz satisfação e ter a coragem de fazer coisas que mudam radicalmente sua rota profissional, como abrir um consultório particular, fazer um mestrado, ou dedicar-se à inovação. Para alguns, será o que possibilitará parar de trabalhar quando não houver disposição para tal.

UMA REALIDADE NO BRASIL: O FIES

Como afirmamos anteriormente a importância de evitar fazer dívidas, é importante destacar o financiamento estudantil como exceção a esse conceito. Esse financiamento pode e deve ser considerado uma dívida gerenciável.

Uma grande parcela dos médicos do país vem de escolas médicas particulares (segundo dados do Ministério da Educação, 65% dos cursos de Medicina do país são particulares), e muitos usam programas de financiamento estudantil para arcar com a mensalidade do curso. Entre os diferentes tipos de financiamento, focaremos especificamente no Fundo de Financiamento Estudantil (Fies), do Governo Federal.

O programa foi criado por meio da Lei nº 10.260/2001, com destino a financiar a graduação na educação superior de estudantes de cursos não públicos. Esse programa possui pontos positivos e negativos, porém tem o louro de ser um projeto governamental para garantir a inclusão de mais pessoas na universidade. Ao contrário do que muitos pensam, esse é um projeto semelhante ao que ocorre nos Estados Unidos, tendo como grande crítica o endividamento ao final da graduação.

E o jovem médico brasileiro?

Atualmente, o custo de uma faculdade médica pode variar de 7 a 14 mil reais por mês, e nem todo o valor é subsidiado pelo governo. A partir do segundo semestre de 2015, os financiamentos concedidos com recursos do FIES passaram a ter baixas taxas de financiamento ao ano, com o objetivo de manter a sustentabilidade do programa.

Devemos ter consciência de que essa é uma dívida aceitável e que deve estar no seu planejamento financeiro, podendo perdurar até 15 anos após sua formatura. Também existe a possibilidade de adiar a dívida para após a residência médica, desde que se cumpram requisitos específicos.

Consideramos o Fies como algo que possibibilitará para alguns estudantes um aumento de renda no futuro e melhora na vida financeira, após a formação em nível superior. É importante estar adimplente e ter um bom controle, assim como lidar com previsibilidade para quitar essa dívida, pois na maioria das vezes os bancos públicos não fazem grandes esforços para negociação com o objetivo de quitar o financiamento.

Concluímos que, na grande maioria das vezes, por conta dos baixos juros, o pagamento mensal pode fazer sentido, a depender da sua estratégia, focando as energias em sua educação financeira e carreira.[6]

REFERÊNCIAS

1. Medscape. Remuneração e satisfação dos médicos brasileiros. 2020.
2. Siegel JJ. Investindo em ações no longo prazo. Porto Alegre: Bookman; 2015.
3. Graham B. O investidor inteligente. São Paulo: HarperCollins Brasil; 2021.
4. Housel M. A psicologia financeira: lições atemporais sobre fortuna, ganância e felicidade. São Paulo: HarperCollins Brasil; 2021.
5. Kudrna L, Kushlev K. Money does not always buy happiness, but are richer people less happy in their daily lives? It depends on how you analyze income. Front Psychol. 2022;13:883137.
6. Brasil. Ministério da Educação. Cadastro Nacional de Cursos e Instituições de Educação Superior. Cadastro e-MEC. [acesso em dezembro de 2023]. Disponível em: https://emec.mec.gov.br

19

Montando uma carteira de investimento de sucesso

Renan Zanella

NINGUÉM É MALUCO

Talvez você já tenha recebido conselhos como este, que eu ouvi dos meus pais: "compre imóveis, esse é o único bem que ninguém pode te tirar". Ou "compre dólar sempre que possível", como alguns pais argentinos sugerem. Ou "nunca se endivide".

No entanto, em diversas regiões do Brasil, índices como o CDI e o IMA-B5 superaram a valorização dos imóveis. Nem sempre você deveria comprar dólar, muito menos deixá-lo debaixo do colchão. Pegar um crédito pode ajudá-lo a alavancar um negócio, ou você pode encontrar um financiamento imobiliário com uma taxa de juros inferior ao rendimento da sua carteira.

Não existem verdades absolutas quando o assunto é dinheiro, mas é inegável que cada um dos conselhos citados faz sentido para um determinado público. Isso ocorre porque a forma como as pessoas lidam e enxergam o dinheiro depende de criação, geração, valores e, principalmente, experiências e o cenário econômico no qual elas cresceram. Uma geração mais nova nunca vai entender o que foi o confisco da poupança, da mesma forma que a geração atual de profissionais americanos não se lembra do que é um cenário com inflação acima de dois dígitos.

Nas próximas páginas, complementamos todo o conhecimento do capítulo anterior para que você tome as decisões mais eficientes em seu portfólio de investimentos.

RENDA FIXA BRASIL

O último relatório da Associação Brasileira das Entidades dos Mercados Financeiro e de Capitais (ANBIMA) mostrou que a caderneta de poupança continua sendo a aplicação mais conhecida e utilizada pelos brasileiros (Tabela 1). Está na hora de mudarmos essa realidade.[1]

A renda fixa é uma classe de investimentos que engloba títulos de dívida emitidos por entidades públicas e privadas. Apesar do nome, o rendimento que proporciona não é sempre fixo. Além disso, algumas características precisam ser compreendidas para que o seu portfólio de investimentos seja o mais adequado às suas necessidades, objetivos e ciclos do mercado.[1]

TABELA 1 Tipos de investimentos que os Brasileiros da Classe ABC utilizam

	2017	2018	2019	2020	2021	2022
Caderneta de poupança	37%	37%	37%	29%	28%	31%
Títulos privados	2%	2%	2%	5%	3%	6%
Fundos de investimento	2%	2%	3%	5%	4%	6%
Compra e venda de imóveis	0%	3%	3%	2%	2%	5%
Moedas digitais	1%	1%	1%	1%	3%	4%
Ações na bolsa de valores	1%	1%	2%	3%	3%	3%
Em casa/colchão	0%	3%	2%	2%	2%	3%
Previdência privada	3%	3%	2%	3%	2%	3%
Títulos públicos via Tesouro Direto	1%	1%	2%	3%	2%	2%
Moedas estrangeiras	0%	1%	1%	1%	1%	1%
Ouro	0%	1%	0%	0%	0%	1%
Não conhece/não utiliza nenhum tipo de investimento	57%	53%	50%	56%	57%	49%

Fonte: ANBIMA.

Tipos de rentabilidade

A seguir, vamos explicar os três diferentes tipos de rentabilidade da renda fixa.

Pós-fixada

Nas aplicações pós-fixadas, a rentabilidade está vinculada a um indexador (índice de referência). Assim, a rentabilidade auferida será revelada apenas no momento do resgate ou no vencimento da aplicação.

O principal indexador no Brasil é o CDI (Certificado de Depósito Interbancário), que é sempre muito parecido com a taxa Selic, a "taxa-mãe" da economia, definida pelo Banco Central (autoridade monetária do país) em reunião do Comitê de Política Monetária (Copom).

Então, apesar de não ser possível prever exatamente qual será a rentabilidade, basta acompanhar a taxa Selic do momento e calcular o rendimento esperado. Se a taxa de juros for de 10% ao ano e a sua aplicação render 100% do CDI, significa que o seu rendimento esperado será próximo de 10% no ano.

Os exemplos a seguir mostram como essas aplicações são apresentadas ao público:

- CDB de liquidez diária do Banco XPTO: rendimento de 102% do CDI.
- LCI com prazo de 6 meses: rendimento de 88% do CDI.
- Tesouro Selic (ou LFT): liquidez diária e rendimento da Taxa Selic.

Prefixada

Os títulos prefixados são aqueles em que a taxa de juros é definida no momento da compra. Dessa forma, caso o investidor não resgate sua aplicação antes do vencimento – essa premissa é muito importante –, ele saberá exatamente quanto irá receber, independentemente das oscilações da economia.[2]

Os exemplos a seguir mostram como essas aplicações são apresentadas ao público:

- CDB do Banco XPTO: prazo de 2 anos, rendimento de 13,5% a.a.
- Tesouro prefixado: vencimento em dezembro/2027, rendimento de 12,7% a.a.

Híbrida

Uma terceira categoria de renda fixa combina características do pós-fixada e prefixada no mesmo título. A maioria desses títulos está atrelada ao índice de inflação IPCA (Índice Nacional de Preços ao Consumidor Amplo) divulgado pelo IBGE.

Nesses títulos, o retorno será composto pelo IPCA somado a uma taxa predefinida. Logo, o valor do título é atualizado de acordo com a inflação, e sobre esse valor incide uma taxa prefixada.[2]

Os exemplos a seguir mostram como essas aplicações são apresentadas ao público:

- Tesouro IPCA + 5%: vencimento em julho/2035.
- CDB do Banco XPTO: IPCA + 6%, vencimento em 2 anos.

Como escolher

Como saber a melhor modalidade para mim? Essa pergunta é mais ampla do que parece, mas as dicas a seguir podem ajudar:

- Se você precisa de segurança e liquidez imediata, os títulos pós-fixados se encaixam melhor na sua carteira. O principal exemplo é o Tesouro Selic, que poderia compor a sua reserva de emergência.
- Se você está poupando recursos e já tem um destino e prazo definidos, como uma viagem ou troca de carro, a modalidade prefixada oferece previsibilidade para o seu planejamento e uma boa segurança.
- Todo brasileiro sabe o poder destrutivo da inflação sobre o nosso bolso, basta lembrar o que era possível comprar com uma nota de cem reais anos atrás. Se o seu objetivo é investir pensando na sua aposentadoria, garantindo um retorno acima da inflação, com horizonte de mais longo prazo, a modalidade híbrida provavelmente será a melhor alternativa.

Vale, ainda, um lembrete: fazer projeções é a atividade mais desafiadora que os economistas e analistas enfrentam. Como ninguém tem bola de cristal, recomendamos que você construa um *mix* incluindo as três modalidades no seu portfólio.

RENDA FIXA BANCÁRIA

Não é todo dia que vemos a notícia de falência de uma instituição financeira. Para proteger o investidor desse risco (baixo, mas existente), o Fundo Garantidor de Crédito (FGC) foi criado em 1995, logo após a implantação do Plano Real.

O FGC é uma entidade privada e sem fins lucrativos que garante o pagamento ao credor caso a instituição financeira (desde que coberta pelo fundo) não consiga honrar seus compromissos, ou se houver decretação de intervenção ou liquidação extrajudicial.

A cobertura do FGC engloba CDB, LCI, LCA e LC no valor de até 250 mil reais por CPF, limitado ao teto de 1 milhão de reais a cada período de 4 anos. Enquanto inicia sua trajetória no mundo das finanças, priorize investimentos com essa segurança adicional.

SUGESTÃO IMPORTANTE

Antes de abrir o aplicativo do seu banco ou corretora e começar a aplicar todos esses aprendizados, continue lendo este capítulo.

Ao comprar uma ação, você se torna acionista. Já quando investe em um título de renda fixa, como os mencionados, você se torna credor daquela instituição. Como credor, a sua única preocupação é que a empresa/banco para quem você emprestou seu dinheiro pague suas dívidas em dia. Se a empresa prosperar, ganhar *market share* e aumentar a rentabilidade do negócio, maior será a chance de ela honrar seus compromissos, mas essas variáveis são menos importantes para o credor do que para o acionista.

O investidor iniciante acredita que empresas grandes não quebram e que, por isso, ele pode comprar qualquer debênture ou CDB sem se preocupar. Não pense dessa maneira. Nos últimos anos, vimos histórias tristes de grandes empresas, com bons *ratings* (notas de crédito), dando calote em suas dívidas. Os casos mais recentes e emblemáticos foram o das Lojas Americanas e da empresa de energia Light.

As falências corporativas fazem parte da dinâmica do mercado. Quando o investidor não se atenta a esse risco, ele pode enfrentar a situação indesejada de perder todo o seu valor aplicado da noite para o dia. Esse é o problema da renda fixa: você tem um retorno máximo já estipulado, mas, se a instituição não honrar seus compromissos, você perde todo o valor aplicado.

Por isso sugerimos que priorize empresas e bancos muito sólidos quando optar por comprar um título. Esse seria o caso de um CDB ou LCI de um grande banco, ou da debênture de uma empresa como Vale, Suzano, Klabin, entre outras. Por outro lado, se você estiver disposto a se arriscar para ganhar mais, opte por fundos de renda fixa, fundos de debêntures incentivadas e fundos de crédito privado. Um fundo de renda fixa de crédito privado geralmente tem mais de cinquenta títulos em sua carteira, o que significa um nível de diversificação muito maior do que provavelmente um dia você teria em sua carteira.

Ainda: um governo que detém o monopólio de sua moeda teoricamente não tem risco de falência. Se você busca segurança, antes de alocar seu capital nos títulos corporativos e bancários citados, priorize títulos do governo.

MERCADO DE AÇÕES

O racional explicado anteriormente se aplica também ao mercado acionário. Se o seu perfil é mais arrojado, é provável que tenha um interesse maior no mercado de renda variável, como é o caso das ações. Sem dúvida, você tem toda a capacidade de aprender tudo sobre contabilidade, finanças corporativas e economia para avaliar uma empresa antes de comprar uma ação, mas eu fortemente aconselho que não faça isso. Entenda-me bem: é necessário estudar e ter um conhecimento mínimo sobre os assuntos que são pertinentes à sua vida – sua vida financeira é um deles – mas, se na Medicina você investe anos em uma graduação para depois passar outros em uma especialização, no mercado financeiro é parecido. O tempo necessário para se tornar um bom analista e acompanhar as ações de uma carteira é enorme. Além disso, com base em uma matemática simples, é fácil constatar que o tempo dedicado ao seu trabalho, seja em plantões, especialização ou gestão de um consultório, gerará muito mais retorno financeiro do que as horas que seria preciso gastar para analisar o último balanço trimestral da Itaúsa S.A. ou fazer seu *day trade*. E é claro que é preciso ter cuidado ao colocar seu patrimônio em ativos que você não conhece!

Há ainda outra questão: é inegável que é possível comprar ações e pensar no longo prazo tomando cuidado com os "ruídos do mercado", mas se depois de comprar uma ação você fica obcecado por checar seu *home broker* diariamente, pode ser que esse investimento não seja ideal para você.

Nesses cenários, uma forma alternativa de investir em renda variável são os fundos de ações, por conta do menor risco e da diversificação que caracterizam esses fundos. Os fundos podem ser ativos (possuem equipe de gestor e analistas nas tomadas de decisões) ou passivos (negociados em bolsa, são conhecidos como ETF), que são mais baratos e possuem maior liquidez. No Quadro 1, apresentamos alguns ETF de renda fixa e ações do Brasil – não são indicações de investimento.

QUADRO 1 ETF de renda fixa e ações no Brasil

IT Now ID IMA-B	IMAB11
IT Now IMA-B5 P2	B5P211
Mirae Asset Renda Fixa Pré	FIXA11
It Now IDIV	DIVO11
iShares BRAX IBrX-100	BRAX11

Fonte: elaborado pelo próprio autor, com dados da B3.

SEJA UM INVESTIDOR GLOBAL

Se você tiver disciplina para poupar parte de sua renda todos os meses e montar um portfólio de investimentos diversificado, é quase certo que você vai conseguir alcançar sua liberdade financeira. Você leu corretamente: quase certo. Nossa vida é dinâmica, não uma linha reta e podemos passar por períodos mais difíceis, então pense no longo prazo.

Infelizmente, argentinos e venezuelanos que seguiram a receita anterior, mas investiram apenas em seus países, atingiram rendimento milionário, mas em uma moeda sem valor. O gestor e escritor Nassim Taleb diz: "Se prepare para o pior; o melhor cuida de si mesmo".

Não há espaço suficiente neste capítulo para discutir se o Brasil pode seguir o mesmo caminho que os dois países citados percorreram – e esse nem é o objetivo –, mas é fato que não podemos subestimar o risco político e econômico do nosso país. Portanto, se você planeja permanecer como investidor até o último dia de vida, fugindo do risco da ruína, investimento no exterior será um grande aliado.

Não se preocupe em aprender tudo sobre Ásia, China e Europa. Investindo nos EUA – a maior economia do mundo –, você já estará exposto à moeda de reserva global – o dólar – e terá acesso indireto a todo o mercado financeiro global.

Lembre-se: não estamos falando sobre converter seus reais em dólares, mas sim comprar ativos que são negociados na moeda americana.

Mas quais são as vantagens de investir em dólar nos EUA? A seguir, apresentamos alguns dos benefícios.

Diversificação

Diversificar a carteira não significa ter muitos ativos, mas sim se expor a diferentes riscos. Por mais que a mescla entre renda fixa, ações, imóveis e fundos imobiliários seja importante, um risco comum a todos esses ativos é o próprio Brasil.

Tamanho

O Brasil representa algo próximo de 2% do produto interno bruto (PIB) global, 2% do mercado de renda fixa global e 1% do mercado acionário global. Da mesma forma que parece loucura, como brasileiro, investir todo o seu dinheiro na África do Sul ou na Colômbia, deixar todo o seu patrimônio no Brasil seria igualmente inadequado.

O mercado americano é o maior do planeta. Há mais bolsas de valores, mais empresas disponíveis, mais ETF e mais oportunidades do que no Brasil. Para se ter ideia da discrepância, uma única empresa, chamada American Tower (AMT, que é um REIT – *Real Estate Investment Trust*), possui um valor de mercado muito superior a todos os fundos imobiliários do Brasil somados; e apenas o caixa da Apple seria suficiente para comprar quase metade de toda a bolsa brasileira.

Outra razão para investir no exterior é proteger seu dinheiro da inflação. Se a moeda do seu país está desvalorizando, investir em moedas fortes pode ajudar a proteger seu poder de compra.

Proteção contra a inflação

Historicamente, a inflação dos EUA é extremamente inferior à brasileira. Esse é um dos grandes motivos pelos quais o dólar se valoriza ao longo do tempo.

Moeda forte

O dólar é a moeda mais utilizada na emissão de dívida de empresas e governos. Cerca de 50% das dívidas emitidas no mundo são em dólar. Empresas como Vale, Petrobras e até o Governo Federal brasileiro possuem dívidas em dólares. Além disso, 60% das reservas internacionais estão alocadas em dólares e 50% das transações comerciais globais são feitas com a moeda americana.

Rendimentos

Além dos argumentos já apresentados, o retorno dos principais índices americanos superam com folga os índices brasileiros, especialmente se consideramos a variação cambial.

O gráfico da Figura 1 ilustra o papel do dólar no número de transações comerciais no mundo e o percentual de reservas internacionais alocado na moeda americana.

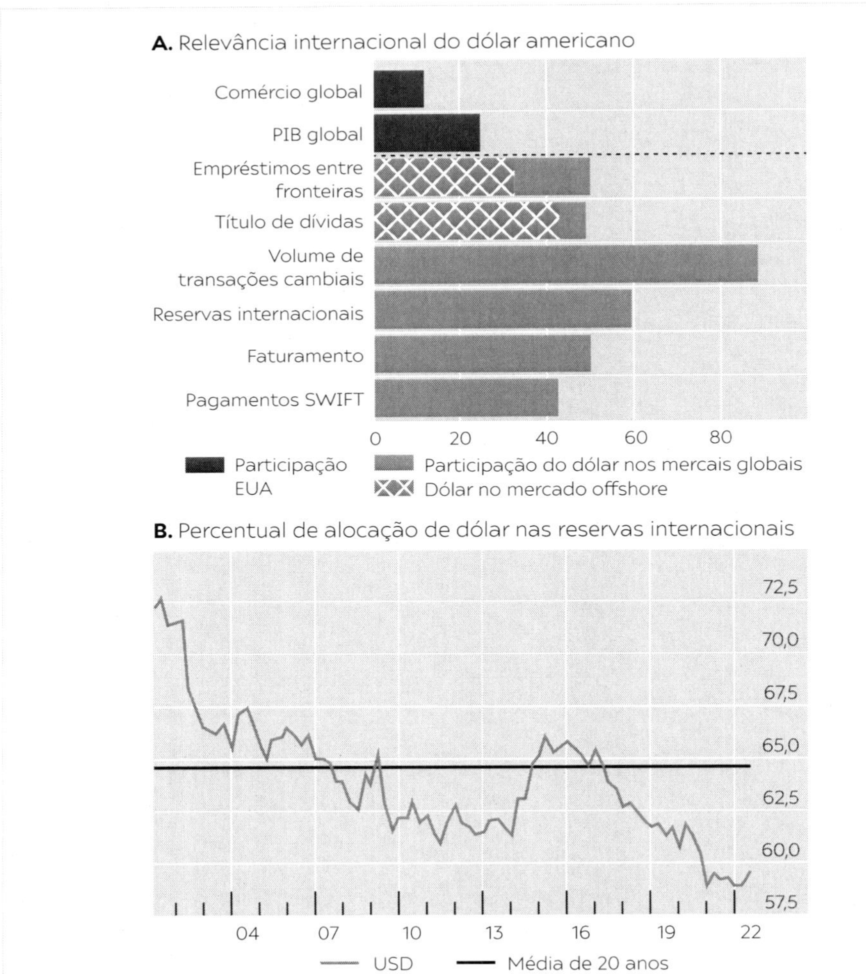

FIGURA 1
Fonte: Gopinath G, 2015.[3]

O SEGREDO PARA UM PORTFÓLIO BEM-SUCEDIDO

Diferentemente do que muitos pensam, o velhinho e lendário Warren Buffet não foi o melhor investidor da história. Para efeito de comparação, Buffet teve um retorno médio anual de 22% ao ano, enquanto Jim Simons (um gestor *low profile*) teve ganhos anuais de 66% ao ano desde 1988.

A primeira lição é identificar que Buffet teve uma rentabilidade de aproximadamente 1,67% ao mês. Essa informação é motivo suficiente para você desconfiar e ajudar seus conhecidos que acreditam em promessas de retorno de 2% a 3% ao mês "sem risco".

A segunda lição refere-se ao poder do tempo! Apesar do retorno exorbitante, o patrimônio líquido de Jim Simons é de 28 bilhões de dólares, em comparação com 118 bilhões de Warren Buffet. Desse enorme patrimônio, mais de 100 bilhões vieram após os 60 anos. Seu primeiro investimento foi aos 10 anos de idade. Em compensação, Jim Simons só começou a investir nesse ritmo depois dos 50 anos. Portanto, o sucesso de Warren Buffet pode ser atribuído à sua habilidade financeira, mas seu verdadeiro segredo é o tempo.[4]

No livro *A psicologia financeira*, Morgan Housel diz que o livro mais poderoso e importante que poderia ser escrito sobre Buffet deveria ter o título "Cale a boca e espere".[5] Quando o assunto é construção patrimonial, o tempo e a disciplina são seus maiores aliados. Patrimônio não se gira, se acumula. Ter um bom retorno é importante, mas poupar com regularidade e evitar grandes erros é ainda mais.

Este capítulo foi escrito para ser uma bússola para a sua educação financeira, e não uma recomendação sobre fundos para colocar o seu dinheiro.

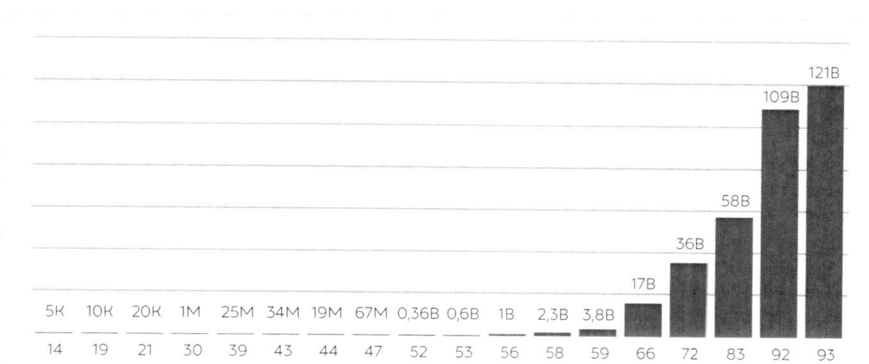

FIGURA 2 Evolução do patrimônio de Warren Buffet.
Fonte: elaborado pelo próprio autor, com dados da Bloomberg.

REFERÊNCIAS

1. Farias X. Curso preparatório para certificação profissional Anbima - Cpa 10. Curitiba: IESDE Brasil SA; 2011.
2. Berger PL. Mercado de renda fixa no Brasil: ênfase em títulos públicos. Rio de Janeiro: Interciência; 2021.
3. Gopinath G. The international price system. NBER Working Paper Series; 2015.
4. Morio A. Warren Buffett: an illustrated biography of the world's most successful investor. John Wiley & Sons; 2011.
5. Housel M. A psicologia financeira. São Paulo: HarperCollins; 2021.

20

Os desafios de empreender na Medicina

Sergio Quilici Belczak
Cauê Gasparotto Bueno
Laís Fonseca Alves
Ítalo Eugênio Souza Gadelha de Abreu

INTRODUÇÃO

Thomas Eisenmann, professor da Faculdade de Administração e dos Laboratórios de Inovação de Harvard, define empreendedorismo como a competência profissional de explorar novas oportunidades sem ter todos os recursos necessários para fazê-lo.[1]

Em outras palavras, o empreendedor é o profissional capaz de identificar falhas ou deficiências no ambiente onde está e, a partir de uma gestão otimizada dos recursos limitados que detém, construir alternativas para superá-las.[1]

Nós, médicos, por estarmos em contato direto com nossos pacientes e com os demais agentes do sistema de saúde, a todo momento nos deparamos com problemas e ineficiências que geram imensos desperdícios, seja para o setor público ou para o privado. Dessa forma, ocupamos uma posição estratégica para o desenvolvimento de qualquer solução inovadora: estamos sempre diante de oportunidades inexploradas que poderiam originar soluções e negócios de alto valor para o mercado de saúde.

Apesar disso, poucos de nós somos preparados para, de fato, entender com profundidade essas oportunidades e conseguir gerenciar recursos de maneira otimizada, em busca de uma validação para nossas ideias, antes de transformá-las em soluções ou novos negócios de verdade. Desenvolver soluções robustas para a saúde custa muito caro, por isso o empreendedor que se aventura por esse caminho precisa entender como buscar evidências de que sua ideia faz sentido antes de começar a gastar dinheiro com isso.

Assim, um médico empreendedor é aquele profissional capaz de identificar problemas relevantes como oportunidades de negócios e, a partir disso, gerar soluções inovadoras, utilizando métodos e ferramentas para otimizar o uso dos recursos limitados que têm à sua disposição. Fazer isso, contudo, não é nada trivial. Para que nós, médicos, criemos negócios e soluções bem-sucedidas, é preciso desenvolver competências que não são ensinadas durante nossa formação tradicional.[2,3]

Como, então, se tornar um médico empreendedor? Ler este livro, p. ex., já denota a intenção de ser um médico empreendedor – o que é um bom começo. Procurar informações e se atualizar é fundamental para aumentar o arsenal de conhecimentos aplicáveis para o desenvolvimento pessoal. Este capítulo é sobre isto: ajudar a direcionar a busca na criação de negócios e soluções de alto valor dentro da área médica.[2]

Seguem alguns dos princípios essenciais para empreender.

Criar estruturas

O jovem médico, altamente treinado em diagnóstico e tratamento, detém um pensamento científico e lógico aguçado, com base na identificação de problemas e na formulação de hipóteses. No empreendedorismo, especialmente em negócios focados em inovação (*innovation-driven business*), o *mindset* é diferente. Os empreendedores inovadores bem-sucedidos precisam ser generalistas, capazes de estabelecer bases estruturais para negócios escaláveis, em contraste com os negócios de estilo de vida (*lifestyle business*), como clínicas pequenas, que dependem fortemente da *expertise* individual.

O Massachusetts Institute of Technology (MIT) destaca e diferencia esses dois tipos de empreendimento: o *lifestyle business* foca o aprimoramento do estilo de vida individual, enquanto o *innovation-driven business*, embora consuma capital inicialmente, pode ser escalado com tecnologia ou processos inovadores, como *softwares* de telemedicina e serviços tecnológicos na área de saúde. Dessa forma, se o médico não pensa de forma ampla, ele se torna apenas um profissional autônomo dentro do seu negócio, e não promove de fato a criação de uma empresa rentável.

É importante que o empreendedor entenda desde o princípio o modelo jurídico, contábil e financeiro que faz sentido para seu negócio. Essa parece ser uma decisão simples, mas definitivamente não é. Ter um bom advogado garante uma estrutura que pode levar uma empresa adiante, principalmente se ela estiver em um setor fortemente regulado, como a saúde, ou se necessitar, posteriormente, levantar capital para se financiar. Nessa fase, é importante se aconselhar com empreendedores mais experientes, que já passaram por essas decisões, para definir o profissional mais adequado para cada caso.

Depois de definir a estrutura básica, é preciso refinar a ideia até atingir a capacidade de modelagem financeira. Ser capaz de projetar e entender como serão as despesas e receitas é essencial para entender a dinâmica do modelo de negócio. Mais adiante, serão listados os modelos de negócios mais conhecidos da economia real e dos negócios digitais. Esse aspecto é importante, pois a inovação tecnológica ou do modelo de negócio. É possível fazer a entrega do mesmo serviço de um concorrente ou colega médico, mas ser mais bem-sucedido por causa de um modelo de negócio diferente e inovador.[3,4]

Criar produtos para resolver grandes problemas e dores

O jovem médico provavelmente tem facilidade com o processo de criação de um produto, pois pode se assemelhar à solução científica de problemas. É importante lembrar, no entanto, que nem toda solução é necessariamente um produto. Na verdade, um dos maiores erros de empreendedores é não conhecer bem a disciplina de produto. Um bom produto deve cumprir a prerrogativa de resolver uma dor relevante que seu cliente está disposto a pagar no momento presente.[4]

Muitas vezes, ao encontrar problemas os médicos desenvolvem soluções que ainda estão distantes do momento do mercado e não são prioridades, então buscam convencer o mercado a comprar a ideia. Essa é uma receita para falha por falta de *timing* de mercado. É fato que empreendedores costumam ser visionários, por isso conseguem enxergar além do que outros ainda não são capazes de ver; no entanto, essa visão pode estar em descompasso com uma visão sistêmica da dor mais latente do seu consumidor. É por isso que ideias bem alinhadas ao mercado costumam vir de alguém que trabalhou antes no segmento e viu uma dor que não foi resolvida, mas percebe que é capaz de resolver. Esse empreendedor geralmente já tem relacionamento suficiente na área para ser capaz de convencer os primeiros clientes (1 a 10), os quais geralmente vêm da sua rede de relacionamentos, indicação ou esforço pessoal dos fundadores.

Por isso, na área médica, os empreendedores mais bem-sucedidos costumam tradição em algum segmento do setor de saúde, vêm de histórico familiar empreendedor ou até têm uma trajetória profissional que dá embasamento para o desenvolvimento do produto ou da solução.

Outra vertente totalmente diversa de empreendedorismo são os produtos de base tecnológica, com um processo completamente diferente de produtos que inovam em modelo de negócio. Para a base tecnológica, o processo de desenvolvimento de pesquisa científica normalmente surge nas universidades ou nos institutos de pesquisa. Esses produtos são financiados por instituições de fomento até evoluírem para uma validação, para então se tornar uma empresa pronta para o mercado. Nesse seguimento, encontram-se as *biotechs* ou *medtechs* de equipamentos médicos.

Conhecer pessoas profundamente

Ter o time correto para cada fase de um negócio é a principal chave de sucesso para uma empresa. No time de saúde, o médico costuma ser o centro de todas as atenções. Em seu treinamento clínico, aprende que os demais profissionais servem de apoio para sua prática e que, mesmo trabalhando em um time multidisciplinar, ser médico tem um papel de destaque. Em um empreendimento, não é assim: ser médico não é relevante, mesmo que a empresa seja de saúde. O que realmente fará a diferença será a capacidade de ser um bom líder e inspirar as pessoas a fazerem o melhor trabalho.

A estratégia de uma empresa pode mudar totalmente em função das pessoas que constituem o time, uma vez que durante o processo de empreender haverá muitas mudanças e adaptações decorrentes do avanço na escuta das necessidades do mercado ou de decisões técnicas que podem levar à viabilidade ou não do produto e, em última instância, do negócio.

Assim, no time fundador de um empreendimento, várias tensões precisam ser resolvidas, mas a principal está no perfil técnico e comportamental de cada um. Nível de comprometimento com o negócio, capacidade de aprendizagem, adaptabilidade e resiliência são competências essenciais a serem avaliadas e definidas. Além disso, é essencial conhecer as motivações e os propósitos de cada um dos envolvidos logo no início do processo e sempre ir monitorando com conversas significativas ao longo da jornada, uma vez que as pessoas também mudam e evoluem durante o desenvolvimento do negócio.[4]

No início de uma empresa, o diretor executivo (ou *chief executive officer* – CEO) desempenha um papel crucial ao fornecer direcionamento estratégico, liderar o recrutamento, coordenar as vendas e incorporar a cultura da empresa; o diretor de operações (*chief operating officer* – COO) se concentra na operação e na criação de processos para garantir a existência da empresa. Em empresas de tecnologia, o diretor de tecnologia (*chief technology officer* – CTO) lidera as questões técnicas, enquanto em empresas médicas um líder ou *head* médico pode assumir essa função. Em negócios tradicionais, a área de operações ganha destaque por causa da necessidade de gerenciar processos. As competências de produto e financeiras geralmente são inicialmente assumidas pelos fundadores, evoluindo para os cargos de direção (*C-level*) posteriormente. Na área médica, embora seja comum o CEO ser também médico, é importante avaliar se a liderança médica é essencial para o cargo, pois muitas vezes a opção por um líder de gestão e um líder médico como parceiros nas decisões-chave pode otimizar os resultados.

Vale destacar que o líder do futuro é um líder integral, que entende a capacidade humana e vivencia intensamente aquilo que acredita e fala. Este líder empreendedor costuma ser uma pessoa que alinha suas formas de pensar e expressar sentimentos, bem como desdobrar com assertividade esses princípios em suas ações práticas. Esse nível de alinhamento gera confiança e credibilidade para clientes e parceiros, o que faz com que os envolvidos sejam engajados na cultura de uma empresa que demonstra viver seu propósito. Por consequência, todos os colaboradores expressam essa cultura pelas suas ações, gerando a evolução do negócio e o diferencial no mercado.[5,6]

SEIS PILARES

A construção da jornada do médico empreendedor deve se basear em seis pilares de atuação:

- Conhecer o público-alvo e definir o modelo de negócio.
- Realizar *marketing* estratégico.
- Investir em tecnologia com sabedoria.
- Ter controle dos processos, da gestão de pessoas, e do planejamento financeiro e fiscal.
- Criar parcerias de sucesso.
- Ser líder.

Conhecer o público-alvo e definir o modelo de negócio

De acordo com Simon Sinek, "se você não entende as pessoas, você não entenderá os negócios". Esse aspecto é essencial no empreendedorismo. O conceito de público-alvo (mercado-alvo ou *target*) se refere aos clientes para os quais a clínica/atividade médica é direcionada, bem como aos destinatários das campanhas de *marketing* e publicidade nos diferentes canais que serão usados para atraí-los (Figura 1). Definir esse público não é nada fácil, pois, além de identificar quem necessita dos serviços que serão prestados, é necessário reconhecer também quem está disposto a pagar por esse tipo de serviço. Por exemplo, para investir em estratégias de *marketing* ou na estrutura de um consultório, é preciso definir o nível econômico dos pacientes, caso contrário haverá gasto de tempo e dinheiro desfocados e consequentemente não ocorrerá a conversão de clientes.

Conhecer os vários modelos de negócio existentes ajuda a direcionar o estudo do público-alvo. Merece destaque do ponto de vista do empreendedorismo o modelo conhecido como B2B (do inglês business to business), em que as transações

FIGURA 1 Definir o mercado-alvo é fundamental para otimizar as estratégias de crescimento de um negócio médico.
Fonte: www.istockphoto.com (Jirsak).

ocorrem entre duas empresas. No contexto da área de saúde, o B2B refere-se a transações entre empresas que oferecem produtos ou serviços relacionados à saúde. Exemplos de negócios B2B na área de saúde incluem:

- **Fabricantes de equipamentos médicos:** empresas que produzem equipamentos médicos, como máquinas de ressonância magnética, dispositivos de monitoramento de pacientes ou equipamentos de laboratório vendem esses produtos a hospitais, clínicas ou outras organizações de saúde.[7-9]
- **Empresas de tecnologia da informação em saúde (*health IT*):** fornecedores de sistemas de gestão de registros médicos eletrônicos (EMR), *softwares* de agendamento de consultas, plataformas de telemedicina e outras soluções tecnológicas para organizações de saúde.[5]
- **Distribuidores de produtos farmacêuticos:** empresas que distribuem medicamentos e produtos farmacêuticos em grande escala para farmácias, hospitais e outras instituições de saúde.
- **Serviços de consultoria em saúde:** empresas especializadas em fornecer consultoria em gestão de saúde, conformidade regulatória, otimização de processos e outras áreas para organizações de saúde.
- **Laboratórios de análises clínicas:** laboratórios que oferecem serviços de análises clínicas e diagnóstico para hospitais, clínicas médicas e profissionais de saúde.
- **Empresas de logística de saúde:** empresas que gerenciam a cadeia de suprimentos de produtos médicos, incluindo o transporte seguro e eficiente de produtos farmacêuticos e equipamentos médicos.
- **Fornecedores de uniformes e equipamentos hospitalares:** empresas que fornecem uniformes, roupas hospitalares e outros equipamentos específicos para profissionais de saúde e instituições médicas.

No modelo B2B2C (do inglês *business to business to consumer*) uma empresa fornece produtos ou serviços a outra empresa, que, por sua vez, os disponibiliza para os consumidores finais. É uma extensão do modelo B2B, no qual a segunda empresa atua como um intermediário para levar produtos ou serviços ao consumidor final. Exemplos de negócios B2B2C na área de saúde incluem:

- **Plataformas de telemedicina para clínicas:** uma empresa de tecnologia da informação em saúde pode fornecer uma plataforma de telemedicina para clínicas médicas. As clínicas, por sua vez, usam essa tecnologia para oferecer consultas virtuais aos pacientes.[6]

- **Fornecedores de *softwares* de bem-estar para empresas:** empresas que oferecem soluções de bem-estar, como aplicativos de monitoramento de saúde ou programas de promoção de hábitos saudáveis, podem fornecer seus serviços a empresas que desejam promover a saúde de seus funcionários.
- **Laboratórios de análises clínicas para farmácias:** laboratórios podem firmar parcerias com redes de farmácias, oferecendo serviços de análises clínicas que os consumidores podem acessar diretamente em farmácias, tornando o processo mais conveniente para os pacientes.
- **Fornecedores de dispositivos médicos para clínicas de estética:** empresas que fabricam equipamentos estéticos podem vender diretamente para clínicas de estética, que, por sua vez, oferecem tratamentos aos consumidores finais.
- **Empresas de gestão de saúde para seguradoras:** empresas especializadas em gestão de saúde e programas de bem-estar podem fazer parcerias com seguradoras de saúde para melhorar a saúde geral dos segurados.

Esses exemplos mostram como o modelo B2B2C cria uma cadeia de valor em que as empresas intermediárias desempenham um papel crucial na entrega de produtos e serviços de saúde aos consumidores finais. O objetivo é proporcionar uma experiência mais integrada e conveniente para os pacientes, ao mesmo tempo que mantém a cooperação entre as empresas envolvidas na prestação de serviços de saúde.

O modelo mais comum, no entanto, tanto para o digital como para negócios tradicionais na saúde, ainda é B2C (do inglês *business to consumer*), no qual as transações comerciais ocorrem diretamente entre a empresa e os consumidores finais. Na área de saúde, o modelo B2C envolve empresas que oferecem produtos ou serviços diretamente aos pacientes ou consumidores individuais.

A partir desses modelos, é importante definir que estratégia seguir para identificar o mercado-alvo. Um bom plano é criar questionários que permitam conhecer em profundidade o grupo de pessoas a quem a atividade é dirigida, as chamadas personas.

As respostas permitem definir o estilo e a estrutura da clínica ou empreendimento, assim como as comodidades a serem oferecidas e os diferenciais competitivos. Serviço de *vallet* gratuito e serviço de copeira com alimentação diferenciada, p. ex., caracterizam um atendimento diferenciado, mas isso deve ser precificado e incluído nos custos dos serviços. É preciso questionar, portanto, se o público-alvo quer e está disposto a pagar por esse tipo de atendimento.

Saber a demanda do público-alvo permite criar produtos ou serviços ainda mais personalizados, que promovam uma sensação de "desenvolvido especialmente para você", o que aumenta o grau de satisfação dos clientes. Da mesma forma, entender o público otimiza a forma de acessá-lo com as estratégias e ferramentas de *marketing*, caracterizando o tipo de linguagem a ser usada (corporativa ou descolada, pessoal ou impessoal) e os canais de comunicação com maior audiência nesse nicho. Por exemplo, a utilização de *e-mail marketing* traria poucos resultados para um público muito jovem; mídias sociais como Instagram e TikTok têm uma penetração muito maior nessa faixa etária. O *marketing* estratégico é discutido de maneira mais aprofundada no capítulo 15 deste livro.

Exemplos de negócios B2C na área de saúde incluem:

- **Farmácias com ponto de venda físico ou *online*.**
- **Empresas de aplicativos de saúde:** fornecem serviços como monitoramento físico e controle de dieta diretamente aos usuários ou serviços de telemedicina que conectam médicos e pacientes *online* para consultas remotas; fabricam e vendem diretamente aos consumidores dispositivos de monitoramento de saúde como relógios inteligentes; oferecem produtos para melhorar a saúde, como suplementos nutricionais; prestam atendimento direto ao consumidor com serviços médicos primários e especializados, sem necessidade de indicação.
- **Serviços de testes genéticos diretos ao consumidor:** empresas que fornecem *kits* de testes genéticos para consumidores interessados em aprender mais sobre sua predisposição genética a certas condições de saúde.
- **Assinatura de serviços de saúde:** empresas que oferecem serviços de assinatura, em que os consumidores pagam uma taxa recorrente para ter acesso a serviços de saúde contínuos, como consultas médicas virtuais, monitoramento de saúde ou orientação nutricional.
- **Modelo *freemium* na saúde:** empresas que oferecem serviços básicos gratuitos relacionados à saúde, mas cobram por recursos *premium* ou funcionalidades adicionais. Por exemplo, um aplicativo de monitoramento de saúde pode oferecer funcionalidades básicas gratuitas, mas cobrar por recursos avançados.

- ***Marketplaces* de saúde:** plataformas que conectam consumidores a uma variedade de prestadores de serviços de saúde, permitindo que escolham e agendem serviços como consultas médicas, exames laboratoriais ou terapias alternativas.
- **Integração de cuidados de saúde:** modelos que buscam integrar diferentes aspectos dos cuidados de saúde, como serviços médicos, odontológicos, de saúde mental e bem-estar, em uma abordagem holística para melhor atender às necessidades dos pacientes.
- **Modelo de consultoria em saúde:** empresas que oferecem serviços de consultoria personalizada em saúde, fornecendo orientação especializada sobre questões específicas, como gestão de doenças crônicas, planejamento familiar ou estratégias de estilo de vida saudável.
- **Plataformas de educação em saúde:** empresas que oferecem plataformas educacionais *online*, fornecendo informações e recursos sobre saúde para os consumidores, capacitando-os a tomar decisões informadas sobre seu próprio bem-estar.
- **Modelo de prevenção e promoção da saúde:** empresas que se concentram em serviços e produtos voltados para a prevenção de doenças e promoção da saúde, incentivando os consumidores a adotarem estilos de vida saudáveis.

Esses são apenas alguns exemplos, já que a inovação continua a moldar novos modelos de negócios na área de saúde, à medida que a tecnologia e as demandas dos consumidores evoluem. A inteligência artificial e a utilização de mais decisões baseadas em dados para suportar a decisão técnica e de gestores médicos terá forte impacto e deve impulsionar a criação de mais modelos inovadores.

Realizar *marketing* estratégico

De acordo com Peter Thiel, um dos fundadores do PayPal, no passado muitos empreendedores, boa parte deles concentrada no Vale do Silício, nos EUA, acreditavam que bons produtos se vendiam sozinhos. O que eles perceberam com o passar do tempo, no entanto, é que isso não acontece de verdade. Mesmo produtos de alta qualidade precisam de boas estratégias comerciais e de *marketing* para que consigam chegar a mais pessoas.[2]

O papel do *marketing* é essencialmente permitir alcançar mais pessoas que potencialmente se identificariam com o que a empresa diz ou vende. Se a empresa tem algo de valor para entregar às pessoas, provavelmente muitos se beneficiariam de ter contato com as suas ideias e soluções. O *marketing* é o veículo que possibilitará a essas pessoas descobrir esse produto ou serviço.

Em outras palavras, talvez existam centenas, milhares ou mesmo milhões de pessoas que poderiam se beneficiar da solução que alguém criou ou do serviço que alguém entrega. *Marketing* é a forma que se emprega para chegar a essas pessoas e mostrar a elas por que devem contratar um serviço ou comprar um produto.

A frase clássica de Henry Ford: "se eu tivesse um único dólar, investiria em propaganda" é um clichê, mas denota a importância do *marketing* nos negócios, sejam eles médicos ou não. Hoje já se sabe, porém, que o investimento no *marketing* sem planejamento é ilusão. Ele deve ser estratégico, em especial em se tratando do *marketing* digital, uma das melhores formas de o médico divulgar seu trabalho e conquistar novos clientes. As ferramentas existentes criam muitas oportunidades para que os médicos se conectem com seus pacientes, aumentando a divulgação dos consultórios e das clínicas, além de fidelizar novos pacientes.

Fazer *marketing* digital não é mais uma novidade, é uma realidade: uma necessidade nos dias de hoje. Assim, não basta mais fazer um *marketing* bem-feito, bonito e seguindo táticas e testes. O médico e/ou empresa de *marketing* contratada precisam estar a par do regulamento do Conselho Federal de Medicina (CFM) quanto às ações de *marketing* e publicidade que podem ser feitas, para não cometerem nenhuma infração. O tema do *marketing* digital é aprofundado no capítulo 15 deste livro.

Investir em tecnologia com sabedoria

Tecnologia, saúde e boas ideias mudam o mundo – portanto, devem caminhar juntas. A tecnologia na área da saúde é muito importante, pois envolve inovações que melhoram a precisão de processos, eficiência e a qualidade na assistência. Por isso, investir em tecnologia na área de saúde deve ser um dos pilares do empreendedorismo médico.

Muitas vezes, custos elevados, falta de conhecimento técnico, complexidade de implantação e receio com a segurança de dados dos pacientes afastam o médico de investir de forma adequada em tecnologia. Além desses aspectos, a resistência à mudança por parte de profissionais acostumados com métodos tradicionais de trabalho, pode retardar a entrada do médico em novas técnicas e/ou processos, deixando-o muitas vezes atrasado e criando uma desvantagem competitiva em seu mercado de atuação.

Investir em tecnologia na área da saúde não é apenas para se manter atualizado com o mercado; também é fundamental para garantir melhoria contínua dos serviços de saúde e o bem-estar dos pacientes. A tecnologia potencializa os processos e consequentemente, com o tempo, aumenta o retorno financeiro. E há, ainda, muitas outras vantagens de investir em tecnologia em um empreendimento médico, como melhoria na precisão dos diagnósticos, redução de erros médicos, otimização do tempo dos profissionais e melhoria na qualidade de vida e na experiência dos pacientes.

Um aspecto importante dos investimentos em teconologia é que ela deve ser cuidadosamente integrada à estratégia de negócio. Antes de investir em plataformas tecnológicas inovadoras, é crucial garantir que os fundamentos, como a modelagem de negócio e a proposta de valor, estejam bem estabelecidos e validados. A tecnologia representa um dos maiores custos para empresas do novo mercado, logo começar a desenvolver o negócio sem validar a ideia inicial pode levar a desperdício de recursos, o que muitas vezes resulta no fracasso do empreendimento. A busca por soluções tecnológicas deve ser direcionada para atender às necessidades específicas da instituição, evitando gastos desnecessários, com ênfase na qualidade confiabilidade e no suporte técnico oferecido pelos fornecedores.

No contexto da saúde, a tecnologia não se limita aos equipamentos médicos; abrange também processos internos, como prontuários eletrônicos, *marketing* digital e troca de informações médicas. A implementação desses processos desde o início é crucial para um crescimento organizado e sustentável da empresa médica. O futuro da atenção à saúde está inextricavelmente ligado à tecnologia, com a telemedicina avançando consideravelmente nos últimos anos, especialmente durante a pandemia.

A inteligência artificial já é bastante utilizada no diagnóstico de doenças, com a medicina preditiva, na identificação de tratamentos eficazes e na criação de novas formas de processos decisórios para os pacientes, médicos e todo o sistema de saúde. A integração humana com as ferramentas de inteligência artificial permitirá uma nova forma de atuação como profissionais especializados de saúde; dessa forma, na próxima década vivenciaremos uma grande transformação do *mindset* de todo o sistema de saúde para a incorporação efetiva e segura dessas tecnologias. Está aí a grande oportunidade para os novos médicos estudarem e se posicionarem como líderes na incorporação dessas novas tecnologias.

Pode-se dizer, portanto, que investir em tecnologia na área da saúde é fundamental para acompanhar as tendências, oferecer qualidade nos serviços e se manter competitivo no mercado, principalmente em se tratando de trazer mais eficiência operacional, custo-efetividade e escalabilidade dos negócios.

Ter controle dos processos, da gestão de pessoas e do planejamento financeiro e fiscal

De nada adianta ser um médico brilhante, com um alto ganho financeiro, se parte desses ganhos é perdida por falta de planejamento financeiro e fiscal. O planejamento e o acompanhamento da gestão do seu empreendimento médico fazem com que o empreendedor controle seu negócio, senão o negócio o controla. A principal ferramenta da empresa para controlar seus processos é rotineiramente fazer reuniões com os envolvidos na gestão para a apresentação de dados que irão suportar a decisão dos líderes sobre o direcionamento estratégico do negócio (Figura 2).

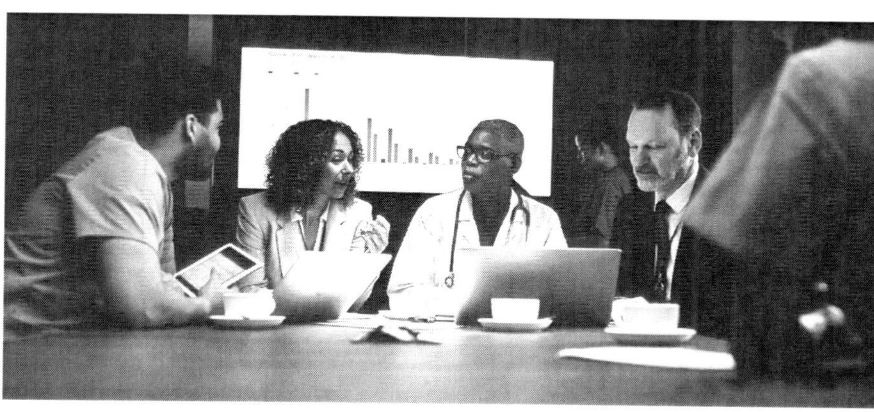

FIGURA 2 Reuniões para apresentação de dados de gestão devem ser rotina em um empreendimento médico.
Fonte: www.istockphoto.com (Sturti).

O controle financeiro tem como base o uso de elementos que ajudam a avaliar as finanças do negócio, permitindo a tomada de decisões. É importante ter uma ideia de planejamento orçamentário anual, ou seja, desenvolver um orçamento detalhado que inclua receitas, despesas operacionais, investimentos e reservas para contingências. Dessa forma, é possível manter o controle financeiro e tomar decisões informadas a partir da comparação entre o orçamento e a execução ao longo do ano.

A análise de viabilidade econômico-financeira deve ser feita antes de implementar novos projetos ou investimentos, o que torna possível avaliar o retorno sobre o investimento (ROI) e a sustentabilidade financeira.[2]

No dia a dia do negócio normalmente o empreendedor se foca em dois pontos:

1. **Gestão de custos e despesas:** o objetivo é manter um controle eficiente sobre os custos e as despesas e identificar áreas para otimização e corte de gastos desnecessários.
2. **Gestão de fluxo de caixa:** consiste em visualizar todas as entradas e saídas de recursos da empresa. É extremamente importante que haja um monitoramento bem próximo do fluxo de caixa regularmente, o que permite garantir recursos suficientes para cobrir despesas operacionais e investimentos. Ferramentas como o fluxo de caixa projetado ajudam a antecipar necessidades futuras.

O fluxo de caixa aliado a um controle efetivo de contas a pagar e contas a receber fornece uma visão geral da saúde financeira da organização, e com esses indicadores em mãos é possível fazer o planejamento estratégico de forma mais segura e eficaz. Quando esse planejamento e controle são malfeitos, podem surgir diversas consequências indesejadas, como o aumento das despesas e do endividamento, investimentos reduzidos por falta de disponibilidade financeira, perda de competitividade, comprometimento do crescimento e imprevistos financeiros sem resposta. Essa falta de controle pode levar ao encerramento de um negócio médico.

Nesse mesmo sentido, o médico empreendedor deve se planejar do ponto vista fiscal. O planejamento tributário é importante para otimizar a carga fiscal, garantindo a conformidade com as leis tributárias. Isso pode incluir a escolha de regimes tributários mais vantajosos, entre o Simples Nacional, o lucro presumido ou o lucro real. Ser tributado de forma adequada, faz toda a diferença. Para isso, escolher um bom escritório de contabilidade é fundamental. Ele pode ajudar o médico a se manter em conformidade com as obrigações fiscais e tributárias, além de oferecer suporte quanto à gestão financeira e ao planejamento tributário.

Outras ferramentas podem ser incorporadas de acordo com o nível de maturidade da empresa, como a auditoria financeira – instrumento importante quando o negócio ganha relevância e robustez e os sócios buscam uma validação externa para receber investimentos ou para venda. É preciso, ainda, fazer auditorias financeiras periódicas para identificar possíveis irregularidades e garantir a conformidade com as normas contábeis e fiscais. Muitos empreendedores também se esquecem de considerar a necessidade de contratação de seguros de responsabilidade civil e profissional, os quais podem ser adequados para proteger a empresa de riscos financeiros ligados a responsabilidades civis e profissionais.

Criar parcerias de sucesso

Para criar parcerias de sucesso, é preciso fazer *networking*. O capítulo 4 é dedicado a esse tema. Na Medicina, dependendo da área de atuação, não se sobrevive sem parceria de sucesso. Há especialidades em que a grande maioria dos pacientes vem encaminhada de outros médicos ou instituições. Médicos hemodinamicistas e radiologistas intervencionistas são bons exemplos. Para esses especialistas, estabelecer uma parceria com outros médicos é praticamente obrigatório.

Por se tratar de um mercado competitivo, formar parcerias é essencial para expandir o negócio e atrair uma clientela diversificada. A abordagem *give-first* no *networking* enfatiza oferecer valor antes de buscar retorno, promovendo relações autênticas e duradouras. Essa mentalidade envolve compreender as necessidades dos outros, contribuir proativamente com conhecimento e recursos e facilitar conexões. Construir relacionamentos sólidos demanda tempo, mas a estratégia *give-first* fortalece conexões, contribui para uma reputação positiva e estabelece as bases para parcerias duradouras e sucesso coletivo no ambiente empresarial.[9,10]

Ser líder

Para o médico empreendedor, a chave do sucesso é ser um líder, atuando como o maestro que conduz a prosperidade do negócio. De acordo com a perspectiva de Richard Branson, cuidar do time é crucial para que eles, por sua vez, atendam bem aos clientes. Um líder na Medicina pode ser reconhecido como referência, chefe de serviço ou aquele que lidera em situações desafiadoras, não sendo necessariamente famoso. É alguém que inspira e motiva a equipe. Essa liderança exige visão global, pensamento de longo prazo e foco no coletivo, orientando as tomadas de decisões do médico empreendedor.[9]

Além dos desafios técnicos da profissão, como aplicar conhecimentos de anatomia, fisiologia, farmacologia e patologia, um médico enfrenta a responsabilidade de ser uma autoridade em uma instituição de saúde. Um equívoco comum é acreditar que líderes são inatos; na verdade, médicos empreendedores necessitam de treinamento para conciliar essa dualidade. O erro reside em mensurar o tempo de construção da liderança da mesma forma que a competência técnica médica. A liderança demanda autoconhecimento, habilidade para separar visão técnica e empresarial, construção de relacionamentos de confiança e percepção das ações impactantes nas mudanças comportamentais individuais e coletivas. Ser líder é evoluir como ser humano diariamente, e a postura e imagem do médico líder impactam diretamente na capacidade de influenciar e conduzir mudanças na equipe, tanto estruturais quanto de mentalidade (Figura 3).

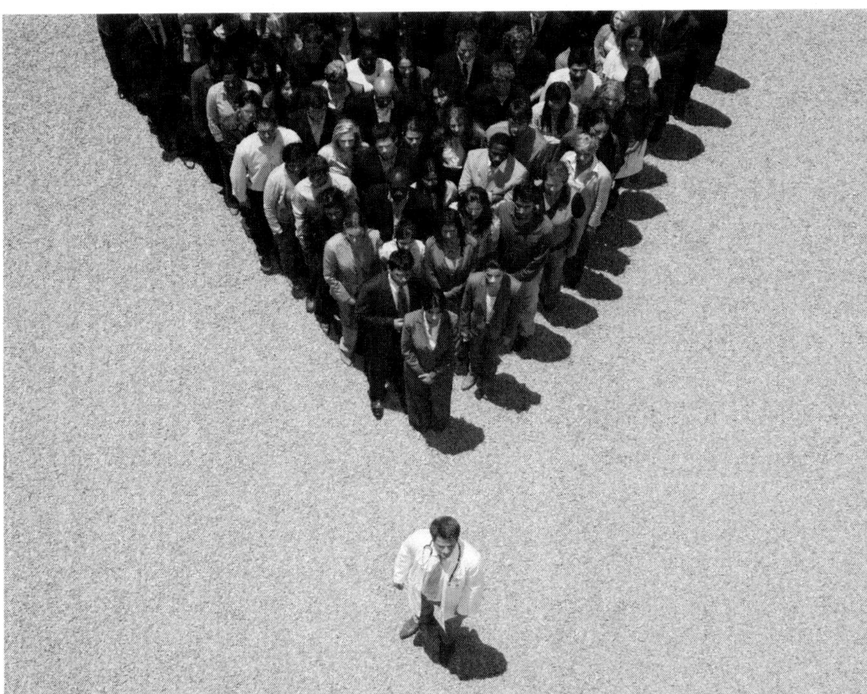

FIGURA 3 O médico líder inspira, motiva e conduz a equipe em todas as suas camadas para mudanças, tanto estruturais quanto de mentalidade.
Fonte: www.istockphoto.com (Martin Barraud).

A seguir, são listados alguns conceitos importantes para o médico líder:

- Apesar de sua autonomia, deve se manter em acordo com as regras, pois elas também se aplicam a ele.
- Não liderar somente outros médicos, mas um time de múltiplos profissionais, e estes contribuem, cada um em seu setor, para o desenvolvimento em conjunto.
- Deve ter inteligência emocional e não deixar espaço para a passionalidade na tomada de decisões.
- Utilizar métricas objetivas de controle de resultados: dados, números e índices da instituição podem dizer muito sobre o rumo da empresa.
- Ser humilde e saber pedir ajuda, dando a seu time os recursos necessários para fazer um bom trabalho.

Além de todos esses pontos, é muito importante destacar o impacto social que a atuação médica tem e o impacto de rede que um bom líder médico pode levar para a sociedade caso ele seja bem-sucedido na criação de um negócio de alto crescimento e impacto. Segundo a Endeavor, um negócio de alto impacto é criado por líderes inspiradores de alto impacto, e ele é capaz de gerar um *ripple effect*, ou seja, seu exemplo gera um efeito em rede para vários outros negócios e ajuda na criação de novos ecossistemas, promovendo inspiração e transformação com todos que com ele interagem. Isso se faz relevante principalmente no setor de saúde, por ser em si uma atividade de essencial contribuição e impacto para sociedade.

CIÊNCIA *VERSUS* EMPREENDEDORISMO NA MEDICINA

Quando se fala na interface entre ciência e empreendedorismo na saúde, é possível explorar duas grandes frentes tecnologia e negócios. Em ambos, o método científico é utilizado para: validação. No âmbito da tecnologia, é preciso validar a eficácia e a segurança de um novo dispositivo a ser utilizado por pacientes; e no âmbito dos negócios, faz-se a validação da necessidade de mercado, do modelo de negócio e da proposta de valor de uma nova solução antes de investir tempo, energia e dinheiro para desenvolver e escalar uma solução.

Nas duas frentes, os modelos científicos são utilizados com o objetivo de trazer evidências de que as hipóteses estejam corretas, sejam elas relacionadas à tecnologia que está sendo criada ou ao negócio que está sendo montado. Muitos profissionais da área da saúde, embora entendam dos princípios científicos relacionados à pesquisa, não conseguem transferir esse raciocínio para o mundo dos negócios, o que diminui ainda mais as chances de sucesso de um novo empreendimento.[11]

Como enfatizado em outros capítulos deste livro, toda inovação e todo novo negócio precisam ser baseados em evidências. Caso contrário, há um risco de desenvolver algo que não traz benefício algum para os pacientes ou para qualquer outro usuário da solução.

Entre os casos mais emblemáticos que comprovam essa necessidade, está o da *startup* de saúde Theranos, fundada em 2003 em Palo Alto, EUA, por Elizabeth Holmes. Ela era uma jovem estudante de engenharia em Stanford e abandonou a faculdade para investir toda a sua energia nesse empreendimento.[11-13] Theranos nasceu com o objetivo de simplificar a realização de exames. A ideia era viabilizar que qualquer tipo de análise laboratorial pudesse ser realizada com uma única gota de sangue, de forma que não fosse mais preciso passar pelo procedimento mais invasivo de coleta de sangue, que incomodava bastante a criadora da solução.

No decorrer do desenvolvimento da empresa, no entanto, muitos estudos e resultados foram fraudados com os objetivos de justificar os investimentos financeiros multimilionários feitos na empresa e permitir que o projeto científico continuasse a ser desenvolvido. É possível que Elizabeth tenha feito tudo isso acreditando que em algum momento conseguiria de fato apresentar os resultados que esperava, mas na realidade isso nunca aconteceu e as consequências foram extremamente negativas.

A empresa chegou a valer mais de 9 bilhões de dólares e já estava com seus produtos no mercado, utilizados por clientes reais, sem a devida validação, quando todo o escândalo veio à tona. Um jornalista norte-americano descobriu indícios de resultados fraudulentos dentro das pesquisas realizadas pela empresa. e tornou pública a história. A entidade enfrentou investigações legais e punições severas por parte do Departamento de Justiça e da Comissão de Valores Mobiliários dos EUA, perdendo todo o seu valor de mercado e indo à falência em 2018. Sua fundadora, Elizabeth Holmes, foi condenada a mais de 10 anos de prisão.[12,13]

Assim como a Theranos, outras empresas do setor de saúde carecem de transparência científica. A esse fenômeno dá-se o nome de *stealth research*, em referência a empresas com escasso histórico de publicações e citações. Portanto, é crucial priorizar a validação científica na tecnologia em saúde a fim de evitar a introdução no mercado e a supervalorização de empresas sem respaldo científico, que podem inclusive prejudicar a vida dos pacientes e das populações que as utilizam.[11,12]

CONSIDERAÇÕES FINAIS

O conceito de empreendedorismo médico transcende a simples abertura de um negócio próprio; é, de fato, um conjunto mais amplo de atitudes e mentalidades. Envolve a visão inovadora de negócios e a implementação concreta de planos, ideias e estratégias destinadas a explorar as vastas oportunidades existentes no mercado da saúde. Essa abordagem requer uma compreensão profunda das dificuldades enfrentadas, de seu impacto no trabalho e a capacidade de superá-las. É essencial identificar esses obstáculos e desenvolver estratégias e redes de apoio que permitam sua superação e a ampliação desse conhecimento aplicado.

REFERÊNCIAS

1. Eisenmann T. Os erros das startups. São Paulo: Saraiva Educação; 2022.
2. Thiel P, Masters BG, Korytowski I. De zero a um: o que aprender sobre empreendedorismo com o Vale do Silício. Rio de Janeiro: Objetiva; 2014.
3. Souza MVC, Santos LPM, Freire SO, Andrade ILXC, Mendes ALR, Viana DSF, et al. The mercadological challenges faced by the physician entrepreneur. Res Soc Dev. 2022;11(10):e84111032532.
4. Jazayeri A, Park KT. How to write an effective business plan in medicine. Gastroenterology. 2019;156(5):1243-7.
5. Lomakina NF. Development of entrepreneurship in the field of medical care based on the franchising model. Probl Sotsialnoi Gig Zdravookhranenniiai Istor Med. 2020;28(Special Issue): 766-72.
6. Manbachi A, Kreamer-Tonin K, Walch P, Gamo NJ, Khoshakhlagh P, Zhang YS, et al. Starting a medical technology venture as a young academic innovator or student entrepreneur. Ann Biomed Eng. 2018;46(1):1-13.
7. Doarn CR, Merrell RC. The business side of telemedicine. Telemed J E Health. 2014;20(11): 981-3.
8. Terrim S, Melo AAR, Jácomo AL. Empreendedorismo em saúde: relato de um modelo de empresa júnior em medicina. Revista de Medicina. 2015;94(2):94-8.
9. Aveni A, Morais RSGA. Empreendedorismo e inovação na saúde: os novos empreendimentos na economia da saúde no brasil. Rev Processus. 2021;3(6):80-97.

10. Evans WD, Blitstein J, Hersey JC, Renaud J, Yaroch AL. Systematic review of public health branding. J Health Commun. 2008;13(8):721-41.
11. Cristea IA, Cahan EM, Ioannidis JP. Stealth research: lack of peer-reviewed evidence from healthcare unicorns. Eur J Clin Invest. 2019;49(4):e13072.
12. Golder B. Book review: Bad Blood: Secrets and Lies in a Silicon Valley Startup. Linacre Q. 2020;87(2):233-5.
13. Monteiro GFA. Empresas de alto crescimento e o desafio de scale-up: onde estamos e para onde podemos ir. Endeavor, Insper; 2017. [Acesso em jan 2024]. Disponível em: https://images.endeavor.org.br/uploads/2018/06/29194659/White-Paper-Lancamento-Catedra-Endeavor.pdf.

Bibliografia recomendada

Ismail S, Malone MS, Geest YV. Exponential organizations: why new organizations are ten times better, faster, and cheaper than yours (and what to do about it). Nova Iorque: Diversion Books; 2014.

Lee P, Goldberg C, Kohane I. The AI revolution in medicine: GPT-4 and beyond. Londres: Pearson Education; 2023.

Lottenberg C, Silva PE, Klajner S. A revolução digital na saúde: como a inteligência artificial e a internet das coisas tornam o cuidado mais humano, eficiente e sustentável. São Paulo: Editora dos Editores; 2019.

Topol E. Deep medicine: how artificial intelligence can make healthcare human again. Hachette; 2019.

Índice remissivo

S

T

U

V